U0250954

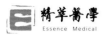
精萃醫學
Essence Medical

医学精萃系列

# 一步一步做好上颌窦底骨增量

Sinus Grafting
Techniques
A Step-by-Step Guide

（黎巴嫩）R. 尤恩斯
（Ronald Younes）

（黎巴嫩）N. 纳德      主编
（Nabih Nader）

（法）G. 库里
（Georges Khoury）

邵现红   胡 越   邵皓博      主译

化学工业出版社
·北 京·

# 内 容 简 介

种植牙被称为"人类的第三副牙齿",是缺牙修复的首选。但在牙种植中,由于缺乏足够的骨支撑,在上颌骨后部骨内植入种植体常常是困难的。因此,上颌窦底骨增量技术已广泛应用于种植体植入前萎缩的上颌后部无牙区的治疗。本书详尽地描述了上颌窦底提升术的解剖学以及相关手术技术,书中包含大量插图及绘画,向读者展示了多种可能的解决方案,及如何做到更高的手术成功率、更少的并发症以及更短的康复期。

本书可作为口腔种植科、口腔颌面外科医师的工具书,也适用于从事口腔种植、口腔修复以及相关口腔医学生学习参考。

First published in English under the title
Sinus Grafting Techniques: A Step-by-Step Guide edited by Ronald Younes, Nabih Nader and Georges Khoury
Copyright© Springer International Publishing Switzerland, 2015
This edition has been translated and published under licence from Springer Nature Switzerland AG.
Springer Nature Switzerland AG takes no responsibility and shall not be made liable for the accuracy of the translation.
本书中文简体字版由 Springer Nature Switzerland AG 授权化学工业出版社独家出版发行。

北京市版权局著作权合同登记号:01-2021 - 1683

## 图书在版编目(CIP)数据

一步一步做好上颌窦底骨增量 /(黎巴嫩)R. 尤恩斯(Ronald Younes),(黎巴嫩)N. 纳德(Nabih Nader),(法)G. 库里(Georges Khoury)主编;邵现红,胡越,邵皓博主译. —北京:化学工业出版社,2021.4
(医学精萃系列)
书名原文:Sinus Grafting Techniques: A Step-by-Step Guide
ISBN 978-7-122-38444-7

Ⅰ.①一…  Ⅱ.① R…② N…③ G…④邵…⑤胡…⑥邵…  Ⅲ.①上颌窦 - 种植牙 - 口腔外科学  Ⅳ.① R782.12

中国版本图书馆 CIP 数据核字(2021)第 021066 号

责任编辑:杨燕玲　　　　　　　　　　文字编辑:李　平　陈小滔
责任校对:王素芹　　　　　　　　　　装帧设计:史利平

出版发行:化学工业出版社(北京市东城区青年湖南街 13 号　邮政编码 100011)
印　　装:中煤(北京)印务有限公司
710mm×1000mm　1/16　印张 16¹/₂　字数 260 千字　2021 年 6 月北京第 1 版第 1 次印刷

购书咨询:010-64518888　　售后服务:010-64518899
网　　址:http://www.cip.com.cn
凡购买本书,如有缺损质量问题,本社销售中心负责调换。

定　价:299.00 元　　　　　　　　　　　　　版权所有　违者必究

# 译者名单

主　译　邵现红　胡　越　邵皓博

译　者

　　　邵现红（杭州国大口腔院长、余姚四明口腔医院院长）

　　　胡　越（杭州国大口腔副院长、余姚四明口腔医院副院长）

　　　邵皓博（Rhodes College，Biology and Chemistry，BS）

　　　黄柳培（杭州国大口腔执业医师）

# 译者简介

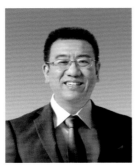

**邵现红**
主任医师
杭州国大口腔院长
余姚四明口腔医院院长

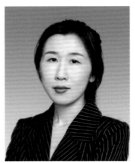

**胡 越**
主治医师
杭州国大口腔副院长
余姚四明口腔医院副院长

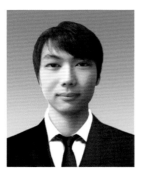

**邵皓博**
Rhodes College，
Biology and Chemistry，
BS

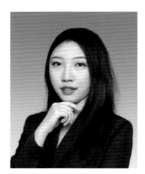

**黄柳培**
执业医师
杭州国大口腔执业医师

# 原著编写人员

**Maroun Boukaram**, **DDS** Department of Periodontology, Faculty of Dentistry, St Joseph University , Beirut , Lebanon

**Rufino Felizardo, DDS, PhD** Department of Odontology-Anatomy and Radiology unit, Paris-Diderot University and Rothschild Hospital (APHP) , Paris , France

**Maissa Aboul Hosn , DDS** Department of Oral and Maxillo-facial Surgery, Lebanese University, School of Dentistry , Beirut , Lebanon

**Georges Khoury, DDS, MSc** Department of implantology and bone reconstruction, Paris-Diderot University , Paris , France

**Pierre Lahoud , DDS** Department of Oral Surgery, Faculty of Dentistry, Saint Joseph University , Beirut , Lebanon

**Harry Maarek , MD** Department of Otolaryngology-Head and Neck Surgery, Pitie Salpetriere Hospital , Paris , France

**Nabih Nader, DDS** Department of Oral and Maxillofacial Surgery, School of Dentistry, Lebanese University , Beirut , Lebanon

**Ibrahim Nasseh, DDS, PhD, MBA** Department of DentoMaxilloFacial Radiology and Imaging , Lebanese University, School of Dentistry, Beirut , Lebanon

**Bahige Tourbah** Private Practice in Oral Implantology, Oral and Maxillofacial Surgery Clinic , Montpellier , France

**Ronald Younes, DDS, PhD** Department of Oral Surgery, Faculty of Dentistry , St Joseph University , Beirut , Lebanon

# 序　言

　　本书详尽地描述了当下大部分上颌窦底提升术中的技术手法，并辅以大量图表。本书还包含了很有价值的一章：可能出现的并发症及其治疗方案。这些知识会对愿意更多了解该主题的临床医生大有裨益。

　　用批判性的眼光来看，最吸引我的是关于上颌窦底提升术未来展望的章节，作者清楚地认识到，在修复萎缩上颌后牙区方面，我们当下所掌握的知识仍不足以找出最有效的方法。我们确实知道如何运用一些复杂或是新的方法，但是我们不清楚的是：该何时用这些方法，是否该用这些方法，哪种方法又是最有效的。我们仍不知道是否应该在窦中充填移植物，什么是最合适的移植材料。我在此再次强调，我们仍然需要更多可靠的临床研究，以便为患者提供更好的治疗方案。本书列举了现有的解决方案，这固然很重要，但是也应该注意：我们需要知道，在所有的方案中，哪个有更高的成功率、更少的并发症、更短的恢复周期等。因此，本书可能会促进国际研究界优先考虑某些领域，以便找到我们亟需的临床答案。

　　我们已经知道如何以多种不同的方式进行上颌窦底提升，但是现在，需要知道为什么要进行上颌窦底提升，什么时候该做上颌窦底提升，以及所使用的诸多手术中哪一种是最有效的。

Marco Esposito

瑞典哥德堡大学萨尔格林斯卡学院生物材料系　自由研究者以及副教授

曼彻斯特大学牙医学院　科克伦口腔健康集团　编辑

《欧洲口腔种植学杂志》　主编

# 目　　录

# 1 上颌窦底提升的科学背景和介绍

Ronald Younes，Nabih Nader，Georges Khoury

在逐渐老龄化的社会中，对上颌种植体修复的需求不断增加。事实上，牙-颌系统的生理功能的恢复对改善生活质量至关重要。

同样，特别是对老年人而言，牙的修复对整体发病率有相当大的影响，从而进一步影响社会经济体系（Weyant 等，2004）。成功的种植治疗直接关系到老年人总体健康状况的改善和医疗保健费用的减少（Vogel 等，2013）。在过去的几十年中，口腔种植已经成为缺失牙恢复的常规治疗方法，并获得了长期可靠的结果。

然而，在牙槽嵴局部情况欠佳的状况下，植入种植体会变得非常具有挑战性。这个问题在上颌后牙区尤为突出，因为在上颌后牙区牙槽骨垂直向进行性吸收的同时还伴有上颌窦内正压作用下（Smiler 等，1992）的不断气化过程（Garg，1999）。此外，通常情况下这个区域骨的质量也比较差。拔牙后由于骨板的血供中断和缺乏咬合负重的刺激（Cawood 和 Howell，1991），颊腭侧的骨容量减少。结果是，上颌窦底与牙槽嵴顶间的距离越来越小。根据 Cawood 和 Howell 的骨缺失分类，剩余牙槽骨可分为Ⅰ级（有牙）到Ⅵ级（纸样薄）（Cawood 和 Howell，1988）。

由此导致的牙槽骨萎缩会使得空间和高度不足而无法植入足够长度和直径的种植体。因此，选择最有效的治疗方案在很大程度上应基于有效的临床证据。所以，在过去的几年中，在已吸收的上颌后牙区，已经尝试了多种骨增量方法，以期为长期可靠的种植提供便捷支持。上颌窦底提升术（SFE）是现今种植体植入前最常用的骨增量技术，有一半以上的上颌病例使用了上颌窦底提升术（Seong 等，2013）。

常规的侧壁入路上颌窦底提升术已经发展了三十多年，最早是由 Tatum

（1986a）于 20 世纪 70 年代末期（1977）率先应用的，并在 1980 年由 Boyne 和 James 首次发表于一项临床研究中（Boyne 和 James，1980）。

之后，开发出许多成功修复上颌骨高度的技术（Smiler，1997）。1996 年的上颌窦共识会议指出上颌窦底提升是一种有着高度可预测性且有效的治疗方式（Jensen 等，1998）。绝大部分出版物都有关于上颌窦底侧壁提升技术的描述。最初的上颌窦底提升术的操作如下：在牙槽嵴顶部或稍偏腭侧处的黏膜上切开一个水平切口，以掀起全厚皮瓣并暴露出上颌窦侧壁，之后在侧壁上进行骨开窗术（基于 Caldwell-Luc 技术的改良）；使用圆形钻头在外侧窦壁上钻一个骨窗以进入上颌窦，这样可以保证窦膜的完整性。然后再用窦膜剥离子小心地抬高窦膜，同时保证其仍然连接着骨窗，剥离子向内侧旋转分离。除了可以用电动工具开窗外，新发明的压电超声装置也可用于骨开窗，并且可以减少术中诸如窦膜穿孔之类的并发症（Wallace 等，2007）。

Smiler（1997）描述了 3 种不同上颌窦底提升的术式：铰链活板门技术、骨开窗再复位术和完全去骨开窗术。

仔细将窦腔壁上的窦膜抬高，可以为植骨提供空间。将移植材料稳固地植入腔中，然后用牙龈瓣关闭窦壁开窗。涉及窦膜撕裂的分类和治疗手段以及窦腔封闭的方法有好几种（Vlassis 和 Fugazzotto，1999；Ardekian 等，2006）。上颌窦底提升术之后，应该根据移植材料的不同，留出 5 ～ 10 个月的时间使移植骨成熟。

侧壁入路的上颌窦底提升术让医生可以很好地观察窦腔内情况，并可增加骨高度（Chiapasco 和 Ronchi，1994）。除了这些优点以外，这个技术也有一些缺点——在植入种植体时会需要二次手术，会有潜在感染的可能（Schwartz-Arad 等，2004），这些问题在吸烟患者中尤为突出（Barone 等，2006）。

为了解决这些缺点，Summers（1994a）描述了对最原始的上颌窦底提升技术的改进。改进技术是使用一种称为经牙槽嵴顶入路的方法，即冲顶式窦底提升术（OSFE），之所以称之为"新方法"是因为在种植体植入过程中无需钻孔。在该技术中会使用直径逐渐增大的锥形挤压器，其目的是保留剩余的骨组织，而不是像常规过程中那样钻孔而使骨组织更疏松。此外，在骨密度低的情况下，挤压可以改善种植体周围的骨密度。而骨密度低这种情况在上颌后牙区非常常见。作者（Summers，1994a）总结出，特别是在疏松的骨质中应用骨挤压技术优于钻孔术，并且骨挤压技术可以扩张骨体积。

基本步骤包括在计划植入部位嵴顶做切口，翻开全厚皮瓣暴露牙槽嵴顶。术前仔细测量窦底剩余骨高度后，可以使用钻或者挤压器手动地进行备洞。然后，将挤压器插入种植窝洞中，手部挤压或轻轻地用锤敲击，直到距离上颌窦底剩余骨高度（RBH）为 2 mm 左右的位置。依次使用直径从小到大的挤压器，直到达到预设的种植体直径。轻轻敲击最后的挤压器使窦底发生青枝骨折，如此可以提起窦膜而不穿透它。最后，在预定的位置植入种植体。

实际上，冲顶式上颌窦底提升的方法是由 Tatum 于 20 世纪 70 年代末期提出的，当时他用的是经牙槽嵴顶入路。他使用这种经牙槽嵴顶入路进行上颌窦底提升技术，并同期植入种植体，结果发表于 1986 年（Tatum，1986）。

在他的原始出版物中，他使用了一种特殊的工具，称为"骨窝成型器"，用于在制备种植窝时控制好窦底青枝骨折，并将其向根尖方向提升，同期植入种植体并埋入。

当时，作者没有使用任何植骨材料来增加和维持提升区域的体积。

后来，有作者又描述了一个冲顶式上颌窦底提升的增强版本，在提升后植入骨替代材料，这个方法也被称作"冲顶式上颌窦底提升植骨术"（BAOSFE）（Summers，1994c）。通过种植窝将颗粒状植骨材料充填到提升后的窦膜下方空间，充填的植骨材料支撑起提升后的窦膜。

因此，作者得出结论：冲顶式上颌窦底提升术和冲顶式上颌窦底提升植骨术都是提升窦底的合理方案，这样可以以侵入性较小的方式植入更长的种植体。

后来，一些临床医生在折断窦底骨壁之前（原书有误，应是在折断窦底骨壁之后——译者注）用了充气设备或用植骨材料填充空隙，以最大限度减小窦膜穿孔的风险（Stelzle 和 Benner，2011；Soltan 和 Smiler，2005）。

如今，无论是侧壁还是嵴顶入路的上颌窦底提升术都有多种改良方法（Chen 和 Cha，2005）。在这两种术式的施行过程中，只要可以获得预期的骨量，都可以同期植入种植体。

后来绝大部分作者在决定同期还是分期植入种植体的时候，都是根据上颌窦底剩余骨高度来做决定的，而这正是种植体获得稳定性的基本条件（Zitzmann 和 Schärer，1998；Del Fabbro 等，2013）。普遍的共识是上颌窦底剩余骨高度在 4～5mm 时可选择同期植入种植体。然而，最近的一项研究表明即使上颌窦底剩余骨高度仅有 1mm，仍然可以成功地同期植入种植体（Peleg 等，1998；Winter 等，2002）。综合上述因素，冲顶式上颌窦底提升术并发症更少、手术时间更短，但需要更高的上颌窦底剩余骨高度。

然而，在上颌窦底提升手术中，膜的完整性是成功的主要条件和衡量标准。因此，冲顶式提升方法虽然疗效可靠，但因为是在非直视下操作，窦膜撕裂的可能性更大，膜提升的高度也受限，对术区的控制也较差。

除了不同的手术方法可以获得足够的种植体初期稳定性之外，诸如同期还是分期植入种植体、不负重的愈合时间和使用的植骨材料以及胶原膜都对种植体的存活有重要的影响。理想的植骨材料应该有促进骨引导或骨诱导的作用，在负重的过程中转变成自体骨而不发生吸收，可以为种植体提供支持（Block 和 Kent，1997）。

各种各样的植骨材料都已成功应用在上颌窦底骨增量过程中，其中包括自体骨、同种异体骨、异种骨和人工合成骨。自体骨被认为是"金标准"，因为自体骨在骨再生过程中有成骨作用、骨诱导作用和骨引导作用（Del Fabbro 等，2004；Tong 等，1998）。自体骨可以取自各个不同的部位（如髂骨、下颌正中联合和升支）。在 Boyne 和 James（1980）最初发表的文章中，自体骨取自髂嵴。然而，自体骨吸收比例高，植骨后 6 个月吸收可以达到 49.5%（Wallace 和 Froum，2003）。此外，自体骨移植还涉及第二个手术部位，可能发生潜在并发症（Block 和 Kent，1997；Smiler 和 Holmes，1987）。

因此，为了避免自体骨移植的这些缺点，发展出了具有骨引导作用的骨替代材料，骨替代材料作为有效的替代方法，可以为新骨形成提供支架，消除了取自体骨的需求。

同种异体骨如脱矿冻干骨避免了第二手术部位的手术，有骨引导和诱导作用（Block 和 Kent，1997；Hallman 等，2005）。然而，有报道称脱矿冻干骨新骨形成的量和质都不稳定（Sauerbier 等，2011；Bassil 等，2013）。在过去的几十年里，异种骨如无机牛骨和人工骨如羟基磷灰石单独或者联合自体骨使用比例有所增加（Mangano 等，2003）。人工合成骨是人工合成的、具有生物相容性的、无机或者有机的骨替代材料，不是来源于人体或者动物。其主要优点是没有潜在传播疾病的风险。

这样的骨替代材料孔径和结构都不相同（颗粒状或者块状）。补充说明一下，有些临床工作人员应用可吸收或者不可吸收膜保护植骨区，以防止软组织长入到植骨区内。

这样的话，胶原膜也许可以促进引导性骨再生作用和增加新骨形成的量（Tarnow 等，2000，Wallace 等，2005）。然而，胶原膜的使用可以导致植骨区局部供血减少，增加感染风险和额外的费用。研究表明颗粒状的植骨材料愈合更快，因此可以更早植入种植体，这也包括自体骨在内（Peleg 等，1999）。但也有其他作者报告使用异种骨效果更好（Hallman 等，2002；Valentini 和 Abensur，1997）。

另外，上颌窦底骨增量疗效可靠已有大量的报告，而关于骨增量的成功与否的评估通常是以种植体存活率作为标准的。2003 ～ 2013 年期间发表了大量基于循证医学的关于上颌窦底骨增量后种植结果的系统回顾（Aghaloo 和 Moy，2007；Wallace 和 Froum，2003；Del Fabbro 等，2004，2008，2013；Graziani 等，2004；Pjetursson 等，2008；Nkenke 和 Stelzle，2009；Jensen 和 Terheyden，2009；Esposito 等，2010；Klijn 等，2010）。这些各具有争议的研究表明植入自体骨和骨替代材料都有相同的种植体存活率（90%）（Del Fabbro 等，2004，2008，2013；Nkenke 和 Stelzle，2009），或者表明自体骨比骨替代材料更好，仍然是植骨的"金标准"（Klijn 等，2010）。

使用经过表面处理的种植体和在骨开窗部位使用胶原膜可增加种植体的存活率（Pjetursson 等，2008）。目前，尚难以提供准确的关于上颌窦底骨增量对种植体存活率的影响的定量分析。有关上颌窦共识的会议也强调了这一点，这是因为目前几乎没有前瞻性对照研究（Jensen 等，1998）。

已经尝试对现有的文献做荟萃分析（Esposito 等，2010，2014；Tong 等，1998；Wallace 和 Froum，2003；Del Fabbro 等，2013），但是因为上颌后牙区种植体的存活率和口腔其他部位本身是不同的，所以上颌窦底骨增量后植入种植体和同样在这个部位常规植入种植体的存活率比较才具有可比性。

尽管上颌窦底提升已经成为成功的、临床上经常使用的技术，但是关于上颌窦底骨增量临床研究回顾的结果是不一致的，甚至是令人困惑的（Javed 和 Romanos，2010）。总的来说，临床病例选择的差异性、手术方法的不同和手术医生的水平差异是造成临床证据不足的原因（Aghaloo 和 Moy，2007）。

除了上颌窦底提升方法的影响之外，上颌窦底提升的可预测性还与多个因素相关。应特别关注诸如以下因素的影响：手术方法、上颌窦底剩余骨高度、种植体的类型及其表面、种植体的植入、植骨材料以及膜的使用，这些因素都可以为未来的治疗方法提供临床依据。

　　自从上颌窦底提升方法问世以来，这些年来临床上手术的方式也在不断发展：取骨的部位、新的植骨材料、种植体的表面、种植体植入的时间和新的手术技巧都应用到临床中来，简化了治疗，减少了并发症的发生。

　　如今，上颌窦底骨增量是处理上颌后牙区骨量不足的首选方法，也是一项有据可依的技术。

　　作为临床工作者应该始终牢记：上颌窦底提升的目的是恢复吸收后的上颌骨后部骨量，以便植入合适的种植体，且植入后的种植体能够按照骨整合的基本原则正常愈合。因此上颌窦内植骨材料的稳固是骨整合的基础。重要的是要知道上颌窦内的植骨材料的愈合是一个动态的过程，即使是在上颌窦底骨增量几年后这个过程也一直在进行。

# 参考文献

Aghaloo TL, Moy PK (2007) Which hard tissue augmentation techniques are the most successful in furnishing bony support for implant placement? Int J Oral Maxillofac Implants 22 Suppl:49–70

Ardekian L, Oved-Peleg E, Mactei EE, Peled M (2006) The clinical significance of sinus membrane perforation during augmentation of the maxillary sinus. J Oral Maxillofac Surg 64: 277–282. doi:10.1016/j.joms.2005.10.031

Barone A, Santini S, Sbordone L, Crespi R, Covani U (2006) A clinical study of the outcomes and complications associated with maxillary sinus augmentation. Int J Oral Maxillofac Implants 21:81–85

Bassil J, Naaman N, Lattouf R, Kassis C, Changotade S, Baroukh B, Senni K, Godeau G (2013) Clinical, histological, and histomorphometrical analysis of maxillary sinus augmentation using inorganic bovine in humans: preliminary results. J Oral Implantol 39:73–80. doi:10.1563/AAID-JOI-D-11-00012

Block MS, Kent JN (1997) Sinus augmentation for dental implants: the use of autogenous bone. J Oral Maxillofac Surg 55:1281–1286

Boyne PJ, James RA (1980) Grafting of the maxillary sinus floor with autogenous marrow and bone. J Oral Surg 1965(38):613–616

Cawood JI, Howell RA (1988) A classification of the edentulous jaws. Int J Oral Maxillofac Surg 17:232–236

Cawood JI, Howell RA (1991) Reconstructive preprosthetic surgery. I. Anatomical considerations. Int J Oral Maxillofac Surg 20:75–82

Chen L, Cha J (2005) An 8-year retrospective study: 1,100 patients receiving 1,557 implants using the minimally invasive hydraulic sinus condensing technique. J Periodontol 76:482–491. doi:10.1902/jop.2005.76.3.482

Chiapasco M, Ronchi P (1994) Sinus lift and endosseous implants–preliminary surgical and prosthetic results. Eur J Prosthodont Restor Dent 3:15–21

Del Fabbro M, Testori T, Francetti L, Weinstein R (2004) Systematic review of survival rates for implants placed in the grafted maxillary sinus. Int J Periodontics Restorative Dent 24:565–577

Del Fabbro M, Rosano G, Taschieri S (2008) Implant survival rates after maxillary sinus augmentation. Eur J Oral Sci 116:497–506. doi:10.1111/j.1600-0722.2008.00571.x

Del Fabbro M, Wallace SS, Testori T (2013) Long-term implant survival in the grafted maxillary sinus: a systematic review. Int J Periodontics Restorative Dent 33:773–783

Esposito M, Felice P, Worthington HV (2014) Interventions for replacing missing teeth: augmentation procedures of the maxillary sinus. Cochrane Database Syst Rev 13(5):CD008397. doi:10.1002/14651858.CD008397

Esposito M, Grusovin MG, Rees J, Karasoulos D, Felice P, Alissa R, Worthington HV, Coulthard P (2010) Interventions for replacing missing teeth: augmentation procedures of the maxillary sinus. Cochrane Database Syst Rev CD008397. doi:10.1002/14651858.CD008397

Garg AK (1999) Augmentation grafting of the maxillary sinus for placement of dental implants: anatomy, physiology, and procedures. Implant Dent 8:36–46

Graziani F, Donos N, Needleman I, Gabriele M, Tonetti M (2004) Comparison of implant survival following sinus floor augmentation procedures with implants placed in pristine posterior maxillary bone: a systematic review. Clin Oral Implants Res 15:677–682. doi:10.1111/j.1600-0501.2004.01116.x

Hallman M, Sennerby L, Lundgren S (2002) A clinical and histologic evaluation of implant integration in the posterior maxilla after sinus floor augmentation with autogenous bone, bovine hydroxyapatite, or a 20:80 mixture. Int J Oral Maxillofac Implants 17:635–643

Hallman M, Sennerby L, Zetterqvist L, Lundgren S (2005) A 3-year prospective follow-up study of implant-supported fixed prostheses in patients subjected to maxillary sinus floor augmentation with a 80:20 mixture of deproteinized bovine bone and autogenous bone Clinical, radiographic and resonance frequency analysis. Int J Oral Maxillofac Surg 34:273–280. doi:10.1016/j.ijom.2004.09.009

Javed F, Romanos GE (2010) The role of primary stability for successful immediate loading of dental implants. A literature review. J Dent 38:612–620. doi:10.1016/j.jdent.2010.05.013

Jensen SS, Terheyden H (2009) Bone augmentation procedures in localized defects in the alveolar ridge: clinical results with different bone grafts and bone-substitute materials. Int J Oral Maxillofac Implants 24 Suppl:218–236

Jensen OT, Shulman LB, Block MS, Iacono VJ (1998) Report of the sinus consensus conference of 1996. Int J Oral Maxillofac Implants 13 Suppl:11–45

Klijn RJ, Meijer GJ, Bronkhorst EM, Jansen JA (2010) A meta-analysis of histomorphometric results and graft healing time of various biomaterials compared to autologous bone used as sinus floor augmentation material in humans. Tissue Eng Part B Rev 16:493–507. doi:10.1089/ten.TEB.2010.0035

Mangano C, Bartolucci EG, Mazzocco C (2003) A new porous hydroxyapatite for promotion of bone regeneration in maxillary sinus augmentation: clinical and histologic study in humans. Int J Oral Maxillofac Implants 18:23–30

Nkenke E, Stelzle F (2009) Clinical outcomes of sinus floor augmentation for implant placement using autogenous bone or bone substitutes: a systematic review. Clin Oral Implants Res 20(Suppl 4):124–133. doi:10.1111/j.1600-0501.2009.01776.x

Peleg M, Mazor Z, Chaushu G, Garg AK (1998) Sinus floor augmentation with simultaneous implant placement in the severely atrophic maxilla. J Periodontol 69:1397–1403. doi:10.1902/jop.1998.69.12.1397

Peleg M, Mazor Z, Garg AK (1999) Augmentation grafting of the maxillary sinus and simultaneous implant placement in patients with 3 to 5 mm of residual alveolar bone height. Int J Oral Maxillofac Implants 14:549–556

Pjetursson BE, Tan WC, Zwahlen M, Lang NP (2008) A systematic review of the success of sinus floor elevation and survival of implants inserted in combination with sinus floor elevation. J Clin Periodontol 35:216–240. doi:10.1111/j.1600-051X.2008.01272.x

Sauerbier S, Rickert D, Gutwald R, Nagursky H, Oshima T, Xavier SP, Christmann J, Kurz P, Menne D, Vissink A, Raghoebar G, Schmelzeisen R, Wagner W, Koch FP (2011) Bone marrow concentrate and bovine bone mineral for sinus floor augmentation: a controlled, randomized, single-blinded clinical and histological trial–per-protocol analysis. Tissue Eng Part A 17: 2187–2197. doi:10.1089/ten.TEA.2010.0516

Schwartz-Arad D, Herzberg R, Dolev E (2004) The prevalence of surgical complications of the sinus graft procedure and their impact on implant survival. J Periodontol 75:511–516. doi:10.1902/jop.2004.75.4.511

Seong W-J, Barczak M, Jung J, Basu S, Olin PS, Conrad HJ (2013) Prevalence of sinus augmentation associated with maxillary posterior implants. J Oral Implantol 39:680–688. doi:10.1563/AAID-JOI-D-10-00122

Smiler DG (1997) The sinus lift graft: basic technique and variations. Pract Periodontics Aesthet Dent 9:885–893; quiz 895

Smiler DG, Holmes RE (1987) Sinus lift procedure using porous hydroxyapatite: a preliminary clinical report. J Oral Implantol 13:239–253

Smiler DG, Johnson PW, Lozada JL, Misch C, Rosenlicht JL, Tatum OH, Wagner JR (1992) Sinus lift grafts and endosseous implants. Treatment of the atrophic posterior maxilla. Dent Clin North Am 36:151–186; discussion 187–188

Soltan M, Smiler DG (2005) Antral membrane balloon elevation. J Oral Implantol 31:85–90. doi:10.1563/0-773.1

Stelzle F, Benner K-U (2011) Evaluation of different methods of indirect sinus floor elevation for elevation heights of 10 mm: an experimental ex vivo study. Clin Implant Dent Relat Res 13:124–133. doi:10.1111/j.1708-8208.2009.00190.x

Summers RB (1994a) A new concept in maxillary implant surgery: the osteotome technique. Compendium (Newtown Pa) 15:152, 154–156, 158 passim; quiz 162

Summers RB (1994c) The osteotome technique: part 3–Less invasive methods of elevating the sinus floor. Compendium (Newtown Pa) 15:698, 700, 702–704 passim; quiz 710

Tarnow DP, Wallace SS, Froum SJ, Rohrer MD, Cho SC (2000) Histologic and clinical comparison of bilateral sinus floor elevations with and without barrier membrane placement in 12 patients: part 3 of an ongoing prospective study. Int J Periodontics Restorative Dent 20:117–125

Tatum H Jr (1986) Maxillary and sinus implant reconstructions. Dent Clin North Am 30:207–229

Tong DC, Rioux K, Drangsholt M, Beirne OR (1998) A review of survival rates for implants placed in grafted maxillary sinuses using meta-analysis. Int J Oral Maxillofac Implants 13:175–182

Valentini P, Abensur D (1997) Maxillary sinus floor elevation for implant placement with demineralized freeze-dried bone and bovine bone (Bio-Oss): a clinical study of 20 patients. Int J Periodontics Restorative Dent 17:232–241

Vlassis JM, Fugazzotto PA (1999) A classification system for sinus membrane perforations during augmentation procedures with options for repair. J Periodontol 70:692–699. doi:10.1902/jop.1999.70.6.692

Vogel R, Smith-Palmer J, Valentine W (2013) Evaluating the health economic implications and cost-effectiveness of dental implants: a literature review. Int J Oral Maxillofac Implants 28:343–356

Wallace SS, Froum SJ (2003) Effect of maxillary sinus augmentation on the survival of endosseous dental implants. A systematic review. Ann Periodontol 8:328–343. doi:10.1902/annals.2003.8.1.328

Wallace SS, Froum SJ, Cho S-C, Elian N, Monteiro D, Kim BS, Tarnow DP (2005) Sinus augmentation utilizing anorganic bovine bone (Bio-Oss) with absorbable and nonabsorbable membranes placed over the lateral window: histomorphometric and clinical analyses. Int J Periodontics Restorative Dent 25:551–559

Wallace SS, Mazor Z, Froum SJ, Cho S-C, Tarnow DP (2007) Schneiderian membrane perforation rate during sinus elevation using piezosurgery: clinical results of 100 consecutive cases. Int J Periodontics Restorative Dent 27:413–419

Weyant RJ, Pandav RS, Plowman JL, Ganguli M (2004) Medical and cognitive correlates of denture wearing in older community-dwelling adults. J Am Geriatr Soc 52:596–600. doi:10.1111/j.1532-5415.2004.52168.x

Winter AA, Pollack AS, Odrich RB (2002) Placement of implants in the severely atrophic posterior maxilla using localized management of the sinus floor: a preliminary study. Int J Oral Maxillofac Implants 17:687–695

Zitzmann NU, Schärer P (1998) Sinus elevation procedures in the resorbed posterior maxilla. Comparison of the crestal and lateral approaches. Oral Surg Oral Med Oral Pathol Oral Radiol Endod 85:8–17

# 2 上颌窦的解剖和上颌窦底提升过程中应注意的解剖结构

Rufino Felizardo

## 2.1 上颌窦

上颌窦是最大的副鼻窦（空腔），位于面部鼻腔的两侧。窦腔和其他三个腔紧密相邻，这三个腔分别是眶（上颌窦顶壁）、口腔（上颌窦底壁）和鼻腔（上颌窦内侧壁）。自20世纪80年代开始，牙医和口腔颌面外科医师通过上颌窦底提升的方法，来补偿上颌后牙区由于牙槽骨的萎缩而导致的骨量不足，使得种植固定修复成为可能。

在手术前，对这一区域的解剖基本知识、解剖变异（体积、尺寸和分隔）、动脉血供和神经支配的熟悉，有助于在3D影像如CBCT/CT中正确分辨这些解剖结构，这也是避免麻醉效果不佳、术中出血、神经损伤和确保手术安全的关键所在。

再者，鼻腔的解剖结构变异和中鼻道的异常会影响上颌窦引流的通畅性，从而导致在上颌窦手术后由于窦口引流受限，并发上颌窦炎。

## 2.2 胚胎学

迄今为止，颅骨是如何气化形成窦腔的过程和方式尚不完全清楚。副鼻窦的发育从胚胎第3周开始，一直持续到成年为止。在胚胎第12周左右，左右外侧腭突与正中腭突融合，将原始口腔分隔为固有口腔和鼻腔。在11～12周时，位于鼻腔侧壁上中鼻道沟的小憩室伸入上颌骨逐渐发育成上颌窦，在侧壁上形成软骨钩突。来自口咽的外胚层内陷进入上颌骨中并向周围生长形成窦膜。

最初上颌窦内充满液体，出生后才开始气化。出生时，上颌窦是位于鼻腔两侧的仅有 7mm×7mm×4mm 大小的细沟。到出生后 9 个月时，发育成一豆状的空腔，到 5 岁时才逐渐发育成金字塔形的腔（Ogle 等，2012）。

出生后上颌窦的生长呈现两阶段：第一个快速生长期是 0 ～ 3 岁，第二个快速生长期是 7 ～ 12 岁。3 ～ 7 岁是一个缓慢生长期，然后是 12 岁到成年早期（Lawson 等，2008）。在 9 ～ 12 岁间，上颌窦底和鼻腔在同一水平面。此后随着恒牙萌出窦底开始下降，广泛的窦腔气化导致牙根暴露，其上仅有一薄层软组织覆盖（Wang 等，1994）。

关于副鼻窦的功能目前争议较多（Drettner，1979），关于其生物学功能，尚未有一个能被完全接受的共同理论。主要有如下几种认识：自从盖伦（Galen，129—199）所阐述的副鼻窦部分功能以来，部分作者赞同副鼻窦具有以下一些机械功能，如减轻颅骨前部特别是上面部骨的重量（Onodi，1908；Davis 等，1996），当面部受到打击时提供缓冲和对大脑起保护作用（Rui 等，1960；Davis 等，1996），起到分散咀嚼力的支柱作用（O'Malley，1924；Enlow，1968）。另一些学者认为，副鼻窦起到对吸入空气进行湿润、过滤和加温的作用，从而调节进入鼻腔及鼻窦空气的压力和调控中枢神经系统的温度（Bremer，1940），还在发音中起共鸣作用（Zuckerkandl，1885；Leakey 和 Walker，1997）。

## 2.3  大体解剖

上颌窦位于上颌骨体中，呈金字塔形，尖部向上颌骨颧突伸展，而底部形成上颌窦的内侧壁和鼻腔的外侧壁（图 2.1）。

在发育早期上颌骨内侧壁有一开口向下的骨性窦口（也称上颌窦裂孔，图 2.2）。随着进一步的生长发育，鼻腔外侧壁被邻近的骨性结构所覆盖，前界为下鼻甲的泪突和泪骨的下端（爪形骨）；下界为下鼻甲附着部；上界为筛骨钩突；后界为腭骨垂直板。随着结缔组织和黏膜覆盖上颌窦裂孔，上颌窦仅在搁板状的中鼻甲下方有 1 ～ 2 个小的开口。额窦和前组筛窦也开口于中鼻道（图 2.3）。

上颌窦的后壁（上颌结节）与翼腭窝毗邻，上颌窦的血管神经主要来自翼腭窝。

前外侧壁将颊部软组织和窦腔隔离开，该壁上有尖牙窝，是上颌窦底侧壁提升的主要解剖标志（尖牙窝名称的来源为提口角肌、尖牙肌收缩时，会露出尖牙外形；图2.4）。

上壁是眶底，眶底壁菲薄，这有利于在眼球受到外伤时，可以发生折断或者眶底向下脱位，从而缓解眶内的压力，起到保护眼球的作用（图2.5）。

上壁中可见眶下管，其中有眶下神经，经上颌窦的前外侧壁下行进入上颌前牙。

眶下孔是眶下血管神经束出孔的地方，血管神经出孔后进入同侧眶下区域（图2.6）。

图2.1　**骨性上颌窦的外侧面观**
眶底（粉红色）、前壁（黄色）、
后壁（紫色）

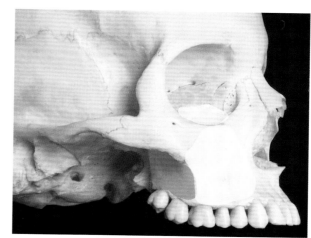

图2.2　**游离后上颌骨的内侧壁**
上有大的三角形开口（星号）——
上颌窦裂孔

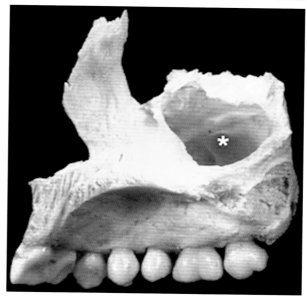

图 2.3　鼻腔外侧面观
从上至下依次为上、中、下鼻甲，
中鼻甲下方有上颌窦开口（箭头
所指）

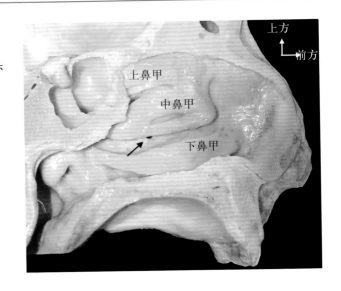

图 2.4　上颌窦水平切开，观察
上颌窦前壁的厚度
星号所指为尖牙窝

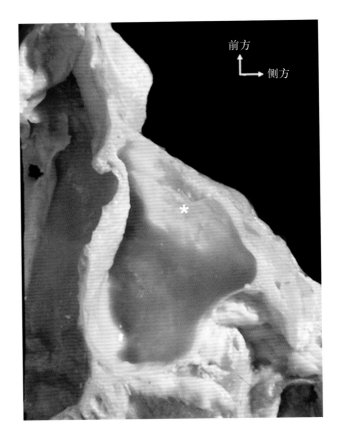

图 2.5 眼球外伤后，发生眶底壁骨折（箭头所指），向上颌窦内嵌入

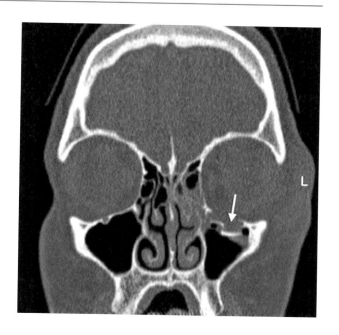

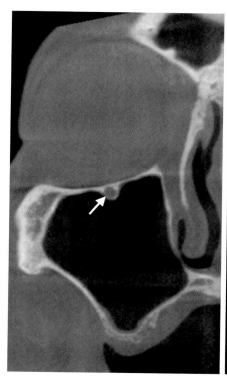
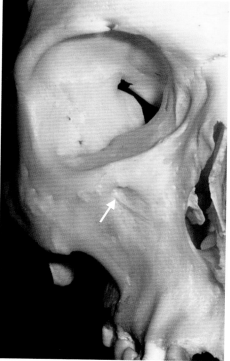

图 2.6 CT 冠状面上可见眶下管和头颅骨上眶下管末端——眶下孔（白色箭头所指）

上颌窦的底壁由牙槽突包绕牙根和根尖孔形成，底壁变化很大，有时上颌窦底像烧瓶状插入到牙根之间或者下垂入牙根之中。

中鼻甲下方的空间是一个解剖结构复合体，从前往后依次是钩突、筛漏斗和筛泡。在筛漏斗的最下端有卵圆形的上颌窦口。大约有10%的人有一个或多个副口存在（Jog 和 McGarry，2003）。

中鼻道在中鼻甲和下鼻甲之间。中鼻道的前、上部通过漏斗形的通道和同侧额窦相通。这个通道和筛漏斗组成了额窦和鼻腔的交通。

在中鼻道的侧壁上有一深的弧形沟，该沟起始于筛漏斗，从上往后、往下走行，这条沟叫半月裂孔，是前组筛窦和上颌窦的开口所在。上颌窦狭小的开口就在半月裂孔的后部（图2.7和图2.8）。

图 2.7 和图 2.8　**中鼻甲下方的窦口鼻道复合体侧面观（沿黑色虚线剖面图）**
钩突（黄线），筛漏斗管（橘红色），筛泡（蓝线），两个上颌窦口（淡蓝色）

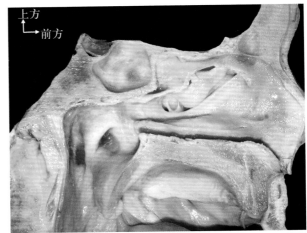

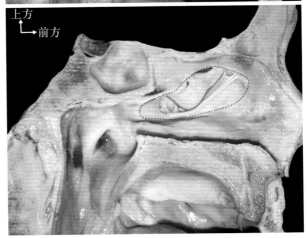

半月裂孔的上界向上突起形成筛骨泡，在筛骨泡的上方是中组筛窦气房的开口。

上颌窦口开口在中鼻道内侧壁的最高处，而不是在中鼻道的底部，位置偏高不利于窦的通气和引流，容易导致窦内积液。

在中鼻道的下方有时可有圆形的第二副孔，第二副孔往往开口朝向中鼻道，位于下鼻甲的中部，开口位置要低得多。

## 2.4　上颌窦的血供

上颌窦血运丰富，有多支血管联合供血，从后往前依次有：上牙槽动脉（穿过上颌结节）、腭大动脉（后壁和内侧壁）、蝶腭动脉、腭降动脉、前壁的眶下动脉和内侧壁的鼻后外侧动脉。

在上颌窦前壁和牙槽骨中血管的走行和上颌窦底提升手术关系密切。这类手术可能会导致骨内的血管被切断，根据 Elian 等（2005）的观察，这类手术术后出血的并发症大约有 20% 是因为血管的损伤。

Solar 等（1999）的研究表明上颌窦外侧壁由上牙槽后动脉和眶下动脉供血，这两者在上颌窦外侧壁的吻合方式有两种：Rodella 等（2010）的观察发现 66% 的患者在骨内吻合（图 2.9 和图 2.10），Traxler 等（1999）（图 2.11）则发现 100% 病例都有吻合（44% 动脉吻合发生在骨面外——译者注）。

**图 2.9　上颌窦外侧壁外侧的血管（动脉内注入绿色的乳胶）**
上牙槽后动脉（黑色箭头）和眶下动脉（白色箭头）在骨壁外发生吻合（细箭头）

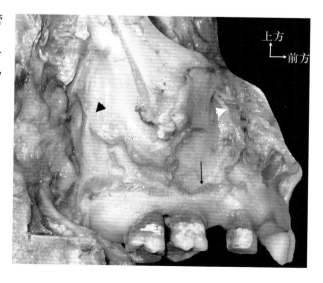

图 2.10  上颌窦外侧壁内的血管
（动脉内注入绿色乳胶）
上牙槽后动脉（黑色箭头）和眶
下动脉（白色箭头）在骨内发生
吻合（细箭头）

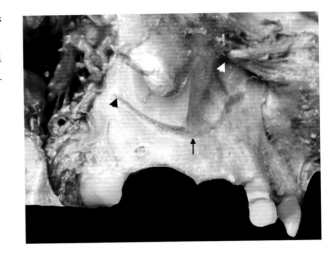

图 2.11  在 CBCT 横切面中显示
上颌窦外侧壁尖牙窝（白色箭头
所指）处的骨内动脉

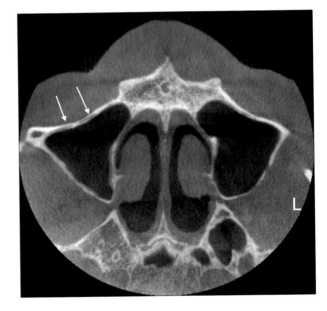

　　动脉的走行也有一些变异的情况：Rodella 等（2010）在研究中发现
10% 的解剖对象有两条平行动脉（图 2.12 和图 2.13），Traxler 等（1999）
则发现 44% 动脉吻合发生在骨面外。

　　动脉平均直径是 1.6mm，动脉吻合处到牙槽嵴顶的平均距离在尸体解
剖中是 19mm，而在 CT 中测量的平均距离是 16mm（Mardinger 等，2007；
Elian 等，2005）。

图 2.12　两条动脉在上颌窦外侧壁的骨内并行

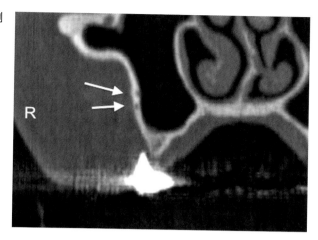

图 2.13　两条动脉在上颌窦外侧壁骨内并行（白色箭头所指）

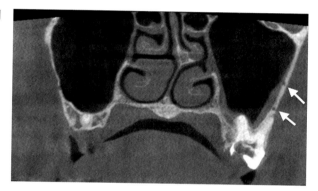

　　这两条动脉发生交通在 CT 影像中的发现率为 53%（Elian 等，2005）到 55 %（Mardinger 等，2007），而在尸体解剖中 100% 可观察到这两条动脉发生交通的情况。Jung 等（2011）在 CBCT 中观察 250 个病例，报告动脉交通的辨出率是 52.8%，这和 CT 情况相同。

　　Geha 和 Carpentier（2006）观察到动脉的吻合也可以发生于上颌窦膜和外侧壁的骨壁内侧面之间。由于慢性上颌窦炎会引起骨板的硬化，这样就会导致血管被包绕到骨壁深处，而这种情况在 CT/CBCT 中则显示得很清楚（图 2.14）。

　　静脉的回流既可以通过蝶腭静脉，也可以通过以下三个静脉丛：前、后翼静脉丛和牙槽静脉丛。前、后翼静脉丛在翼外肌浅面和牙槽静脉丛汇合，部分回流到上颌静脉，部分回流到面静脉（Dargaud 等，2001）。

图 2.14 在发生硬化的上颌窦外侧骨壁内动脉变粗（白色箭头所指）

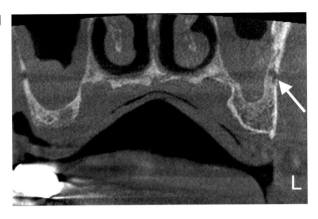

## 2.5 上颌窦的神经支配

上颌窦由上牙槽后神经和眶下神经的分支支配，上牙槽后神经分出两个分支，一支支配上颌结节和上颌窦腔，另一支往下走行直接进入磨牙的根尖孔。

眶下管位于上颌窦顶壁中，管腔中走行的是眶下感觉神经（图 2.15），沿途发出两个分支：上牙槽中神经和上牙槽前神经。上牙槽中神经不恒定，有时缺如。上牙槽中神经沿上颌窦后壁或者前外侧壁进入前磨牙根尖区。在眶下神经到达眶下孔前 15mm 处分出上牙槽前神经。这两条神经有时候跨过尖牙窝（图 2.16），而尖牙窝刚好是上颌窦侧壁提升手术的入路所在，一些患者出现术后神经性疼痛是因为在手术过程中切断了这部分神经或者术后神经发生了异常吻合。

图 2.15 CT 影像冠状面上可见眶下管变异，眶下管和眶底骨板分离，穿行于上颌窦中（白色箭头）

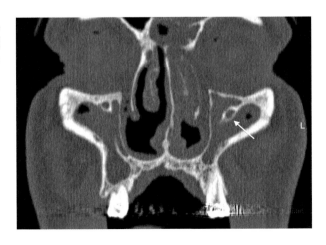

图 2.16 上颌窦外侧壁的解剖图，可见上牙槽前神经和上牙槽中神经走行于尖牙窝的骨壁中（箭头所指）

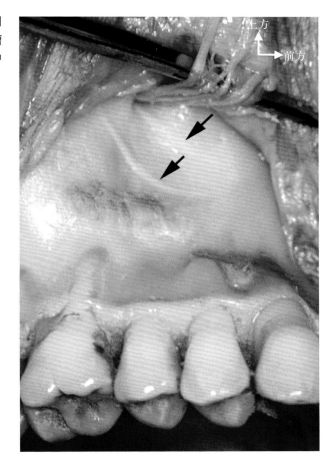

## 2.6 上颌窦的解剖变异

### 2.6.1 上颌窦的尺寸和容积

不同人的上颌窦的变化很大，有些上颌窦仅存在于上颌骨中，而另一些则和其他面骨相贯通。人类上颌窦的平均体积为15cm³。CT 观察发现不同人群的窦腔大小变化很大。Uchida 等（1998）在 38 例上颌窦 CT 上发现窦腔平均体积为 13.6cm³ ± 6.4cm³，而体积大小为 3.3 ~ 31.8cm³。Sahlstrand-Johnson 等（2011）在不同人群的 110 个上颌窦 CT 观察中发现男性窦腔体积大于女性（18cm³ vs 14.1cm³），变化范围 5 ~ 34cm³。正是因为上颌窦腔的体积变化大，研究者没有发现窦腔体积和年龄在统计学上的相关性。但是随着牙齿的缺失，窦腔气化明显加剧。

根据文献报道：上颌窦近远中向的宽度为 22.7 ～ 35mm，垂直高度为 36 ～ 45mm，前后深度 38 ～ 45mm（van den Bergh 等，2000；Uthman 等，2011；Teke 等，2007）。

在一些罕见的情况下，在全景片中上颌窦发育不全往往被误诊为上颌窦慢性炎症（图 2.17 和图 2.18）。

有作者发现单侧上颌窦发育不良在 CT 影像中发生率为 7 %（Kantarci

图 2.17　CT 冠状面上显示发育不良的过小上颌窦

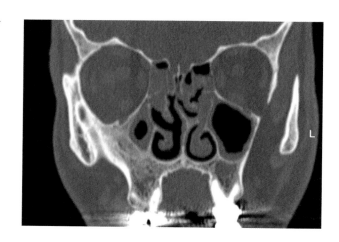

图 2.18　右侧过小上颌窦的横断面影像

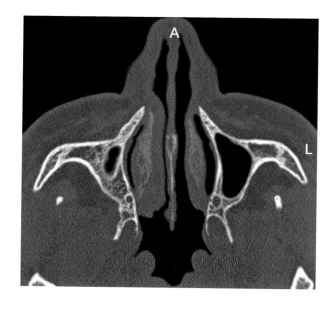

等，2004）到 10.4 %（Bolger 等，1990）。这种发育不良也许和钩突的解剖异常有关。

术前可以利用 CT/CBCT 估量上颌窦的外侧壁和内侧壁间的间距，以防止窦膜的穿孔和估计需要植骨的量（图 2.19）。在上颌窦中点部位，上颌窦内、外侧壁间的最小宽度是 12mm（Sahlstrand-Johnson 等，2011）到 13.4mm（Uthman 等，2011）。内外侧壁形成的夹角的大小是评估上颌窦膜是否容易穿孔的风险因素。Cho 等（2001）的研究发现：当内、外侧壁间的夹角≤ 30°时，窦膜穿孔发生的比例是 37.5%。

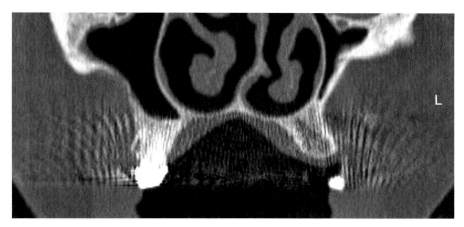

图 2.19   **左侧上颌窦内侧壁和外侧壁接近的影像（CT 冠状面）**

### 2.6.2 窦壁

过度气化的上颌窦可以导致体积增大和窦壁变薄。根据 Kawarai 等（1999）的报道，在尖牙窝这个柯氏手术的入口处，窦壁的厚度是 1.1mm± 0.4mm。

由于上颌窦慢性炎症的作用，97.3% 的病例中软组织的炎症引起窦壁平均厚度增加到 2.6mm（Joshua 等，2013）。Deeb 等（2011）研究观察到炎症侧和对照侧窦壁厚度分别是 2.0mm ±0.9mm 和 0.98mm ±0.2mm（图 2.20）。

### 2.6.3 分隔

在上颌窦底提升过程中，窦内的分隔是影响窦膜穿孔的常见原因之一，分隔的存在也使外侧骨壁的开窗更加复杂。

　　术前利用 CT/CBCT 对分隔进行评估，有利于改进手术方法（Krennmair 等，1997；Betts 和 Miloro，1994）。

　　在某些病例中，高分隔导致上颌窦被部分或全部分隔成两个腔（图2.21）。

图 2.20　CT 横断面影像显示由于上颌窦慢性炎症，左侧上颌窦壁发生硬化（白色箭头所指）

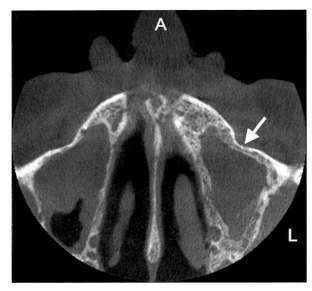

图 2.21　双侧上颌窦完全分隔，将窦腔分为前后两房，双侧前房黏膜增厚

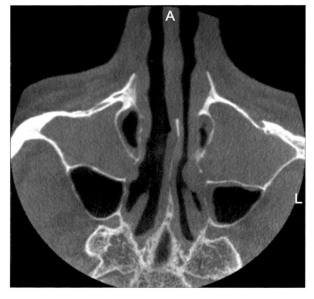

已有大量的文献从解剖学、影像学和手术的角度对上颌窦分隔的发生率、部位和大小进行了研究。

上颌窦分隔的定义是由 Ogle 等（2012）首先提出的，分隔是指高度 ≥ 2.5mm 的骨性柱状突起。他们将分隔分为原发性分隔和继发性分隔。原发性分隔存在于第二前磨牙和第一磨牙间，第一、第二磨牙间或者第三磨牙的远中部。而继发性分隔是由牙根拔除后，窦腔过度气化所导致的（图 2.22）。

自 Underwood（1910）报告以后，在解剖学研究中发现分隔的发生率在 18.5 %（Krennmair 等，1997）到 39 %（Ella 等，2008）之间。

在手术或临床观察研究中，Krennmair 等（1997）观察到分隔的发生率是 27.7%，而 Jensen 和 Greer（1992）在 26 例患者中观察到的发生率是 57.6%。

在术前利用 CT 来了解分隔的发生情况是必要的。有 20 篇文献从 2D 全景到 3D 的 CT/CBCT 研究都显示，在不同人群中，分隔的发生率差异很大。Lugmayr 等在 1996 年的观察显示在 200 个上颌窦的 CT 中发现分隔的发生率为 13%，而 Orhan 等（2013）在 554 例上颌窦 CBCT 中观察到分隔的发

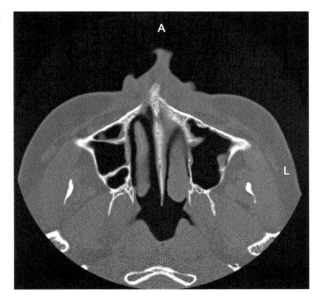

图 2.22　横断面 CT 影像显示窦内有多个分隔

生率为 58%。

Maestre–Ferrin 等（2011）针对全景和 CT 的对照研究发现，二维影像检查误诊率达到了 46.5%。

根据 Neugebauer 等（2010）的观察，只有一侧上颌窦发生分隔的概率是 24.6%，双侧发生的概率是 13.7%。在一组 1029 例患者的观察中发现每侧上颌窦发生 3 分隔的概率是 8.7%。然而，van Zyl 和 van Heerden（2009）观察到 64% 患者有多分隔。

各个不同的观察之所以差别这么大，既和确定骨性分隔的方法、影像的分辨率（CT/CBCT 的分辨率）有关，也和分隔的确定标准有关。

Neugebauer 等（2010）在 CBCT 中观察到 74.7% 病例的分隔平均高度是 7.3mm ± 5.08mm，最高的是 36mm。

分隔的好发部位在窦中、后部，Neugebauer 等（2010）观察到 76.9% 的分隔发生在磨牙区，Koymen 等（2009）观察到的数据是 66.6%。

绝大多数情况下，分隔呈颊腭侧横向生长 [Neugebauer 等（2010）观察到的发生率是 74.7%]，但也有矢状向生长的，发生率 3.7%（Park 等，2011）到 25.3 %（Neugebauer 等，2010）（图 2.23 和图 2.24）。

Wen 等（2013）通过对最近文献的回顾，首次提出了上颌窦分隔的分

图 2.23　横断面 CT 影像显示向后倾斜的窦分隔

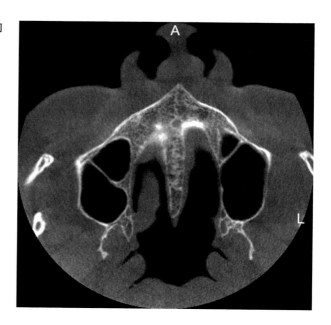

类方法，并且根据分隔位置、数量、大小（大于或者小于 6mm）和方向（内外向或者前后向；图 2.25～图 2.27）来确定难易程度，根据难易程度来确定治疗方法。

鼻腔和窦口鼻道复合体的解剖变异可能导致或增加手术后上颌窦炎发生的风险（Marsot Dupuch 和 Meyer，2001）。

所有这些都要通过术前的 CBCT/CT 检查评估，不仅要关注上颌窦口的通畅性，还要关注可能导致窦口狭窄的解剖因素。

图 2.24 冠状面 CT 显示左侧上颌窦内前后向的分隔（白色箭头所指）形成了窦内的屏障

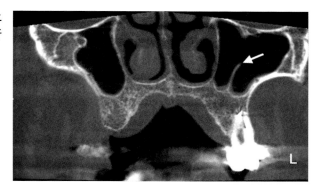

图 2.25 横断面 CT 显示尖牙窝后方的横向分隔，有助于确定窦底提升的手术方式

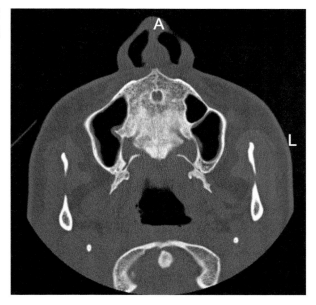

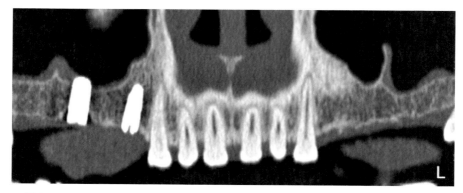

图 2.26　　CT 全景影像显示窦分隔在尖牙窝后方，此时可在窦分隔前方做提升

图 2.27　　冠状面 CT 影像显示分隔在尖牙窝后方，前后向，提升手术可以在分隔和外侧壁间进行

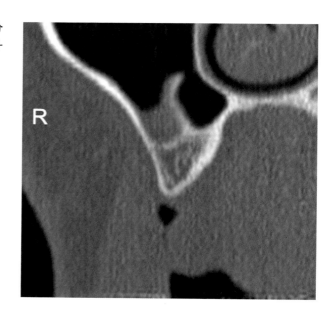

我们发现：

· 来自筛骨内侧和眶壁下侧的眶下气房使筛漏斗发生狭窄（图 2.28）。

· 钩突侧向偏斜，有时钩突发生气化（1% ～ 2% 的前组筛窦气房进入钩突所致）。

· 30% 的人因为中鼻甲发生气化而形成泡状鼻甲。这种变异会影响中鼻道的通透性，也会降低黏膜纤毛的清洁作用（图 2.29）。

· 11% 的人会发生中鼻甲反向凸出或弯曲（图 2.30）。

· 鼻中隔偏曲或者鼻腔骨刺（图 2.31）。

图 2.28  CBCT 冠状面影像显示前组筛窦的窦房（星号所指）下垂到上颌窦开口上方

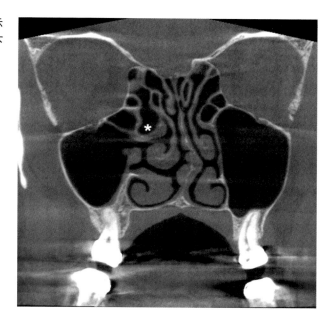

图 2.29  CBCT 冠状面影像显示右侧中鼻甲气化（星号所指）

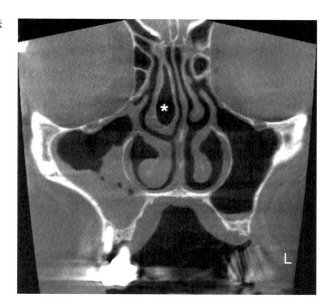

图 2.30    CT 冠状面影像显示患者右侧
中鼻甲反向弯曲

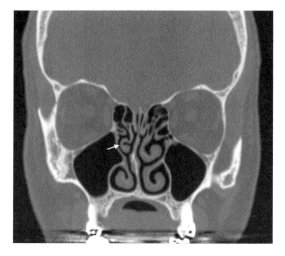

图 2.31    左侧鼻中隔偏曲

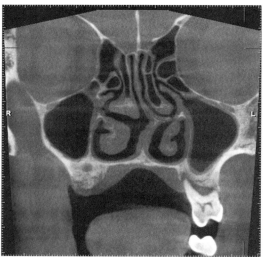

# 参考文献

Betts NJ, Miloro M (1994) Modification of the sinus lift procedure for septa in the maxillary antrum. J Oral Maxillofac Surg 52(3):332–333

Bolger WE, Woodruff WW Jr, Morehead J, Parsons DS (1990) Maxillary sinus hypoplasia: classification and description of associated uncinate process hypoplasia. Otolaryngol Head Neck Surg 103((5(Pt 1))):759–765

Bremer JL (1940) The pneumatization of the head of the common fowl. J Morphol 67:143–157

Cho SC, Wallace SS, Froum SJ, Tarnow DP (2001) Influence of anatomy on Schneiderian membrane perforations during sinus elevation surgery: three-dimensional analysis. Pract Proced Aesthet Dent 13(2):160–163

Dargaud J, Lamotte C, Dainotti JP, Morin A (2001) Venous drainage and innervation of the maxillary sinus. Morphologie 85(270):11–13

Davis WE, Templer J, Parsons DS (1996) Anatomy of the paranasal sinuses. Otolaryngol Clin North Am 29(1):57–74

Deeb R, Malani PN, Gill B, Jafari-Khouzani K, Soltanian-Zadeh H, Patel S, Zacharek MA (2011) Three-dimensional volumetric measurements and analysis of the maxillary sinus. Am J Rhinol Allergy 25(3):152–156

Drettner B (1979) The role of the nose in the functional unit of the respiratory system. Rhinology 17(1):3–11

Elian N, Wallace S, Cho SC, Jalbout ZN, Froum S (2005) Distribution of the maxillary artery as it relates to sinus floor augmentation. Int J Oral Maxillofac Implants 20(5):784–787

Ella B, Sédarat C, Noble Rda C, Normand E, Lauverjat Y, Siberchicot F, Caix P, Zwetyenga N (2008) Vascular connections of the lateral wall of the sinus: surgical effect in sinus augmentation. Int J Oral Maxillofac Implants 23(6):1047–1052

Enlow DH (1968) Wolff's law and the factor of architectonic circumstance. Am J Orthod 54(11):803–822

Geha N, Carpentier P (2006) Les boucles artérielles du sinus maxillaire. J Paradontol Implantol Orale 25(2):127–141

Hillerup S (2007) Iatrogenic injury to oral branches of the trigeminal nerve: records of 449 cases. Clin Oral Investig 11(2):133–142

Jensen OT, Greer R (1992) Immediate placement of osseointegrating implants into the maxillary sinus augmented with mineralized cancellous allograft and Gore-Tex: second-stage surgical and histologic findings. In: Laney WR, Tolman DE (eds) Tissue integration in oral orthopedic and maxillofacial reconstruction. Quintessence, Chicago, pp 321–333

Jog M, McGarry GW (2003) How frequent are accessory sinus ostia? J Laryngol Otol 117:270–272

Joshua BZ, Sachs O, Shelef I, Vardy-Sion N, Novack L, Vaiman M, Puterman M (2013) Comparison of clinical data, CT, and bone histopathology in unilateral chronic maxillary sinusitis. Otolaryngol Head Neck Surg 148(1):145–150

Jung J, Yim JH, Kwon YD, Al-Nawas B, Kim GT, Choi BJ, Lee DW (2011) A radiographic study of the position and prevalence of the maxillary arterial endosseous anastomosis using cone beam computed tomography. Int J Oral Maxillofac Implants 26(6):1273–1278

Kantarci M, Karasen RM, Alper F, Onbas O, Okur A, Karaman A (2004) Remarkable anatomic variations in paranasal sinus region and their clinical importance. Eur J Radiol 50(3):296–302

Kawarai Y, Fukushima K, Ogawa T, Nishizaki K, Gunduz M, Fujimoto M, Masuda Y (1999) Volume quantification of healthy paranasal cavity by three-dimensional CT imaging. Acta Otolaryngol Suppl 540:45–49

Koymen R, Gocmen-Mas N, Karacayli U, Ortakoglu K, Ozen T, Yazici AC (2009) Anatomic evaluation of maxillary sinus septa: surgery and radiology. Clin Anat 22(5):563–570

Krennmair G, Ulm C, Lugmayr H (1997) Maxillary sinus septa: incidence, morphology and clinical implications. J Craniomaxillofac Surg 25(5):261–265

Lawson W, Patel ZM, Lin FY (2008) The development and pathologic processes that influence maxillary sinus pneumatization. Anat Rec (Hoboken) 291(11):1554–1563

Leakey M, Walker A (1997) Early hominid fossils from Africa. Sci Am 276(6):74–79

Lugmayr H, Krennmair G, Holzer H (1996) The morphology and incidence of maxillary sinus septa. Rofo 165(5):452–454

Maestre-Ferrín L, Carrillo-García C, Galán-Gil S, Peñarrocha-Diago M, Peñarrocha-Diago M (2011) Prevalence, location, and size of maxillary sinus septa: panoramic radiograph versus computed tomography scan. J Oral Maxillofac Surg 69(2):507–511

Mardinger O, Abba M, Hirshberg A, Schwartz-Arad D (2007) Prevalence, diameter and course of the maxillary intraosseous vascular canal with relation to sinus augmentation procedure: a radiographic study. Int J Oral Maxillofac Surg 36(8):735–738

Marsot Dupuch K, Meyer B (2001) Les variantes anatomiques des sinus de la face. In: Marsot Dupuch K (ed) Les sinus de la clinique à l'image. Sauramps Médical, Montpellier

Neugebauer J, Ritter L, Mischkowski RA, Dreiseidler T, Scherer P, Ketterle M, Rothamel D, Zöller JE (2010) Evaluation of maxillary sinus anatomy by cone-beam CT prior to sinus floor elevation. Int J Oral Maxillofac Implants 25(2):258–265

O'Malley JF (1924) Evolution of the nasal cavities and sinuses in relation to function. J Laryngol Otol 39:57–64

Ogle OE, Weinstock RJ, Friedman E (2012) Surgical anatomy of the nasal cavity and paranasal sinuses. Oral Maxillofac Surg Clin North Am 24(2):155–166

Onodi A (1908) The optic nerve and the accessory cavities of the nose. Contribution to the study of canalicular neuritis and atrophy of the optic nerves of nasal origin. Ann Otol Rhinol Otolaryngol 18:1–52

Orhan K, Kusakci Seker B, Aksoy S, Bayindir H, Berberoğlu A, Seker E (2013) Cone beam CT evaluation of maxillary sinus septa prevalence, height, location and morphology in children and an adult population. Med Princ Pract 22(1):47–53

Park YB, Jeon HS, Shim JS, Lee KW, Moon HS (2011) Analysis of the anatomy of the maxillary sinus septum using 3-dimensional computed tomography. J Oral Maxillofac Surg 69(4):1070–1078

Pogrel MA, Kaplan MJ (1986) Surgical approach to the pterygomaxillary region. J Oral Maxillofac Surg 44(3):183–187

Regev E, Smith RA, Perrott DH, Pogrel MA (1995) Maxillary sinus complications related to endosseous implants. Int J Oral Maxillofac Implants 10(4):451–461

Rodella LF, Labanca M, Boninsegna R, Favero G, Tschabitscher M, Rezzani R (2010) Intraosseous anastomosis in the maxillary sinus. Minerva Stomatol 59(6):349–354

Rui R, Den L, Gourlaouen L (1960) Contribution à l'étude du rôle des sinus paranasaux. Rev Laryngol Otol Rhinol (Bord) 81:796–839

Sahlstrand-Johnson P, Jannert M, Strömbeck A, Abul-Kasim K (2011) Computed tomography measurements of different dimensions of maxillary and frontal sinuses. BMC Med Imaging 11:8

Solar P, Geyerhofer U, Traxler H, Windisch A, Ulm C, Watzek G (1999) Blood supply to the maxillary sinus relevant to sinus floor elevation procedures. Clin Oral Implants Res 10(1):34–44

Teke HY, Duran S, Canturk N, Canturk G (2007) Determination of gender by measuring the size of the maxillary sinuses in computerized tomography scans. Surg Radiol Anat 29(1):9–13

Traxler H, Windisch A, Geyerhofer U, Surd R, Solar P, Firbas W (1999) Arterial blood supply of the maxillary sinus. Clin Anat 12(6):417–421

Uchida Y, Goto M, Katsuki T, Soejima Y (1998) Measurement of maxillary sinus volume using computerized tomographic images. Int J Oral Maxillofac Implants 13(6):811–818

Underwood AS (1910) An inquiry into the anatomy and pathology of the maxillary sinus. J Anat Physiol 5:354

Uthman AT, Al-Rawi NH, Al-Naaimi AS, Al-Timimi JF (2011) Evaluation of maxillary sinus dimensions in gender determination using helical CT scanning. J Forensic Sci 56(2):403–408

van den Bergh JP, ten Bruggenkate CM, Disch FJ, Tuinzing DB (2000) Anatomical aspects of sinus floor elevations. Clin Oral Implants Res 11(3):256–265

van Zyl AW, van Heerden WF (2009) A retrospective analysis of maxillary sinus septa on reformatted computerised tomography scans. Clin Oral Implants Res 20(12):1398–1401

Wang RG, Jiang SC, Gu R (1994) The cartilaginous nasal capsule and embryonic development of human paranasal sinuses. J Otolaryngol 23(4):239–243

Wen SC, Chan HL, Wang HL (2013) Classification and management of antral septa formaxillary sinus augmentation. Int J Periodontics Restorative Dent 33(4):509–517

Zuckerkandl E (1885) Anatomie normale et pathologique des fosses nasales et de leurs annexes pneumatiques. Masson, Paris

# 3 上颌窦底提升术前的临床检查、影像学评估和种植计划

Ibrahim Nasseh，Ronald Younes

## 3.1 引言

在进行上颌窦底提升这类具有一定侵袭性的手术前，在制订可行的计划之前，需要进行全面的临床评估和准确的影像学诊断。

曲面断层片是制订上颌种植计划常规的术前检查方法。相比较根尖片而言，曲面断层片能更全面观察上颌窦的情况和评估牙槽骨的剩余情况。

然而曲面断层片有其本身的局限，不能像三维影像一样清晰地将解剖结构和相关病理变化可视化。

CT，特别是近年来出现的 CBCT 可以在三维影像中准确观察上颌窦的结构，而且辐射剂量相对较小。

本章的目的是：

• 介绍不同的现有影像学检查技术，以及它们的优点和局限性。

• 介绍上颌窦在不同扫描方式时的影像学表现，以及影响手术成功的一些关键决策因素。

• 熟悉成功的上颌窦底提升术的术前、术中、术后的影像学特性。

## 3.2 上颌窦的影像学检查技术

清晰地显示上颌窦区域需要多种投照方法。尽管上颌窦的投照方法有很多，但是关于要达到全面、清晰地了解上颌窦的状况到底需要拍哪些片，放射学者们并没有达成共识。

### 3.2.1　根尖片

根尖片可以提供关于窦底最详细的细节，尽管其范围有限。一般认为根尖片是进行其他检查之前的第一项检查。

### 3.2.2　曲面断层片

曲面断层片能显示双侧上颌窦，较根尖片能显示更大范围上颌窦的内部结构，还能反映部分上颌窦下壁、后壁和前内侧壁。但在曲面断层片中，不推荐读片时采用对照两侧窦内的阻射性来分析，因为左右两侧不同结构的影像重叠导致的差异很大。

曲面断层片是采用断层扫描的方法成像的，投照的层厚是和下颌骨的凸度相匹配的。在投照轨迹范围内的影像是尖锐清晰的，但是在磨牙区最大投照宽度是 25mm，并在向中线移动的过程中逐渐减小，在切牙区只有 5 ～ 10mm（图 3.1a）。

设想一下：如果上颌窦的平均深度是 40 ～ 50mm，曲面断层片会因为投照不到后部而不能获取后部的病理变化和内部结构，产生"假阴性"（图 3.1b）。

这就是曲面断层片在上颌窦影像检查中不可靠的原因，尽管有人推荐上颌窦的检查应该从曲面断层片开始（Chomenko，1985）。

另外，现在已经统一的观点为：曲面断层片在评估上颌后牙区牙槽骨高度时，片中显示的骨高度往往比实际骨高度低，如果依据曲面断层片来制订这个区域的种植计划时，需要进行上颌窦底提升的病例数是多于临床实际的。

### 3.2.3　华氏位片

特殊的颅骨片是进一步检查上颌窦的项目。常规的颅骨平片检查包括了枕颏位（华氏位）、侧位、颅底颏顶位和柯氏位。

其中最有意思的是华氏位片。在观察上颌窦方面有其自身的优点，特别是在比较上颌窦内的阻射性和显示额窦及筛窦气房方面。如果在拍华氏位片时张开嘴，蝶窦也可以显示。表 3.1 比较了根尖片、曲面断层片和华氏位片间的差异（Chomenko，1985）。

尽管华氏位片比其他片子更好地显示上颌窦的影像，但是由于前后壁的重叠，无法详细地显示上颌窦的前、后壁。表 3.2 是华氏位片和曲面断层片间的比较（Chomenko，1985）。

图 3.1 a. 常见曲面断层片的投照轨迹；b. 投照的范围并没有覆盖整个上颌窦

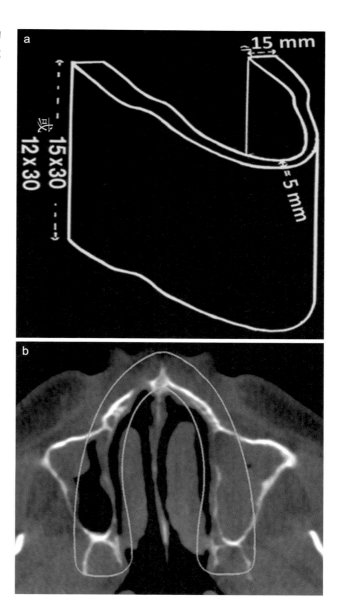

表 3.1　曲面断层片、华氏位片和根尖片对上颌窦区显示
最好的区域（Chomenko，1985）

| 影像 | 显示上颌窦最好的区域 |
|---|---|
| 根尖片 | 牙根和窦底的关系 |
| 曲面断层片 | 窦底壁、牙齿和上颌窦的关系 |
| 华氏位片 | 内侧壁，前、后壁的边缘和内、外侧壁间的范围 |

表 3.2　曲面断层片和华氏位片在上颌窦检查中的比较（Chomenko，1985）

| 曲面断层片 | 华氏位片 |
|---|---|
| 看不到上颌窦实际的边界 | 单独显示内、外侧壁，在片子上可以看到内、外侧壁的轮廓 |
| 看不到前、后、内侧壁 | 可以清楚地区分内、外侧壁 |
| 牙齿 - 上颌窦关系显示清楚 | 牙齿 - 上颌窦关系显示模糊 |
| 鼻结构影像重叠 | 鼻结构影像不重叠 |
| 左右上颌窦影像变异大 | 可以比较左右两侧窦影像 |
| 显示前、后窦壁（标准体位） | 显示内、外侧窦壁 |

## 3.2.4　CT 和 CBCT

在上颌窦的检查和疾病诊断方面，CT 正在取代常规的 X 线检查。CT 具有明显的优势，现已成为术前辅助诊断的基本方法。

因为 CT 可以从上颌窦各个不同的层面扫描得到高分辨率的影像，可清楚地观察病变的范围，而作出最后的诊断。上颌窦的 CT 检查可以确定病变的范围、清晰显示窦口鼻道复合体（上颌窦口和筛窦裂）和鼻腔，以及显示周围骨质对上颌窦疾病的反应。

自 20 世纪 90 年代开始，CT 已经成为上颌窦影像检查的"金标准"；同样 CBCT 在这方面正变得越来越普及（Bremke 等，2009；Cakli 等，2012；Fatterpekar 等，2008；Ziegler 等，2002）。在口腔种植学领域，最新的指南推荐采用 CBCT 三维影像制订种植计划，特别是在行上颌窦底提升术前，

行 CBCT 检查对窦底剩余的骨量和上颌窦的情况进行评估（Benavides 等，2012；Harris 等，2012）。

CBCT 提供三维体积数据，各向同性的分辨率可达 300/400μm。图像的精确度和分辨率足够满足临床需求，可以和 CT 相媲美；对同一区域的检查，放射剂量较 CT 小。

### 3.2.5　磁共振（MRI）

MRI 主要对软组织有很好的显影，在检查浸润性肿瘤侵入上颌窦或者周围组织时和在上颌窦内的肿块所分泌的潴留性积液的鉴别诊断方面有明显的优势。

## 3.3　在CBCT上看什么？

确定一个病例需要行上颌窦底提升术，有一系列的解剖学因素会影响决策，诸如侧壁开窗的设计，移植材料的选择，骨密度、皮质骨板的厚度和牙槽突的骨吸收程度对制订功能和美学兼备的种植修复计划都非常重要。当然牙齿 - 上颌窦的病理变化也是需要考虑的。

### 3.3.1　上颌窦的情况

首先要观察上颌窦的密度，正常的上颌窦是一个低密度的均质的空腔。

### 3.3.2　上颌窦口

上颌窦通过中鼻道后上方的自然开口和同侧鼻腔交通（图 3.2）。

确定窦口鼻道复合体的位置和整体性无异常，是计划行上颌窦底提升术必须要做的一步工作。

近中颊侧和内侧的骨壁是窦底提升术中最常涉及的窦壁。而内侧壁上有时有上颌窦副口存在。术前一旦发现有副口，就应该避免黏膜剥离到这个高度。

遗憾的是，小视野的 CBCT 往往只能看到上颌窦的下部和窦底剩余可植入种植体的骨量。指南建议在做上颌窦 CBCT 时视窗的范围应该包括窦口鼻道复合体，这样可以避免因为上颌窦引流不畅而导致术后并发症（Harris 等，2012）。一个足够大视野的 CBCT 检查可以准确评估是否有诸如发育畸

图 3.2　**窦口鼻道复合体**

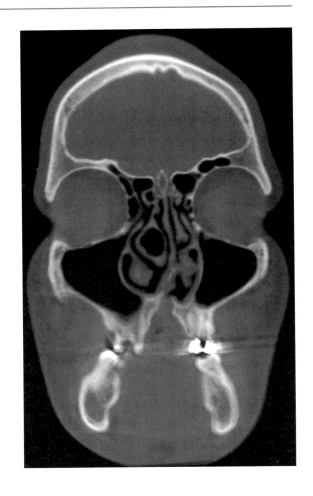

形在内的许多因素（鼻甲气化、鼻中隔偏曲或上颌窦口的炎症）（图 3.2）。保护好上颌窦口结构是窦底提升手术成功的必要条件。

### 3.3.3　分隔

上颌窦内的分隔（图 3.3）是最常见的解剖变异，是由 Underwood 在 1910 年首先报道的，因此有时也称之为 Underwood 隔（Underwood，1910）。分隔增加窦膜穿孔的风险。位于窦底壁的分隔使骨开窗和窦膜分离的手术更加复杂。窦膜穿孔的可能并发症之一就是上颌窦炎（Quiney 等，1990；Ueda 和 Kaneda，1992；Zimbler 等，1998）。

图 3.3　横断面影像显示右侧上颌窦有两个分隔

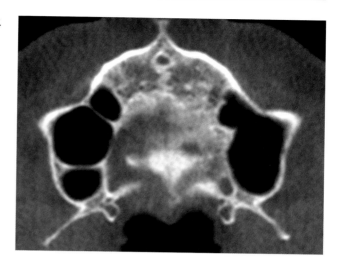

　　有些作者建议：如果分隔在窦底壁的话，可以用窄骨凿将其凿开，然后用血管钳将其取出，这样的话整个上颌窦底植骨就不会中断（Boyne 和 James，1980）。因此，当碰到分隔时，要在手术技巧上做一些改进（Betts 和 Miloro，1994）。

　　表 3.3 和表 3.4 是关于不同高度的水平向和垂直向窦分隔推荐使用的临床技巧。

表 3.3　分隔垂直高度对上颌窦底提升术的影响

| 垂直分隔 | 推荐手术方法 |
|---|---|
| • 短且光滑 | • 窦膜分离时沿分隔表面分离，彻底分离后绕过分隔进一步分离窦膜 |
| • 中等 | • 从分隔底部向上部分离窦膜，窦膜松解度足够后可以绕过分隔，也可以从分隔底部将其截开 |
| • 长或者完全的分隔 | • 分两个入口（嵴顶或者侧壁入路）分离窦膜，不需要绕过分隔；将上颌窦当作两个不同窦腔（室）分别手术 |

表 3.4　水平分隔形态对上颌窦底提升术的影响

| 水平分隔 | 推荐手术方法 |
| --- | --- |
| • 短 | • 窦膜分离时沿分隔表面分离，彻底分离后绕过分隔 |
| • 中等 | • 从分隔底部向上部分离窦膜，窦膜松解度足够后可以绕过分隔，也可以从分隔底部将其截开 |
| • 长 | • 最困难的情况：<br>- 如果颊侧骨板到分隔骨板的宽度足够，并且形成的颊侧腔室足够植入常规种植体，腭侧有骨壁围绕，就不需要在内侧植骨<br>- 如果颊侧的腔室宽度不足，就要将窦膜分离后绕过分隔，或者从分隔底部将其截开 |

### 3.3.4　血运

　　上颌窦有 3 条动脉供血：眶下动脉、鼻后外侧动脉和上牙槽后动脉。因此术前应该检查清楚它们的走行，避免手术中的出血，但大出血的机会是很少的，因为主要供血动脉并不跨行过手术区域。牙齿缺失和增龄性变化会导致牙槽骨的进行性萎缩，这会引起这个区域的血供发生改变。在年轻的有牙颌的人群中，上颌骨的血运是非常丰富的。在年龄较大的无牙颌的人群中，血管的数量减少和直径减小，并且血管弯曲度增加（Elian 等，2005；Ulm 等，1995；Watzek 等，1993）。

　　为了在影像中确认血管走行的骨性管道的存在，就必须要观察冠状面和横断面。在冠状面中，上牙槽后动脉表现为一低密度的、圆形或长卵圆形影像，部分或者全部嵌入上颌窦外侧壁骨板中。在连续的横断面影像中可以看到上牙槽后动脉沿上颌窦边缘走行（Noujeim 等，2014）。

　　在影像中的位置可以分成以下 3 种类型（图 3.4）：

①上牙槽后动脉位于窦膜和骨壁之间。

②上牙槽后动脉位于骨壁中。

③上牙槽后动脉位于窦外侧壁骨板外侧（Noujeim 等，2014）。

　　在 CT 影像的检查中只有 50% 的血管的骨性管腔可辨认，左右侧都相同。血管管道位于牙槽嵴顶上方的距离在 1～2cm 间（平均高度为 16.4 mm）（Noujeim

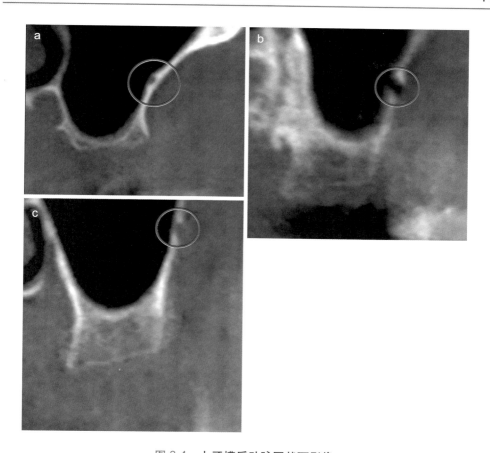

图 3.4 上牙槽后动脉冠状面影像

a. 上牙槽后动脉位于骨壁和窦膜之间；b. 上牙槽后动脉位于骨壁中；c. 上牙槽后动脉位于窦外侧壁骨板外侧；a ～ c. 圆圈指示的是上牙槽后动脉

等，2014）。不同的研究结果几乎相同（Elian 等，2005；Ilgüy 等，2013）。

表 3.5 是根据上牙槽后动脉的某些参数推荐的手术方法。

## 3.3.5　上颌窦黏膜（也称 Schneiderian 膜）

上颌窦黏膜衬于窦内侧骨壁，表面覆盖假复层纤毛柱状上皮，固有层比较薄，不存在基膜，腺体少而小，为浆液黏液混合腺，位于基板下，尤其在上颌窦窦口周围较多。多项实验研究提示（Troedhan 等，2012），窦膜可能是窦底提升后骨改建的主要载体。

正常情况下，窦膜的厚度在 0.13 ～ 0.5mm（Tiziano，2012）。然而，炎

表3.5    上牙槽后动脉对上颌窦底提升术（SFE）的影响

| 上牙槽后动脉 | |
| --- | --- |
| 高度<br>　影响开窗的设计 | 根据开窗的手术基本原则，在有限范围内做调整<br>开窗设计应该便于分离窦膜、容纳植骨材料和必要时植入足够数量的种植体 |
| 位置<br>　调整开窗的高度 | 骨内：用超声骨刀将血管分离出来可以更好地避免出血<br>骨外：仔细操作，可以手工分离 |
| 直径 | 小：出血风险小<br>大：出血风险较大 |

症或者过敏反应都可以引起窦膜增厚，这种变化可以是局部的，也可以波及整个窦腔（图3.5）。像这种病例可能需要耳鼻喉科医生在术前恢复其鼻窦的正常生理功能（见第4章）。

　　黏膜增厚是最常见的异常情况（66%）。黏膜增厚和某些刺激因素有关，

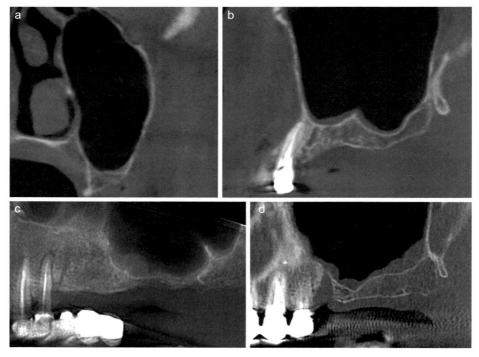

图3.5    窦膜的CT影像

a. 正常黏膜；b. 黏膜扁平状增厚；c. 球形黏膜增厚；d. 不规则增厚

如牙源性病变或过敏现象。牙源性病变包括：上颌后牙牙髓坏死、牙周脓肿、残根、埋伏牙或阻生牙、深龋和口鼻漏（Rege 等，2012）。

在窦底提升过程中应注意以下操作，避免窦膜穿孔：

- 使用机械钻头。
- 超声骨刀使用不当。

表 3.6 罗列出了窦膜厚度对窦底提升的影响。

表 3.6   窦膜厚度对窦底提升的影响

| 厚黏膜 | 薄黏膜 |
|---|---|
| 减少了骨切开和黏膜分离过程中的风险 | 黏膜分离过程中要小心，分离黏膜时应该从各个不同方向逐渐松解，而不是沿一个方向分离 |

### 3.3.5.1   黏液囊肿

上颌窦的黏液囊肿发病率较低（3% ～ 10%）。黏液囊肿的发生与肿瘤、外伤、手术、炎症（如囊性纤维变性）和先天畸形有关。黏液囊肿是窦口发生堵塞或者引流不畅，导致黏液在窦腔内积聚。持续的黏液聚积引起压力增大，而囊肿扩张增大可以引起上颌窦壁的变形、脱钙或者穿孔（Sreedharan 等，2011）。

关于黏液囊肿的外观以往已经有详细的描述。黏液囊肿影像学上表现为在上颌窦内的边缘光滑、密度均匀的阴影，呈膨胀性生长。绝大多数有均质、等密度的顶部和围绕骨壁的圆形基底部（图 3.6）。黏液囊肿在增强影像中并没有差异，事实上黏液囊肿也很少使用增强剂。

上颌窦腔密度增大而没有骨壁的破坏可诊断为上颌窦炎、潴留性囊肿和上颌窦后鼻孔息肉。随着黏液囊肿的膨胀性增大和骨的破坏，需要和以下恶性肿瘤做鉴别诊断：腺样囊性癌、浆细胞瘤、横纹肌肉瘤、淋巴瘤、许旺氏瘤和牙源性恶性肿瘤（Sreedharan 等，2011）。

如果囊肿尚未侵及面颊部软组织，推荐治疗方法是在内镜下行囊肿摘除和中鼻道上颌窦造口术。如果囊肿已经侵袭到面部软组织、翼腭窝或者在内镜下无法完整摘除的，就需要采用柯氏手术入路摘除（Har-El，2001）。

### 3.3.5.2   黏液潴留囊肿

上颌窦内的黏液潴留囊肿通常无症状，多在鼻窦影像学检查时无意中发现。在影像上表现为边界清楚，圆形或圆拱形的阴影（图 3.7）。发病原因尚不清楚，进展缓慢，黏膜完整，无骨质破坏。

　　绝大多数病例可以自行好转，无需治疗。临床和放射学检查对于手术方法的选择是必不可少的，也有助于排除其他诸如黏液囊肿、息肉和上颌窦炎这类病变（Donizeth-Rodrigues 等，2013）。

　　在上颌窦底提升过程中黏液潴留囊肿发生破裂对手术结果没有影响。

### 3.3.6　颊腭侧骨板间距离

　　成功的骨移植依赖于骨的功能性改建和原有植入材料不断被活体组织所替代。这个过程中稳定的支架、新生血管的不断长入和成骨细胞的迁移至关重要。窦腔或者侧壁开窗过大也会影响骨的再生（图 3.8）。

图 3.6　黏液囊肿

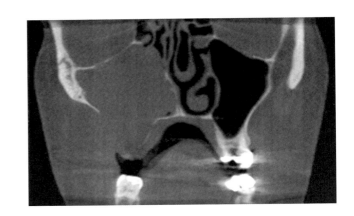

图 3.7　黏液潴留囊肿

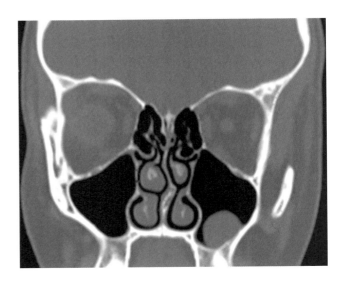

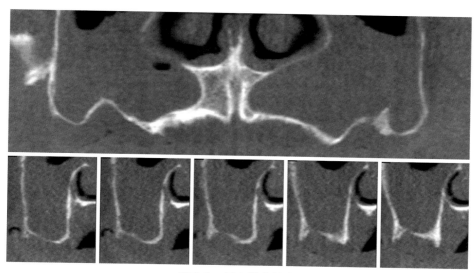

图 3.8 巨大的上颌窦

窦腔一直从中线伸展到两侧上颌结节

Avilla 等（2010）的研究指出新骨形成的量是和上颌窦的颊腭侧骨板间的距离成反比的。这个研究提示我们应该根据上颌窦不同形状来选择窦底提升的方法（表 3.7）和植入种植体的时机（Avila 等，2010）。

表 3.7　颊腭侧骨板间距对上颌窦底提升的影响

| 宽的上颌窦 | 窄的上颌窦 |
| --- | --- |
| 宽的上颌窦倾向于侧壁开窗法 | 窄的上颌窦倾向于嵴顶法 |
| 黏膜分离难以达到腭侧骨壁，容易出现内侧移植材料充填不足 | 窦底壁和侧壁黏膜分离困难，但移植材料植入容易 |

### 3.3.7　剩余牙槽嵴的骨容量＝上颌窦底剩余骨高度（RBH）＋剩余牙槽嵴的宽度（RBW）

剩余牙槽嵴高度和宽度的确定（图 3.9）有助于选择恰当的窦底提升技术，以及确定是否需要联合应用其他骨增量手术（如上置式植骨）（Shanbhag 等，2014）（详见第 5 章、第 6 章关于侧壁、嵴顶入路的上颌窦底提升的内容）。

总体而言，上颌窦底剩余骨高度（RBH）＜ 4 ～ 6mm，推荐行骨增量（Del Fabbro 等，2012；Esposito 等，2010；Pjetursson 等，2008），这种情况绝大部分发生在磨牙、第二前磨牙区（Kopecka 等，2012；Pramstraller 等，

2011）。

此外，也有报道剩余骨量越少，窦膜越薄，术中发生穿孔的风险也相应增加（Ardekian 等，2006；Yilmaz 和 Tözüm，2012）。

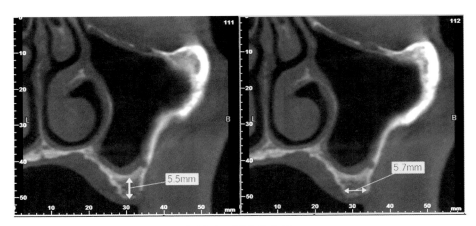

图 3.9　剩余骨容量

### 3.3.8　嵴顶剩余骨的质量

上颌窦底剩余骨的量和质（密度）影响牙种植的临床成功率。CT 检查可以提供准确的解剖结构三维影像，并可以测量骨的密度（单位为 HU），这些特征可以提供骨骼的重要信息（Silva 等，2012）。

自从 CBCT 在众多牙科领域替代 CT 的应用以来，确定 CBCT 在评估骨密度方面是否像 CT 一样可靠非常重要。

有研究显示在不同的 CBCT 影像中，测量骨密度方面密度值并不稳定，而 CT 的测量值非常稳定，因此 CBCT 的测量值不如 CT 的准确（Mah 等，2010；Nackaerts 等，2011）。

然而，也有其他作者持相反的观点，认为 CBCT 可以用于测量骨密度（Naitoh 等，2010）。他们认为 CT 值被高估了，CBCT 才是衡量骨密度的有效工具（Aranyarachkul 等，2005）。

结论是 CBCT 的测量值（HU）和 CT 的测量值（HU）并不相同。同一研究对象在 CBCT 影像中测得的骨密度值高于 CT 影像中所测得的值。改进 CBCT 技术和开发相关软件，对 CBCT 影像进行统一的校正可以减小两者间的差异，如此则 CBCT 影像在评估骨密度方面就更可靠了。

### 3.3.9 颧突和颊侧骨壁的厚度对上颌窦底提升的影响

颧突低位伴有厚的颊侧骨壁应避免完全去骨（图 3.10）。我们建议采用骨窗再复位技术。

特别是在牙槽骨严重吸收的情况下，设计开窗的高度受限，低位的颧突上开窗对于开窗的上部是个难点。骨窗开得过小，会造成窦膜分离困难。

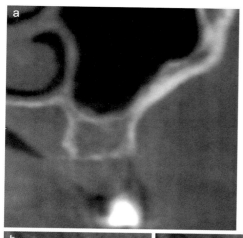

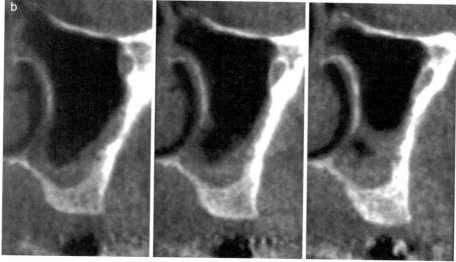

图 3.10　a. 颧突；b. 厚的颊侧骨壁

## 3.4  植骨术后影像

### 3.4.1  时机

三维影像（CT/CBCT）作为术后随访工具是一种可靠的成像方法，也是我们极力推荐的方法。该方法主要用于评估术后的结果和病理变化。

术后至少 5 个月做一次扫描，获得的影像信息取决于植入材料，特别是在延期植入种植体的情况下更需要先行影像扫描。

然而，植骨后骨的三维全面稳固和改建发生在术后 8 ～ 10 个月（Peleg 等，1999）。

### 3.4.2  上颌窦底提升后的影像学变化

#### 3.4.2.1  重建

Anduze-Acher 等的研究显示在部分牙列缺失的患者中，采用侧壁开窗手术方法，窦膜的尺寸没有明显改变（Anduze-Acher 等，2013）。

已有研究证明如果患者术前没有上颌窦炎，窦底骨增量手术对上颌窦的功能影响没有临床意义（Timmenga 等，2003），甚至在手术中可以完整保留黏膜纤毛的功能（Griffa 等，2010）。

然而，也有研究显示窦底提升术后黏膜厚度显著增加（Pommer 等，2011）。

#### 3.4.2.2  移植材料的体积缩减

包括自体骨、异体骨和合成骨在内的不同的移植材料都曾应用在窦底骨增量中（Kent 和 Block，1989 ；Moy 等，1993 ；Smiler 等，1992）。自体骨被认为是金标准，但由于其难以控制的吸收，应该避免使用它（Aaboe 等，1995 ；Haas 等，1998）。

然而其他骨替代材料如脱蛋白的小牛骨植入后降解缓慢，植入后 6 年也没有吸收；甚至在植入后 14 年也没有发生吸收，这点在临床上通过活检得到证实（Hallman 等，2001 ；Meijndert 等，2005 ；Piattelli 等，1999 ；Schlegel 和 Donath，1998）。

因此有作者建议采用复合材料移植。在加入脱蛋白的小牛骨后可以更好地保持骨容量。混合比例对骨容量的缩减有显著的影响（Jensen 等，2012）。

影像学观察发现按照 1 ：2 的比例混合，在窦底提升植骨后 1 ～ 3 年骨高度下降，此后的变化非常小。和异体骨移植相比较，在口内取骨移植在维持骨高度方面明显有更大的优势（Hallman 和 Zetterqvist，2004 ；Hatano 等，2004）。

窦底骨增量后骨高度的下降主要发生在前面的 2 ~ 3 年，之后的改变非常小（图 3.11）。即便如此，直到骨增量术后 96 个月后移植骨的高度仍然高于术前的高度。这些发现提示从长期来看种植体的负重有助于骨的形成（Keller 等，1994；Nyström 等，1993）。种植体的负重对骨高度的维持起到稳定的作用（Listrom 和 Symington，1988）。

总而言之，上颌窦底骨增量后，骨高度的降低主要在前面 2 ~ 3 年，之后的变化非常小。维持窦底骨移植后高度的长期稳定是种植成功的重要因素（Hatano 等，2004）。

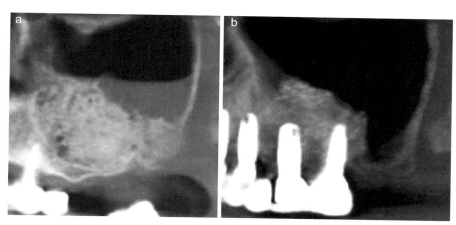

图 3.11　移植材料的体积缩减

a. 植入当时；b. 植入后 3 年

### 3.4.3　上颌窦底骨增量后出现的不良影像情况

骨替代材料颗粒散落在上颌窦中（图 3.12）。

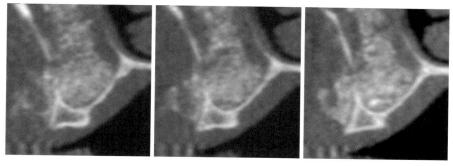

图 3.12　无序的颗粒状骨替代材料散落在上颌窦中

箭头所指为在窦腔外骨替代材料

植骨后上颌窦反应性变化（图3.13）。

移植材料没有盖住种植体（图3.14）。

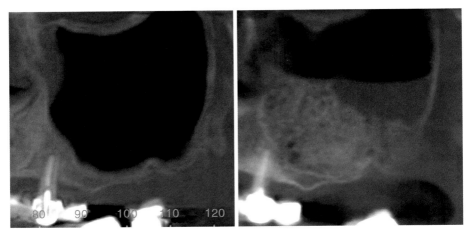

图 3.13　上颌窦底提升术前、术后

注意一个月后上颌窦的反应性变化

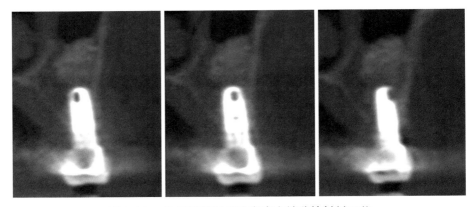

图 3.14　种植体的腭侧没有完全被移植材料覆盖

## 结论

CBCT因为高分辨率、低辐射剂量的显著特点广泛应用于口腔颌面外科的各个领域的诊断，特别是在可能需要行上颌窦底提升的情况下尤为适用。

CBCT可以在三维立体的状况下观察上颌窦的解剖结构、相关病理变化和窦底骨增量后的结果，而这在二维影像中可能会再次误诊。

和临床检查一样，影像学的检查也必须包含整个鼻窦在内，这样就要使用大视野的 CBCT，在检查时应包括上颌窦和上颌牙弓，以便全面观察上颌窦（包含窦口鼻道复合体）及可能存在的影响上颌窦的根尖、牙周病变。

最后，必须要明白的是，技术进步并不能代替合格的读片能力，这种能力只有通过医生继续教育和学习国际指南才能获得。CBCT 技术使得医生比以往任何时候都要承担更大的责任，因为医生们再也无法对他们擅长的专业范围之外的病变"视而不见"了。

# 参考文献

Aaboe M, Pinholt EM, Hjørting-Hansen E (1995) Healing of experimentally created defects: a review. Br J Oral Maxillofac Surg 33(5):312–318

Anduze-Acher G, Brochery B, Felizardo R, Valentini P, Katsahian S, Bouchard P (2013) Change in sinus membrane dimension following sinus floor elevation: a retrospective cohort study. Clin Oral Implants Res 24:1123–1129

Aranyarachkul P, Caruso J, Gantes B, Schulz E, Riggs M, Dus I et al (2005) Bone density assessments of dental implant sites: 2. quantitative cone-beam computerized tomography. Int J Oral Maxillofac Implants 20(3):416–424

Ardekian L, Oved-Peleg E, Mactei EE, Peled M (2006) The clinical significance of sinus membrane perforation during augmentation of the maxillary sinus. J Oral Maxillofac Surg 64(2):277–282

Avila G, Wang HL, Galindo-Moreno P, Misch CE, Bagramian RA, Rudek I, Benavides E, Moreno-Riestra I, Braun T, Neiva R (2010) The influence of the bucco-palatal distance on sinus augmentation outcomes. J Periodontol 81(7):1041–1050

Benavides E, Rios HF, Ganz SD, An CH, Resnik R, Reardon GT, Feldman SJ, Mah JK, Hatcher D, Kim MJ, Sohn DS, Palti A, Perel ML, Judy KW, Misch CE, Wang HL (2012) Use of cone beam computed tomography in implant dentistry: the international congress of oral implantologists consensus report. Implant Dent 21(2):78–86

Betts NJ, Miloro M (1994) Modification of the sinus lift procedure for septa in the maxillary antrum. J Oral Maxillofac Surg 52:332–333

Boyne PJ, James RA (1980) Grafting of the maxillary sinus floor with autogenous marrow and bone. J Oral Surg 38:613–616

Bremke M, Sesterhenn AM, Murthum T, Al Hail A, Bien S, Werner JA (2009) Digital volume tomography (DVT) as a diagnostic modality of the anterior skull base. Acta Otolaryngol 129(10):1106–1114

Cakli H, Cingi C, Ay Y, Oghan F, Ozer T, Kaya E (2012) Use of cone beam computed tomography in otolaryngologic treatments. Eur Arch Otorhinolaryngol 269(3):711–720

Chomenko AG (1985) Atlas for maxillofacial pantomographic interpretation. Quintessence Int, Chicago

Del Fabbro M, Corbella S, Weinstein T, Ceresoli V, Taschieri S (2012) Implant survival rates after osteotome-mediated maxillary sinus augmentation: a systematic review. Clin Implant Dent Relat Res 14(Suppl 1):e159–e168

Donizeth-Rodrigues C, Fonseca-Da Silveira M, Gonçalves-De Alencar AH, Garcia-Santos-Silva MA, Francisco-De-Mendonça E, Estrela C (2013) Three-dimensional images contribute to the diagnosis of mucous retention cyst in maxillary sinus. Med Oral Patol Oral Cir Bucal 18(1):e151–e157

Elian N, Wallace S, Cho SC, Jalbout ZN, Froum S (2005) Distribution of the maxillary artery as it relates to sinus floor augmentation. Int J Oral Maxillofac Implants 20(5):784–787

Esposito M, Grusovin MG, Rees J, Karasoulos D, Felice P, Alissa R, Worthington HV, Coulthard P (2010) Interventions for replacing missing teeth: augmentation procedures of the maxillary sinus. Cochrane Database Syst Rev 17;(3):CD008397

Fatterpekar GM, Delman BN, Som PM (2008) Imaging the paranasal sinuses: where we are and where we are going. Anat Rec (Hoboken) 291(11):1564–1572

Griffa A, Berrone M, Boffano P, Viterbo S, Berrone S (2010) Mucociliary function during maxillary sinus floor elevation. J Craniofac Surg 21(5):1500–1502

Haas R, Donath K, Födinger M, Watzek G (1998) Bovine hydroxyapatite for maxillary sinus grafting: comparative histomorphometric findings in sheep. Clin Oral Implants Res 9(2):107–116

Hallman M, Zetterqvist L (2004) A 5-year prospective follow-up study of implant-supported fixed prostheses in patients subjected to maxillary sinus floor augmentation with an 80:20 mixture of bovine hydroxyapatite and autogenous bone. Clin Implant Dent Relat Res 6(2):82–89

Hallman M, Cederlund A, Lindskog S, Lundgren S, Sennerby L (2001) A clinical histologic study of bovine hydroxyapatite in combination with autogenous bone and fibrin glue for maxillary sinus floor augmentation. Results after 6 to 8 months of healing. Clin Oral Implants Res 12(2):135–143

Har-El G (2001) Endoscopic management of 108 sinus mucoceles. Laryngoscope 111(12): 2131–2134

Harris D, Horner K, Gröndahl K, Jacobs R, Helmrot E, Benic GI, Bornstein MM, Dawood A, Quirynen M (2012) E.A.O. Guidelines for the use of diagnostic imaging in implant dentistry 2011. A consensus workshop organized by the european association for osseointegration at the medical university of Warsaw. Clin Oral Implants Res 23(11):1243–1253

Hatano N, Shimizu Y, Ooya K (2004) A clinical long-term radiographic evaluation of graft height changes after maxillary sinus floor augmentation with a 2:1 autogenous bone/xenograft mixture and simultaneous placement of dental implants. Clin Oral Implants Res 15(3):339–345

Ilgüy D, Ilgüy M, Dolekoglu S, Fisekcioglu E (2013) Evaluation of the posterior superior alveolar artery and the maxillary sinus with CBCT. Braz Oral Res 27(5):431–437

Jensen T, Schou S, Svendsen PA, Forman JL, Gundersen HJG, Terheyden H, Holmstrup P (2012) Volumetric changes of the graft after maxillary sinus floor augmentation with Bio-Oss and autogenous bone in different ratios: a radiographic study in minipigs. Clin Oral Implants Res 23:902–910

Keller EE, Eckert SE, Tolman DE (1994) Maxillary antral and nasal one-stage inlay composite bone graft: preliminary report on 30 recipient sites. J Oral Maxillofac Surg 52(5):438–447

Kent JN, Block MS (1989) Simultaneous maxillary sinus floor bone grafting and placement of hydroxylapatite-coated implants. J Oral Maxillofac Surg 47(3):238–242

Kopecka D, Simunek A, Brazda T, Rota M, Slezak R, Capek L (2012) Relationship between sub-sinus bone height and bone volume requirements for dental implants: a human radiographic study. Int J Oral Maxillofac Implants 27(1):48–54

Listrom RD, Symington JM (1988) Osseointegrated dental implants in conjunction with bone grafts. Int J Oral Maxillofac Surg 17(2):116–118

Mah P, Reeves TE, McDavid WD (2010) Deriving Hounsfield units using grey levels in cone beam computed tomography. Dentomaxillofac Radiol 39(6):323–335

Meijndert L, Raghoebar GM, Schüpbach P, Meijer HJ, Vissink A (2005) Bone quality at the implant site after reconstruction of a local defect of the maxillary anterior ridge with chin bone or deproteinised cancellous bovine bone. Int J Oral Maxillofac Surg 34(8):877–884

Moy PK, Lundgren S, Holmes RE (1993) Maxillary sinus augmentation: histomorphometric analysis of graft materials for maxillary sinus floor augmentation. J Oral Maxillofac Surg 51(8):857–862

Nackaerts O, Maes F, Yan H, Couto Souza P, Pauwels R, Jacobs R (2011) Analysis of intensity variability in multislice and cone beam computed tomography. Clin Oral Implants Res 22(8):873–879

Naitoh M, Aimiya H, Hirukawa A, Ariji E (2010) Morphometric analysis of mandibular trabecular bone using cone beam computed tomography: an in vitro study. Int J Oral Maxillofac Implants 25(6):1093–1098

Noujeim M, Nasseh I, Hayek E, Moarbes M, Khawam K, Hadchiti W, Bouchard P, Bechara B (2014) Location of postero-superior alveolar artery and correlation with maxillary sinus anatomy. Int J Periodontics Restorative Dent, accepted for publication

Nyström E, Kahnberg KE, Albrektsson T (1993) Treatment of the severely resorbed maxillae with bone graft and titanium implants: histologic review of autopsy specimens. Int J Oral Maxillofac Implants 8(2):167–172

Peleg M, Chaushu G, Mazor Z, Ardekian L, Bakoon M (1999) Radiological findings of the post-sinus lift maxillary sinus: a computerized tomography follow-up. J Periodontol 70: 1564–1573

Piattelli M, Favero GA, Scarano A, Orsini G, Piattelli A (1999) Bone reactions to anorganic bovine bone (Bio-Oss) used in sinus augmentation procedures: a histologic long-term report of 20 cases in humans. Int J Oral Maxillofac Implants 14(6):835–840

Pjetursson BE, Tan WC, Zwahlen M, Lang NP (2008) A systematic review of the success of sinus floor elevation and survival of implants inserted in combination with sinus floor elevation. J Clin Periodontol 35(8 Suppl):216–240

Pommer B, Dvorak G, Jesh P, Palmer RM, Watzek G, Gahleitner A (2011) Effect of maxillary sinus floor augmentation on sinus membrane thickness in CT. J Periodontol 83:551–556

Pramstraller M, Farina R, Franceschetti G, Pramstraller C, Trombelli L (2011) Ridge dimensions of the edentulous posterior maxilla: a retrospective analysis of a cohort of 127 patients using computerized tomography data. Clin Oral Implants Res 22(1):54–61

Quiney RE, Brimble E, Hodge M (1990) Maxillary sinusitis from dental osseointegrated implants. J Laryngol Otol 104:333–334

Rege IC, Sousa TO, Leles CR, Mendonça EF (2012) Occurrence of maxillary sinus abnormalities detected by cone beam CT in asymptomatic patients. BMC Oral Health 12:30

Schlegel AK, Donath K (1998) BIO-OSS – a resorbable bone substitute? J Long Term Eff Med Implants 8(3–4):201–209

Shanbhag S, Karnik P, Shirke P, Shanbhag V (2014) Cone-beam computed tomographic analysis of sinus membrane thickness, ostium patency, and residual ridge heights in the posterior maxilla: implications for sinus floor elevation. Clin Oral Implants Res 25:755–760

Silva IM, Freitas DQ, Ambrosano GM, Bóscolo FN, Almeida SM (2012) Bone density: comparative evaluation of Hounsfield units in multislice and cone-beam computed tomography. Braz Oral Res 26(6):550–556

Smiler DG, Johnson PW, Lozada JL, Misch C, Rosenlicht JL, Tatum OH Jr, Wagner JR (1992) Sinus lift grafts and endosseous implants. Dent Clin North Am 36(1):151–186

Sreedharan S, Kamath MP, Hegde MC, Bhojwani K, Alva A, Waheeda C (2011) Giant mucocoele of the maxillary antrum: a case report. Indian J Otolaryngol Head Neck Surg 63(1):87–88

Timmenga NM, Raghoebar GM, van Weissenbruch R, Vissink A (2003) Maxillary sinus floor elevation surgery a clinical, radiographic and endoscopic evaluation. Clin Oral Implants Res 14(3):322–328

Tiziano T (2012) Maxillary sinus surgery: anatomy and advanced diagnostic imaging. Int Dent Afr Ed 2(5):6–15

Troedhan A, Kurrek A, Wainwright M (2012) Biological principles and physiology of bone regeneration under the schneiderian membrane after sinus lift surgery: a radiological study in 14 patients treated with the transcrestal hydrodynamic ultrasonic cavitational sinus lift (intralift). Int J Dent 2012:576238

Ueda M, Kaneda T (1992) Maxillary sinusitis caused by dental implants: report of two cases. J Oral Maxillofac Surg 50:285–287

Ulm C, Solar P, Gsellman B, Matejka M, Watzek G (1995) The edentulous maxillary alveolar process in the region of the maxillary sinus-a study of physical dimension. Int J Oral Maxillofac Surg 24:279–282

Underwood AS (1910) An inquiry into the anatomy and pathology of the maxillary sinus. J Anat Physiol 44:354–369

Watzek G, Ulm C, Solar P, Matejka M (1993) Surgical criteria for endosseous implant placement. Pract Periodontics Aesthet Dent 5:87–94

Yilmaz HG, Tözüm TF (2012) Are gingival phenotype, residual ridge height, and membrane thickness critical for the perforation of maxillary sinus? J Periodontol 83(4):420–425

Ziegler CM, Woertche R, Brief J, Hassfeld S (2002) Clinical indications for digital volume tomography in oral and maxillofacial surgery. Dentomaxillofac Radiol 31(2):126–130

Zimbler MS, Lebowitz RA, Glickman R, Brecht LE, Jacobs JB (1998) Antral augmentation, osseointegration, and sinusitis: the otolaryngologist's perspective. Am J Rhinol 12: 311–316

# 4 术前耳鼻喉科评估和上颌窦的病理生理学

Harry Maarek，Bahige Tourbah

## 4.1 简介

　　不断的技术进步使得种植体支持在功能恢复方面的结果越来越可靠，以往的许多禁忌证也不再是禁忌证。如果上颌后牙区的种植体修复要涉及上颌窦底骨增量的话，那就有必要术前请耳鼻喉科医生检查和诊断是否存在鼻窦疾患，避免出现不正常的愈合过程。

　　上颌窦的正常生理功能依赖于以下这些功能间精妙的平衡：黏液的分泌，纤毛上皮的转运功能，窦腔的通气和平衡稳定地通过窦口引流。因此，在计划行上颌窦底提升术前，外科医生必须考虑上颌窦的生理功能，以避免出现不必要的并发症而影响最终的结果。耳鼻喉科医生从一开始就应该参与到上颌窦底提升这个手术中来，因为他（她）的加入对手术成功的每一步都很有必要。

　　① 第一阶段预防诊断：目标在于排除任何可能导致手术失败的鼻腔 - 副鼻窦疾患。

　　② 第二阶段预防治疗：通过治疗来矫正那些不可逆的、影响窦底提升手术的病变。

　　③ 第三级阶段诊断治疗（如果有必要的话）：对窦底提升术后，任何可能出现的鼻腔 - 副鼻窦的相关并发症进行快速、及时的诊断和恰当的处理。

## 4.2　全身病史

　　和所有外科手术一样，需要在手术前对所有患者的全身病史进行全面的评估。麻醉的类型和患者的全身状况是评估能否耐受手术的关键因素。口腔外科医生主导这个过程，在病史的询问中要注意提示有上颌窦炎的体征，比如鼻塞、化脓性前鼻漏（化脓性鼻腔分泌物）或者后鼻漏（伴有咳痰）、面部沉重感（伴或不伴疼痛）、嗅觉减退，甚至鼻腔出血（图 4.1）。如果每年发生感染超过三次就要怀疑是否有副鼻窦功能障碍。另一种需要耳鼻喉科医生评估的情况是，在术前的检查中就发现 X 线显示上颌窦内异常（Beaumont 等，2005）。

图 4.1　**右侧鼻腔显示急性上颌窦炎**

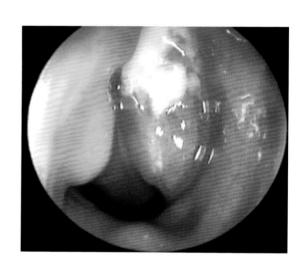

## 4.3　鼻窦功能障碍的围手术期管理

　　根据病史、鼻窦内镜的检查和 CT，在明确副鼻窦疾病的诊断后，耳鼻喉科医生就可以在种植手术前，通过药物和 / 或手术的方法治疗感染性或炎性疾病（Pignataro 等，2008；Torretta 等，2011）。

　　• 窦口鼻道复合体的解剖和功能性改变（后上部鼻中隔偏曲、中鼻甲气化、中鼻甲反向弯曲、过大的 Haller 气房、钩突的解剖变异、中鼻甲粘连），导致上颌窦前部局灶性的上颌窦炎（图 4.2）。

　　• Killian 上颌窦后鼻孔息肉、异物进入上颌窦、窦内的霉菌感染（图 4.3）。

图 4.2 冠状面 CT 扫描，窦口鼻道复合体的解剖和功能异常

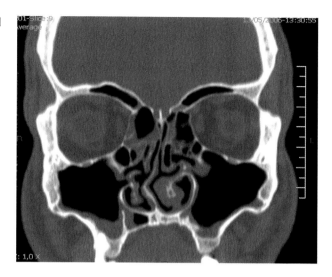

图 4.3 冠状面 CT 显示上颌窦曲霉菌感染

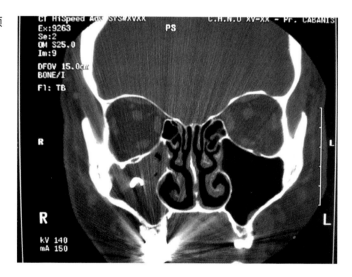

• 急性或慢性的副鼻窦炎。局灶型（图 4.4）或弥漫型（图 4.5），伴或不伴有双重感染，伴或不伴有息肉。

• Rouviere 分类 3、4 期以上的鼻窦息肉病（图 4.6）。

药物治疗后第三周，可以通过鼻窦内镜和影像学检查来确认上颌窦功能的恢复情况。如果在药物治疗后，需要进一步行鼻窦内镜手术的话，上颌窦黏膜在内镜手术 6 周后就可恢复正常，6 周后就可以实行原来的种植治疗计划了。

图 4.4    右侧上颌窦炎

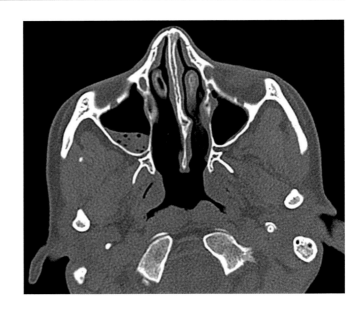

图 4.5    CT 横断面显示弥
漫性双侧上颌窦炎

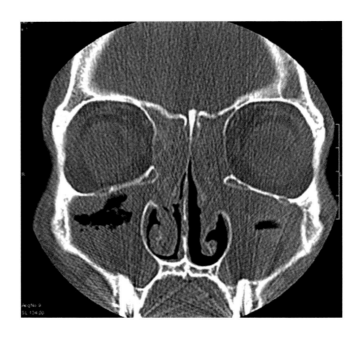

图 4.6 右侧鼻腔息肉病

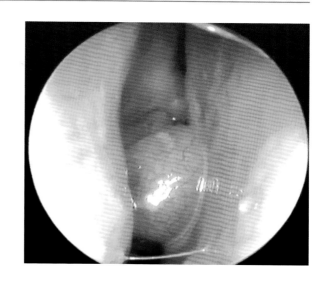

## 4.4 种植前影像学检查发现的鼻窦异常的治疗

当我们在读全景片、CT 的时候就可以发现上颌窦黏膜的异常和窦底骨壁的异常。即使患者以往没有副鼻窦疾病史，也没有相关症状，我们也应该要考虑这些问题。

### 4.4.1 上颌窦黏膜的异常

主要变现为息肉样的或增生性的阴影。

#### 4.4.1.1 息肉样阴影

- 非囊性的息肉样阴影（多与窦内黏膜的肥大有关）不是增生性的，是上颌窦后鼻孔息肉的发病早期的代表性表现；息肉样阴影是黏膜下异物反应引起或者是原有的根尖疾病导致的（图 4.7）。
- 囊性息肉样阴影、上颌窦假性囊肿或黏膜下息肉在人群中的发病率为 12%，这还不包括黏膜的肥厚（Mardinger 等，2007）（图 4.8）。

问题在于在上颌窦植骨充填的过程中，这些阴影部分被抬高后，存在堵塞上颌窦窦口的风险。而一旦发生堵塞就有发生限制性上颌窦炎的可能（这就是通过 CT 观看窦口鼻道复合体的重要性，而牙科 CT 扫描只能看到上颌窦的下 1/3）。所以一定要考虑好需要增加的骨高度、阴影部分的高度和相

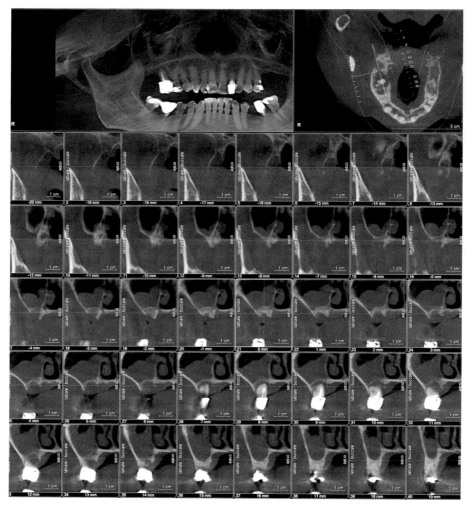

图 4.7 CBCT 显示上颌窦非囊性的息肉样阴影

对于窦底、窦口的位置。M. Gosau 等解剖研究发现窦口距离窦底的距离为 25mm±5mm（2009）。

如果阴影部分的高度≤上颌窦下部高度的 1/3（图 4.9～图 4.11），可以经嵴顶或者侧壁植骨充填，因为只要骨增量高度＜14mm，安全边界是足够的。

如果阴影部分的高度超过上颌窦下部高度的 1/2，那么只能通过嵴顶充填，因为这样的充填新增的骨高度＜4mm。

图 4.8　冠状面 CT 显示上
颌窦左侧黏膜囊肿，右侧
假性息肉

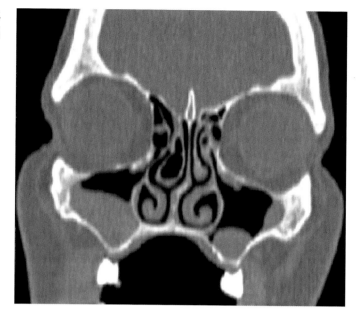

如果阴影部分的高度超过上颌窦下部高度的 2/3，在行经中鼻道上颌窦造口术恢复上颌窦的生理功能前，是不可以直接植骨充填的。当然为了减少手术的次数，经中鼻道上颌窦造口术可以和窦底侧壁开窗提升植骨手术同期完成（Felisati 等，2010）。

### 4.4.1.2　窦膜肥厚

窦壁内衬的黏膜局部增厚，并不是上颌窦手术的禁忌证，黏膜在一定的范围之内并不会干扰上颌窦的功能，相反黏膜的增生增加了黏膜的韧性，反而有利于黏膜的分离（图 4.12）。

## 4.4.2　窦底局部骨异常

窦底局部的骨结构变异包括骨分隔（Maestre- Ferrin 等，2010）或者嵴顶骨间隙（Ogunsalu，2005）（图 4.9）。这种异常并不会影响上颌窦的生理功能，只是会增加手术的难度，容易造成窦膜穿孔。这些结构变异只能当作相对禁忌证，从某种程度上来说是提醒手术医生，第一步手术是恢复窦底变异结构。

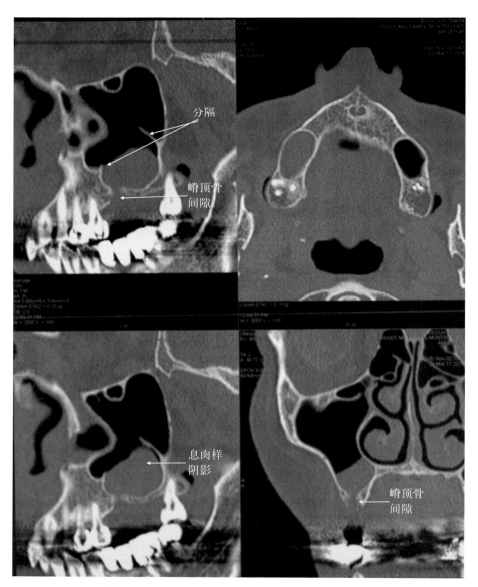

图 4.9　非囊性的息肉样阴影病变引起种植体周围无法形成骨整合

图 4.10　在上颌窦底提升植骨术过程中，将息肉样病变和窦膜一同提升

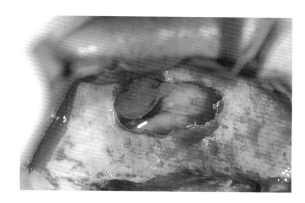

图 4.11　提升息肉样阴影部分后成功行上颌窦底骨增量

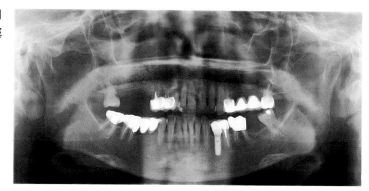

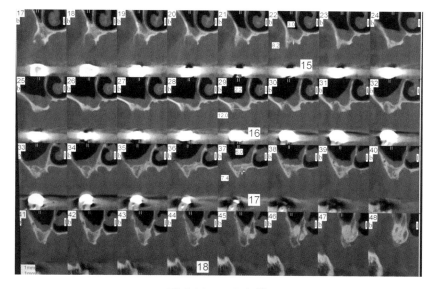

图 4.12　牙弓扫描

*右侧上颌窦黏膜肥厚*

这些骨异常要和广泛的骨病变相区别，后者是绝对的禁忌证（见第 4.5.4 节）。

## 4.5    上颌窦手术的绝对禁忌证

### 4.5.1    易于复发的上颌窦感染性或炎性副鼻窦疾病（伴或不伴有息肉）

• 先天性纤毛结构功能紊乱（囊性纤维化、Kartagener 综合征、Young 综合征）。
• 获得性或药物诱导的免疫缺陷。
• 系统性疾病引起的肉芽肿性上颌窦炎（结节病、Wegener 肉芽肿）、脉管炎（陈 - 施综合征也称应变性肉芽肿性血管炎）。
• Rouviere 分类 3、4 期的鼻窦息肉病。

### 4.5.2    鼻窦通气和纤毛引流功能改变的非功能性中鼻道成形术，可防止窦膜剥脱

为了防止术后上颌窦的生理功能的破坏，中鼻道上颌窦造口术的开口不应太大，应该与自然窦口相通。

### 4.5.3    鼻窦良性增生性肿瘤（内翻性乳头状瘤）和恶性肿瘤（原发或转移）

无论术前术后，这些病变都会破坏上颌窦的内稳态。

### 4.5.4    由于外伤、放疗后或者手术导致广泛的、不可修复的窦壁缺损

这也包括了上颌骨发育不良、进展期的骨质疏松和上颌窦底骨壁因为口鼻漏封闭后而形成的大的空隙。如果有上颌窦柯氏手术史，并且术中没有过多的前外侧壁的破坏，术后上颌窦功能保存完好且没有伴发黏液囊肿，对行上颌窦底骨增量是有利的。

## 4.6　小结

　　根据种植术前耳鼻喉科评估，针对不同的临床状况，制订临床决策路径，总结如下（图 4.13）。

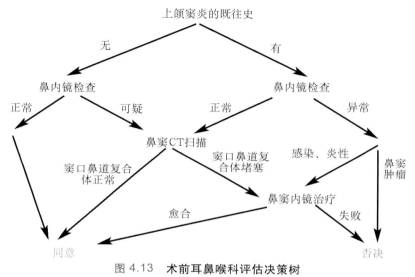

图 4.13　术前耳鼻喉科评估决策树

## 结论

　　如果有鼻腔 - 副鼻窦疾患的存在，或者术前放射检查发现有异常，在评估和确定是否适合做上颌窦底骨增量时，耳鼻喉科医生的作用是必不可少的。这样做一方面是为了发现是否有潜在的禁忌证；另一方面对于某些病例来说，在条件允许的情况下，在治疗相关病变恢复鼻窦生理功能的同时，可以继续原来的种植计划。他们参与到预防 - 诊断、预防 - 治疗和诊断 - 治疗这三阶段中，可以及时发现任何可逆或者不可逆的上颌窦底骨增量的禁忌证，以及解决可能导致手术失败的解剖病损和可能出现的病理变化；同时也可以早期发现和治疗术后的各种并发症，以免影响手术效果。包括专业的耳鼻喉科专家在内的多学科协作，不但增加手术成功的可能性，也可为这项工作的从业人员提供更好的法律保障。

# 参考文献

Beaumont C, Zafiropoulos GG, Rohman K, Tatakis DN (2005) Prevalence of maxillary sinus disease and abnormalities in patients scheduled for sinus lift procedures. J Periodontol 76:461–467

Felisati G, Borloni R, Chiapasco M, Lozza P, Casentini P, Pipolo C (2010) Maxillary sinus elevation in conjunction with transnasal endoscopic treatment of rhino-sinusal pathoses: preliminary results on 10 consecutively treated patients. Acta Otorhinolaryngol Ital 30: 289–293

Gosau M, Rink D, Driemel O, Draenert G (2009) Maxillary sinus anatomy: a cadaveric study with clinical implications. Anat Rec (Hoboken) 292:352–354

Maestre-ferrin L, Galan-gili S, Rubio-serrano M, Penarrocha-diago M, Penarrocha-oltra D (2010) Maxillary sinus septa: a systematic review. Med Oral Patol Oral Cir Bucal 15:383–386

Mardinger O, Manor I, Mijiritsky E, Hirshberg A (2007) Maxillary sinus augmentation in the presence of antral pseudocyst: a clinical approach. Oral Surg Oral Med Oral Pathol Oral Radiol Endod 103:180–184

Ogunsalu C (2005) Dental implant therapy in the treatment of an oroantral communication after exodontia. Implant Dent 14:232–236

Pignataro L, Mantovani M, Torretta S, Felisati G, Sambataro G (2008) ENT assessment in the integrated management of candidate for (maxillary) sinus lift. Acta Otorhinolaryngol Ital 28:110–119

Torretta S, Mantovani M, Testori T, Cappadona M, Pignataro L (2011) Importance of ENT assessment in stratifying candidates for sinus floor elevation: a prospective clinical study. Clin Oral Implants Res 100:57–62

# 5 上颌窦侧壁开窗技术：概述及研究进展

Ronald Younes，Maroun Boukaram

## 5.1 上颌窦底提升术的历史

随着种植牙代替缺失牙方法的日益普及，在牙槽嵴骨量不足的情况下，需要提供一种方法为这类骨量不足的患者提供足够的骨支持，以便种植体的植入。

最初，在20世纪60年代，Boyne提出（1965—1968年，在美国海军牙科学校演讲）为了达到修复的目的而使用上颌窦骨移植，来增加已发生萎缩的牙槽嵴的体积，用来恢复理想的牙弓间距（Boyne，1969）。

上颌窦底提升（SFE）技术是由Tatum在1977年的一系列讲座中提出的，他当时采用的是改良的柯氏入路方法（Tatum，1977）。迄今为止，该技术仍然是上颌骨后牙区萎缩种植修复的最常用技术。

Boyne和James于1980年率先发表并报道了一个类似的柯氏手术的两阶段术式，从侧壁进入上颌窦，并在患者大的、气化的窦腔中分离抬高窦膜，为植入叶片状种植体做准备。在窦底形成一个封闭的空间，将自体颗粒状松质骨和骨髓植入窦底。在第一阶段采用自体颗粒状髂骨移植。大约3个月后，在第二阶段，植入叶片状种植体，后期叶片状种植体用于支持固定或活动修复体。

几年后，Tatum（1986）作为第一作者发表了关于第一阶段上颌窦底提升技术（同期植入种植体）的文章。这些种植体是在经过6个月时间的愈合后开始负重的。

Wood和Moore（1988）首次描述在上颌窦底提升过程中使用取自口内的自体骨（AB）进行移植，并在窦底提升处植入种植体。此过程依赖于在上颌窦的侧壁开个骨窗，通过侧壁进入上颌窦。

## 5.2  术前评估

在开始手术前应进行全面的病史询问及体格检查。应该注意相关的阳性病史，如近期有无上呼吸道感染、慢性鼻窦疾病、慢性上颌窦／面部疼痛、中耳炎、鼻／鼻窦手术史，既往有无上颌骨重建手术史、吸烟史等。研究表明，吸烟者上颌窦底提升的并发症发生率与一般人群的并发症发生率相似（Levin 等，2004）。然而，有证据表明，与不吸烟者相比，在吸烟者的上颌窦植骨区域中植入种植体的失败率更高（Kan 等，1999）。

强烈建议术前行计算机断层扫描（CT）或锥形束 CT，以评估现有的骨量，排除之前存在的鼻窦疾病，并评估是否存在骨分隔（Cote 等，2011）。

术前评估是上颌窦底提升术成功且预后良好的必要条件。可疑病例应转诊至耳鼻喉科医师处，以免日后发生常见并发症。

## 5.3  手术过程

### 5.3.1  麻醉

由于手术过程中需要长时间的麻醉，建议使用上牙槽后神经阻滞麻醉（也称为"磨牙后区麻醉"），使整个手术区域的疼痛消失。在尖牙窝处行上牙槽中神经阻滞进行辅助麻醉，使前磨牙区麻醉。此外，为了使腭部麻醉，还需要进行腭部浸润麻醉。

局部麻醉通常使用含肾上腺素（阿替卡因，利多卡因）的麻醉药。

局部麻醉可以与静脉镇静一起使用，也可以单独使用。如果有指征，有时可使用全身麻醉。

### 5.3.2  术前用药

通常，在手术开始前预防性使用抗生素和激素类药物。

• 类固醇类药物可减少术后水肿，提高患者舒适度。

• 预防性抗生素的使用，可以使抗生素在体内达到最大血药浓度，并在手术过程中保持有效的药物浓度，从而减少术中细菌的污染。但没有确凿的证据表明外科医生是否应该在术前使用这些药物。

• 术前应用抗焦虑药是一种安全有效的治疗方法，可消除患者因为害怕手术而引起的恐惧。羟嗪（安他乐）起效快（15min），半衰期 3 ～ 7h，作用持续时间 4 ～ 6h，剂型有每颗 10mg、25mg、50mg、100mg，平均用量 50 ～ 100mg。

手术开始之前，建议患者用氯己定（洗必泰）或聚维酮碘（Betadine®）漱口 30s，以减少牙菌斑和口腔细菌。

### 5.3.2.1　详细用药

• 皮质类固醇

- 片剂：肾上腺皮质激素（泼尼松®，甲基强的松龙®），1mg/（kg·d），术前 1h 和术后 2 ～ 3 天服用。

- 肌内注射混悬液：倍他米松（得宝松®）普通成人，1 ～ 2mL（术前单次注射）。

• 抗生素。推荐使用阿莫西林 + 克拉维酸，可以抑制耐药菌。一般认为上颌窦底提升过程中的菌群产生青霉素酶，而发生青霉素类药物耐药。

- 剂量：1g（875mg 阿莫西林与 125mg 克拉维酸），术前 1h 服用。术后，每天两次，每次两片，服用 8 ～ 15 天，具体视手术情况而定。

- 如对青霉素过敏，左氧氟沙星 500mg，每天 1 次；琥珀酸乙酰红霉素 400mg，每天 3 次；或阿奇霉素 500mg，每天 1 次。

• 抗焦虑药。术前 1h，服用 1 天，苯二氮䓬类药物（地西泮 20mg）或羟嗪（1mg /kg）（安他乐®）。

• 镇痛剂（止痛药）。每 6h 服用两片（对乙酰氨基酚 500mg + 可待因 30 mg +/- 咖啡因）。

• 漱口水。洗必泰（0.12% ～ 0.2%），每天 2 次，共 2 周；或聚维酮碘（1%）（Betadine® 漱口水 / 润喉片—1%），每天 2 ～ 3 次。

• 局部鼻血管收缩药

-0.1% 盐酸赛洛唑啉滴鼻液（Otrivine®）：鼻喷剂，每天 2 次，两侧鼻孔均使用，共用 5 天。这种鼻喷剂能在几分钟内缓解鼻塞，药效可持续 10h。它能使血管收缩，从而减少鼻腔的血流量，减轻肿胀和鼻塞的感觉。

- 糠酸莫米松鼻喷雾剂（内舒拿®）（鼻喷雾剂）是一种抗炎类固醇皮质激素，50μg/ 揿，每侧鼻孔 1 揿，一天 2 次，术后用 2 ～ 4 周。

### 5.3.2.2　术后注意事项

• 告知患者避免擤鼻涕 ≥ 7 天，以防止手术后窦腔的压力增加。

- 术后不要戴假牙，直到 2 周后拆除缝线，调改和重衬后再佩戴。
- 此后，假牙需定期用软衬材料进行重衬。
- 要求患者进软食。

### 5.3.3　器械

用于准备骨开窗和窦膜提升的器械有很多。

- 电动工具这类器械最常用来进行骨切开，通过截骨开窗形成进入窦底的通道。球钻（1.4 ～ 2.3mm）通常用来勾勒侧壁骨开窗的外形。
- 大球钻是一种高效、安全的修边工具。
- 大直径的金刚砂球钻（细粒度）能降低窦膜穿孔的风险。
- 特别是当我们靠近窦膜时，为了减少窦膜穿孔的风险，建议使用超声骨刀。
- 刮骨器。可用于刮上颌窦前壁骨板，是一个简单和非常安全的手术器械，可以削薄开窗部位，便于开窗。它能够收集大多数颗粒状骨屑，有利于与骨替代材料混合使用。此外，超声骨刀的刀头也可用于收集骨屑（图 5.17 和图 5.34）。
- 窦提升剥离子。通常用于从上颌窦内侧骨壁分离和抬高窦膜；在大多数情况下，首先使用较小的器械将窦膜从骨壁上分离出来，之后使用较大的器械扩大提升的空间（图 5.1）。
- 超声骨刀及相关刀头（详见 5.3.5）。

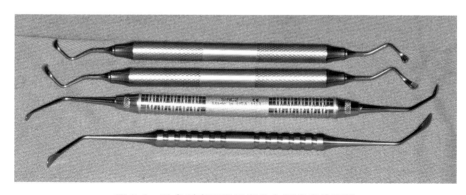

图 5.1　手术剥离子用于提升上颌窦底的窦膜

## 5.3.4　技术要点

### 5.3.4.1　皮瓣设计

皮瓣的设计取决于以下几个因素：

- 全部或部分牙缺失。
- 邻近的冠修复。
- 角化龈的量。
- 上颌窦的形状和体积。
- 同期或延期植入种植体。
- 是否需要联合进行水平和 / 或垂直向骨增量。

切口的设计是为了避开侧壁开窗的位置。最常见的情况是，一开始设计的切口要从嵴顶正中向两侧延伸，远超出开窗的范围（图 5.2）。

有时，在牙槽嵴顶偏腭侧（2 ~ 4mm）处做切口，是为了保留更宽的角化龈，使创面关闭更牢固，避免创口裂开。然而，由于供血不足，切口偏腭侧过多可能导致软组织开裂（Kleinheinz 等，2005）。

当采用分阶段提升手术时，建议将切口开在略偏颊侧（在角化龈内），这样可以更容易、更快剥离到开窗位置。同样，切口线不能与骨开窗边界重叠。创口的边缘由于缺乏骨支撑，可能会导致软组织塌陷或因为缺乏血液供应而严重开裂。

切口向上颌窦的前缘延伸。如果周围有牙齿，切口从前面牙齿的近中开始，沿龈沟一直向后面牙齿的远端延伸。

做松弛切口向前延伸至颊侧前庭沟，以便于翻开全层黏骨膜瓣。通常，

图 5.2　**典型的嵴顶正中切口，近、远中做松弛切口**
注意考虑到血供皮瓣的基底部应较宽

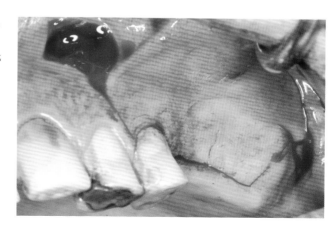

为了避开眶下神经丛,在大多数有牙病例中,就在尖牙后做松弛切口（图 5.3）。

尽可能避免做垂直切口,因为这会增加术后不适感。

### 5.3.4.2　黏骨膜翻瓣（图 5.4）

全层黏骨膜皮瓣应略高于侧壁骨开窗（窦壁）的计划高度。翻瓣的范围应达到上颌骨颧突,以便清楚地看到上颌骨的侧面。翻瓣的范围应该延伸到骨开窗边界之外。

一旦翻瓣到预定的高度,截骨开窗步骤就可以开始了。

附:近期拔除的牙齿如有局部骨穿孔,应分层断开皮瓣,仔细进行翻瓣,以免撕裂窦膜。

### 5.3.4.3　窦开窗手术

临床医生描述了进入窦腔的不同手术技巧。

上颌窦侧壁开窗的大小和位置是根据解剖状况和设计的种植位点所决定的。

图 5.3　嵴顶正中略偏颊侧做切口

*松弛切口在尖牙的正后方,以避开眶下神经丛*

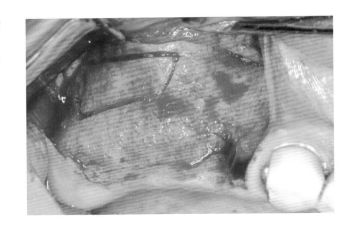

图 5.4　颧突明显凸出的情况下翻瓣（困难）

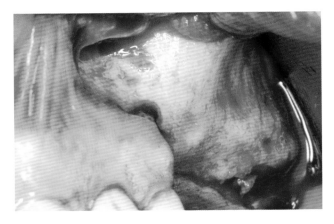

　　与周围的皮质骨相比，窦腔缺乏血液供应，可凭此确定窦腔的位置，在窦壁皮质骨壁较薄的情况下，窦腔常呈淡蓝色（图5.5）。

　　侧壁开窗可以将骨窗范围内的骨板磨除，然后小心提升窦膜，形成容纳植骨材料的空间；也可以将骨窗周围磨开，骨板和窦膜一起向内侧翻转，同时保持窦膜的完整。

　　原改良的柯氏手术（不完全开窗，又称铰链活板门技术）（Tatum，1977），就是通常所谓的侧壁开窗或称侧方入路，是在颧突前上方部分切开但不截断骨板，其他三边断开后，形成以上端铰链轴可向内翻转的骨开窗的方法。骨开窗处恰好位于上颌骨颧突前上方。

　　骨开窗也可在其他两个位置：一个在牙槽嵴和上颌骨颧突之间，另一个在前下方靠近牙槽嵴顶部位（Lazzara，1996；Zitzmann和Schärer，1998）。

**重点**

- 骨开窗的底部（截骨线）应高于窦底，以容纳骨替代材料。
- 开窗的形状多数为倒锥形（尖部在牙槽嵴顶），周边开圆角是为了避免刺穿窦膜。

　　骨窗的形状可以根据以下几个因素进行调整：

- 骨分隔的存在。W形骨开窗适合短的骨分隔；如果骨分隔较高，应该在分隔周围开两扇窗。
- 在设计骨开窗的边界时，还应考虑PSAA（上牙槽后动脉）的位置（在CBCT上可以观察到），以避免无法控制的出血。

图5.5　**窦壁皮质骨壁较薄，显示窦膜呈淡蓝色**

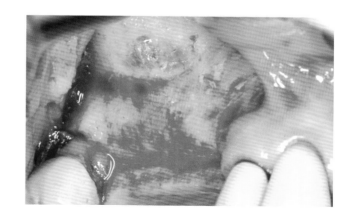

截骨开窗的边界的转角要平缓。

上颌窦底提升侧壁入路的骨开窗有许多方式。下面描述 3 种不同的处理颊侧骨板的方法，以容纳所选择的骨替代材料。

（1）铰链活板门技术（图 5.6 和图 5.7）

最初描述的技术是"活板门技术"，类似于 Caldwell-Luc 方法，或像开活板门一样折断皮质骨板，并将其作为窦腔的上边界，使其与下方的窦膜相连。

- 外侧窦壁暴露后，用圆形钨钢钻头（超声骨刀工作尖）标记开窗轮廓。
- 矩形开窗用圆形钨钢钻（6 号和 8 号）修整，在前、后和下方将骨壁磨除离断（上颌骨外侧壁），形成一个 U 形活板门状。
- 截开上部骨窗后，必须轻而快速地敲击窗体骨板，以免撕裂窦膜。
- 骨壁开窗从第一或第二磨牙的后部延伸到上颌窦的前部。

图 5.6　铰链活板门式上颌窦底提升术示意图

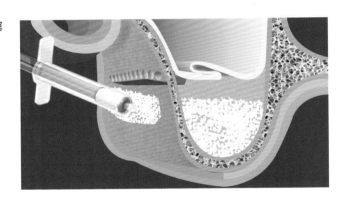

图 5.7　临床照片显示窦膜和铰链活板门形成新的窦底

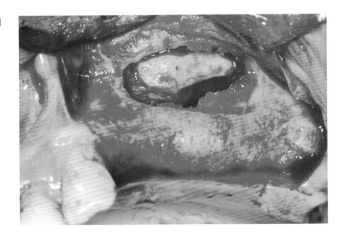

首先要截开的是矩形下面的水平部分，尽量靠近窦底，且距窦底不超过2 ~ 3mm。

这有助于将移植材料固定在窦底。

矩形的上水平段是通过钻一连串紧密相邻的孔来实现的。

这就产生了一个活板门，将它向内折断并在其上边（沿着矩形的上面）向内侧推移。

这个活板门的宽度不应超过上颌窦腔的宽度（可以通过计算机断层扫描测量），以保证窦腔内水平向有足够的空间容纳内推活板门并形成新的窦底。

骨板向内折断要很小心，防止窦膜在窦底向上提升的过程中被撕裂。

在试图向内推开活板门之前，从各个方向（前、后、内侧）松解窦膜是很重要的。

一旦骨开窗制备好，窦膜分离松解后，附着在窦膜上的骨窗可以旋转推向内侧。

推上去的骨板形成了上颌窦新的窦底。

皮质骨板不容易吸收，这可能起到保护移植物的作用。

窦膜连同活板门抬高后所形成的空间，为下一步容纳植骨材料做好准备。

（2）骨开窗再复位法（图 5.8 ~ 图 5.11）

本法是另一种揭开并保存颊侧骨板的方法。

在这种情况下，用球钻（微电锯）或超声骨刀工作头，将矩形骨开窗四

图 5.8　厚骨板重新复位覆盖在移植材料上

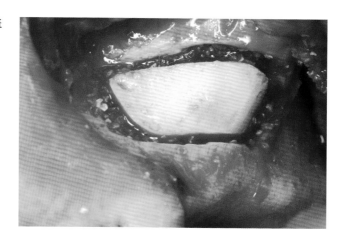

图 5.9　超声骨刀制备骨窗
注意透过菲薄的颊侧骨板显现
上牙槽后动脉

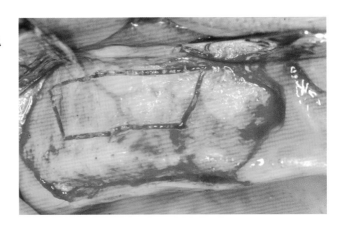

图 5.10　去除薄的颊侧骨板，
在植骨后重新复位

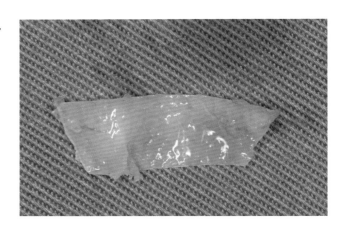

图 5.11　颊侧骨板重新复位，
窦内包含颗粒状骨替代材料

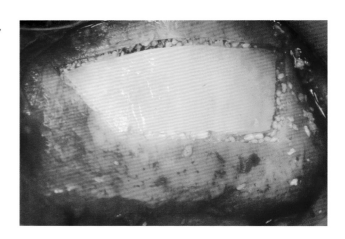

周截开，轻轻晃动骨窗，将小的骨膜剥离子或组织剥离子，轻轻插入截骨线内侧，以周围的窦壁为支点，撬开骨板并分离取出，保存在盐水中。

先沿骨窗的边缘分离窦膜，并向下延伸直至显露无牙区窦底。

然后将骨板重新复位到移植材料的侧面，而不需要进行刚性固定。

Lundgren 等（2008）成功地用骨开窗再复位技术（用了薄的摇摆锯片）演示了窦底提升手术。

理想的骨切割方向应该由外向内呈口大底小的斜坡状（厚的颊侧骨板），这样骨窗周围有突出的边缘，有利于将重新复位的骨板固定在一个稳定的位置。

这种方法的基本原理是，如果骨板不重新复位植入，窦外侧骨壁就无法完全愈合，而且重新复位的骨板也可以起到稳固移植材料的作用（Kim 等，2014）。

使用骨开窗再复位的一些优点：

• 来自骨开窗上方的口腔黏膜软组织不会进入到窦腔。

• 事实上，空气不能通过骨开窗，降低了干扰窦膜的风险，保护了骨窗下面的血凝块；骨开窗再复位技术有助于重建合适的气动条件（Timmenga 等，1997）。

• 骨开窗的骨板表面起到促进长期愈合的作用，开窗骨板复位后被动地起到稳定骨窗内侧血凝块的作用，主动地促进窦膜下的骨形成。

• 重新复位的骨窗起着诱导成骨作用，并且像自体屏障膜一样，覆盖在各种移植材料上，加速了新骨的形成（Kim 等，2014）。

然而，也可以观察到：不做上颌窦外侧壁骨开窗再复位，侧壁开窗的位置也同样能够愈合（Boyne，1993）。

这个骨板也可以放置于其他位置进行牙槽嵴骨增量（2D 或 3D）（图 5.12）。

这项技术主要用于上颌窦侧壁骨板较厚的情况，因为：

• 在完全去骨开窗手术中，厚的骨壁可能是一个耗时的问题，需要耗费额外的精力才能到达窦膜。

• 在典型的"铰链活板门技术"中，较厚的上颌骨外侧壁通常会阻碍向内的运动，最好先移除后再重新复位。

（3）完全去骨开窗术（图 5.13 ～图 5.15）

第三种外科技术，也是最常被报道的，是通过磨除整个颊侧骨板，形成一个入口（在窦膜提升之前，将颊侧骨板磨成薄如纸样的骨板）。

图 5.12　厚的骨板放置到前磨
牙区，行二维（增加牙槽嵴的
宽度）骨增量

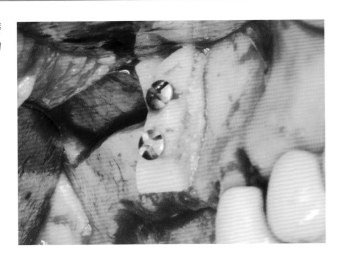

　　• 对于较厚的颊侧骨壁，为了减少磨除骨壁的时间，可以使用钨钢球钻、超声骨刀工作尖或刮骨器（图 5.16～图 5.18）。

　　• 确认可以通过骨开窗看到窦膜后，用钨钢球钻或带有金刚砂涂层的超声骨刀工作尖打磨骨窗，减少窦膜意外穿孔。

　　骨开窗制备时收集的骨组织可以与植骨材料混合植入上颌窦中。

　　• 继续打磨，直到看到淡蓝色的窦膜。

　　• 开窗的边缘应尽可能光滑，避免留有锐利的边缘，降低窦膜撕裂的风险。

　　骨开窗制备是关键的一步。在这一步骤中常常发生窦膜穿孔，是术中中止窦膜提升手术的主要原因。建议使用超声骨刀，以增加安全性和减少窦膜撕裂相关的并发症。

图 5.13　**完全去骨开窗**
先用钨钢球钻，后用粗颗粒金
刚砂钻，再用细颗粒金刚砂钻

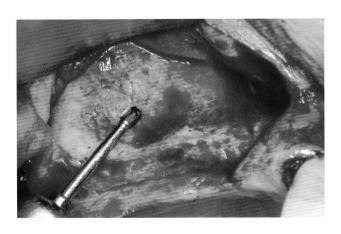

图 5.14  **完全去骨开窗**
先用钨钢球钻，后用粗颗粒金
刚砂钻，再用细颗粒金刚砂钻

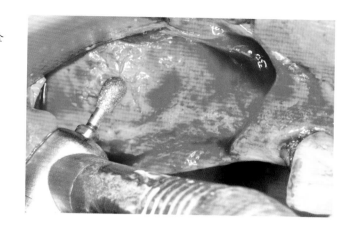

图 5.15  **完全去骨开窗**
先用钨钢球钻，后用粗颗粒金
刚砂钻，再用细颗粒金刚砂钻

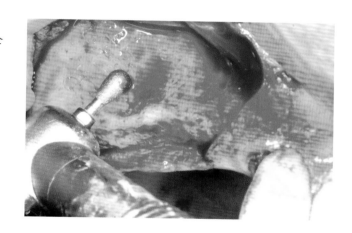

图 5.16  **采用超声骨刀圆形工
作尖行完全去骨开窗，最大限
度地降低了窦膜穿孔的风险**

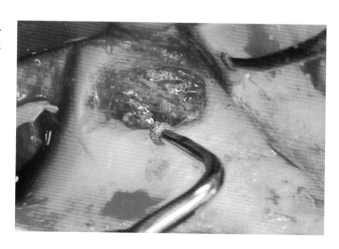

图 5.17　刮骨器修整颊侧骨板，以减少骨壁厚度

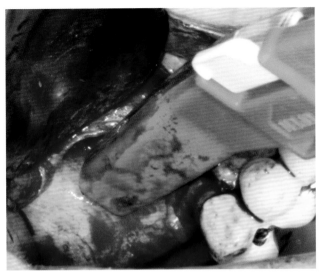

图 5.18　使用刮骨器收集的自体骨，准备与骨替代材料混合

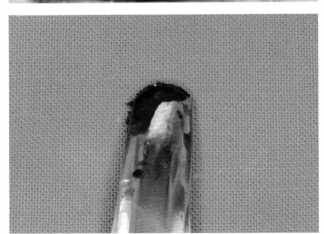

#### 5.3.4.4　窦膜的提升（图 5.19 ～图 5.21）

在进行三维方向窦膜提升时必须注意：最重要的是从各个方向（包括中间、远端和内侧）松解窦膜。

骨开窗下缘窦膜从上颌窦底被分离并向上提升，在窦底为植骨材料提供空间。这个过程与之前的技术相同。

如果颊侧骨壁完全磨除（完全去骨开窗术），窦膜的剥离可以用钝器械，像大头剥离子和不同角度的窦膜剥离子进入上颌窦各个骨壁。为了减少窦膜的损伤，建议使用光滑的大头剥离子。超声骨刀特殊刀头也同样适用。这些器械在存在骨分隔的窦膜提升中特别有用（图 5.22 和图 5.23）。

图 5.19 短而光滑的窦膜剥离子开始窦膜的分离

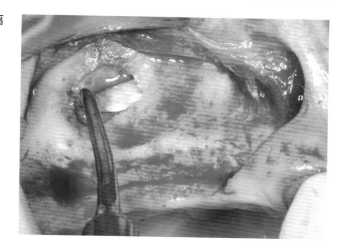

图 5.20 向各个方向（前、后、内侧）提升窦膜

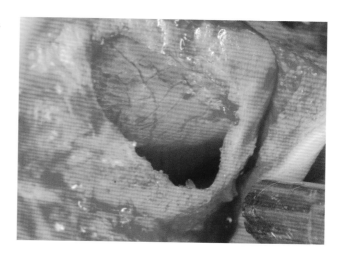

图 5.21 窦膜的提升应达到窦内侧壁，以便植骨材料在无张力状态下植入，达到三维方向骨再生（充满）

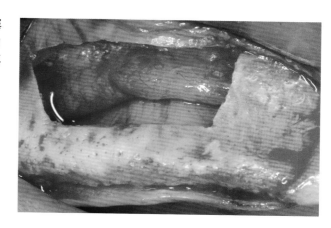

图 5.22 超声骨刀的"钟形"工作尖使在刃状骨分隔边缘窦膜的提升更顺利

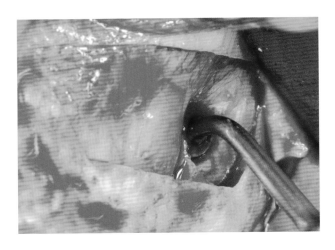

图 5.23 有尖锐边缘的窦内骨分隔的存在，危及窦膜的完整性

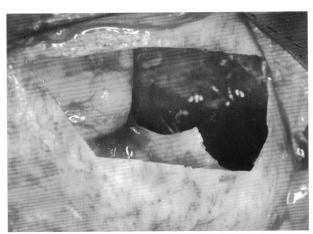

　　通常，窦膜的提升从骨窗边缘开始，可用短的剥离子。具体方法是：先从骨开窗的上缘开始向上剥离窦膜，逐渐转向近中分离 2 ～ 3mm，然后转向中上部的转角，沿骨窗的近中分离，从而分离嵴顶部分的窦膜。

　　只有沿着骨窗的上端、中间、远端松解了大概 2mm 的窦膜后，才能进行下一步，才能用更长的剥离子插入到提升的空间中。

　　剥离子应一直与骨壁保持紧密接触，以减少窦膜的撕裂。

　　为了减少窦膜的穿孔，应仔细从各个方向提升窦膜。

　　在窦膜提升过程中，在某个区域的压力过大可能导致穿孔。

　　此外，窦膜提升必须高于骨开窗的上缘，以防止窦膜过度压迫植骨材料。

　　同样重要的是将窦膜提升到上颌窦的内侧（腭侧）壁（图 5.21），以避免窦膜在腭侧发生折叠，从而导致种植体腭侧的骨再生不完全。

　　窦膜提升的范围与要植骨材料的区域和计划种植的位置（延迟或同期）密切相关。

　　• 在"完全去骨开窗术"或"骨开窗再复位法"的情况下，提升的窦膜将成为骨移植物的上壁和远中壁。

　　• 在"铰链活板门技术"中，轻柔地敲击骨板，直到观察到骨板完全松动。向内折断的骨板与提升的窦膜一起向内、向上旋转，形成窦顶，为移植材料提供足够的空间。这个步骤中要注意不能使窦膜穿孔。

　　上颌窦底提升中骨分隔的发生率（图5.24和图5.25）

　　1910年解剖学家Underwood首次描述了这种分隔，因此也被称为Underwood分隔。

　　上颌窦底骨分隔的存在（颊腭侧或近中）可在上颌窦底提升手术中引起并发症；分隔的存在影响上颌窦侧壁开窗和限制铰链活板门向内旋转，当从包含多个分隔的牙槽骨上的窦隐窝提起黏膜时，有撕裂窦膜的风险。

　　如果在上颌窦底提升过程中遇到窦底的骨分隔，Boyne和James（1980）建议用窄的骨凿（或现如今用的超声骨刀）切割它们，然后用止血钳将它们取出，这样植骨材料就可以完全放置在窦底而不被分开。如果上颌窦底提升过程中未去除骨分隔，当提升窦膜时，尤其是在骨分隔边缘的窦膜有

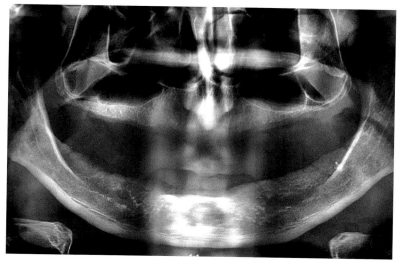

图5.24　全景X线显示上颌窦内突出的垂直骨分隔

被撕裂的风险。此外，骨分隔会妨碍窦底的视野，可能会限制植骨材料的放置，从而妨碍窦底的充分填充。

另一种有趣的选择是从骨分隔的两侧行两个不同的骨开窗，就好像我们面对的是两个并排的上颌窦（图 5.26）。

转动工具通常用于骨开窗制备，剥离子用于窦膜的提升，超声骨刀的使用可能有助于减少术中并发症，如窦膜穿孔（Wallace 等，2007）。

### 5.3.4.5　将植骨材料植入窦腔中（图 5.27）

在窦膜向内提升后形成的空间中植入植骨材料，窦膜在植骨材料的上方。在充填器、骨膜剥离子，甚至是骨挤压器等器械的帮助下，将植骨材料经骨窗从近中到远中推向各个方向。最重要的是一定要到达内侧壁。植骨材料应松散地放置于窦腔中，避免过度填塞。

图 5.25　上颌窦底植骨后一个月的影像学检查

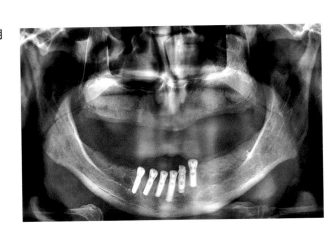

图 5.26　在骨分隔两侧行两个单独的骨开窗

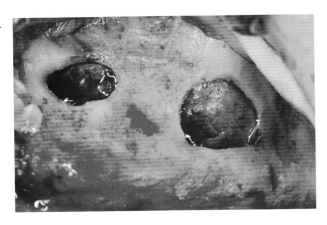

医生应额外增加20%的植骨材料的植入，以抵消原植骨材料的体积缩减。在窦腔中植入植骨材料后，将黏骨膜瓣复位，在侧壁开窗上盖或者不盖胶原膜（图5.28和图5.29）。

### 5.3.4.6　膜的放置（图5.30）

关于在侧壁骨开窗部位放膜的益处，曾有过相互矛盾的报道。

在上颌窦底提升中，许多研究者称在侧壁上放置屏障膜是有好处的（Wallace等，2005；Small等，1993；Hürzeler等，1996；Peleg等，1999；Lorenzoni等，2000），Tawil和Mawla（2001）及Pjetursson等（2008）发现了更好的骨形成和更少的种植体失败的趋势。与此相反，最近的一篇综述（Klijn等，2012）对上颌窦底提升后单独使用自体骨移植的情况进行了组织学定量分析，但未证实屏障膜对骨形成有任何的影响。

图5.27　将植骨材料植入窦膜下的空间

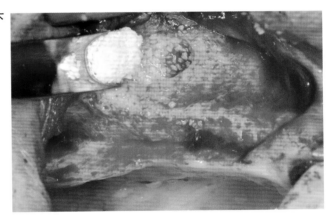

图5.28　上颌窦底提升前行CBCT检查

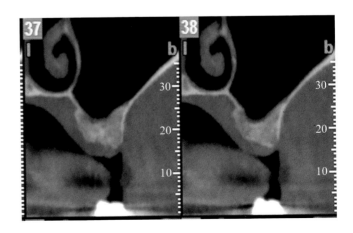

图 5.29　术后 8 周 CBCT 显示植骨材料的改建

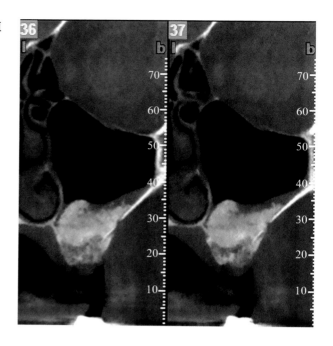

图 5.30　可吸收胶原膜保护植骨材料

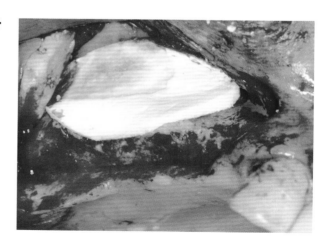

　　屏障膜用于覆盖骨开窗的部位，其覆盖在骨开窗边缘外 2 ～ 3mm，有促进止血作用，并能防止缝合时的植骨材料的泄露（Avila 等，2010）。

　　膜是否需要固定（用膜钉或螺钉），不同的作者意见也不同。与 GBR 手术一样，该膜起到将植骨材料与非成骨的软组织隔离的作用，必然会增加活体骨组织的形成，从而提高种植的成功率。

关于放与不放屏障膜的对照研究比较少（Froum 等，1998；Tarnow 等，2000；Tawil 和 Mawla，2001）。

**注意**

在侧壁骨开窗上覆盖一层膜可能会产生有益的结果。以前的研究表明：

① 在骨开窗上放置一层膜，上颌窦底提升中形成的活体骨组织是增加的。

② 放置不可吸收膜和可吸收膜的活体骨组织形成相似。

③ 放置不可吸收膜和可吸收膜的种植体的成功率相似。

总的来说，临床上如果患者成骨潜能有限，或者使用骨替代材料，建议在侧壁上方放置一层膜。

### 5.3.4.7　缝合技术（图 5.31）

缝合技术应保证皮瓣拉拢对位，无张力，以达到止血的目的，并防止骨外露。

间断缝合（5/0 或 4/0）主要用于松弛切口。

在延期植入种植体或者种植体植入后埋入的情况下，可采用连续缝合的方法紧密缝合嵴顶创口。缝针从创口的一端（通常是后端）开始，然后穿过两侧的创缘，把创缘夹在线的松弛处，这样每一针收紧后的线圈应与伤口边缘成直角，而缝线之间的空隙应与创口平行。这种缝合技术使创口严密缝合，但又足够松弛以防止组织缺血和坏死。

缝线应在窦底提升手术后 10 天至 2 周内拆除。

图 5.31　嵴顶切口采用连续缝合附加松弛切口处采用间断缝合

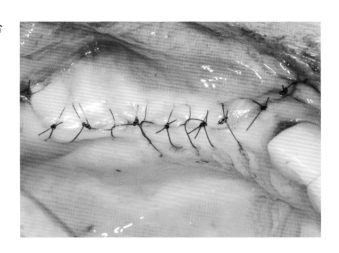

### 5.3.5  超声骨刀在上颌窦底提升中的应用

超声骨刀应用于外科硬组织手术，它最初是为了通过超声振动的方式进行无创骨切割而研发的，并可作为口腔外科传统使用的机械设备的替代产品。

超声骨刀最关键的一个特点是能够改变振荡频率和精细地切割骨组织而不损伤相邻的软组织（如血管、神经或上颌窦底提升过程中的窦膜）。加压冲洗和空化效应为手术提供了清晰的视野，精确切割可减少热量的产生。特定的工作头比传统的超声装置功率大三倍，可以切割高度矿化的皮质骨。通过缩小切割的范围和线性振动精确控制切割。超声骨刀的切割特点主要取决于骨矿化的程度、刀头的设计、施加在刀头上的振动频率和振动速度。

所有上颌窦底提升操作都有可能穿通窦膜。这种并发症可以发生在截骨开窗过程中，或在使用剥离子提升上颌窦膜时。超声骨刀便于切割矿化骨组织，而不会损伤软组织；一方面超声骨刀的工作尖对上颌窦黏膜有机械分离作用，另一方面是超声骨刀的空化效应在体液中产生的力也可以起到分离窦膜的作用。

在过去的二十年中，越来越多的文献表明超声骨刀是口腔外科的创新工具（图 5.32）。许多发表的文章也显示了在上颌窦底提升中使用超声工具的好处（Vercellotti 等，2001，2005；Wallace 等，2007）。

超声骨刀特别适合用于骨开窗（有专门用于骨开窗的金刚砂涂层的方形或钟形工作尖，见图 5.16）和无创地分离薄而脆弱的窦膜（专用于窦膜提升的圆钝的钟形或者弯曲挖匙形工作尖，见图 5.33)。

图 5.32 **超声骨刀套装，包括在上颌窦底提升的不同步骤中使用的各种工作尖**

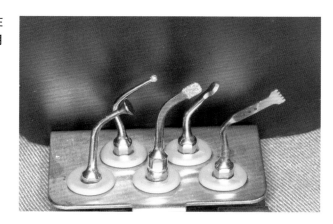

图 5.33　用"钟形"超声工作尖开始分离窦膜

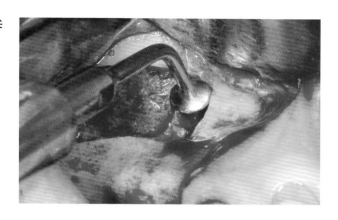

　　Vercellotti（2001）等描述了应用超声骨刀行上颌窦底提升术，他们基于伤口愈合和骨形成的组织学和组织形态定量分析，证明了超声骨刀比金刚砂和钨钢钻头有更好的临床有效性和组织反应性（Vercellotti 等，2005）。

　　当侧壁较薄时，建议使用超声骨刀的光滑金刚砂球形刀头或金刚砂匙状刀头勾画骨窗的轮廓。

　　如果骨壁较厚，更省时的方法是先用截骨刀头打磨骨壁厚度，再用金刚砂涂层的光滑刀头修整窗口，这样耗时较短。

　　截骨开窗取下来的骨可收集起来并与植骨材料混合植入。

　　从骨窗的边缘松解窦膜是通过一个钝的、圆形的、非切割的提升器械来完成的，该提升器械与盐水产生空化效应，安全地分离出一个小的空间。

　　手术通常用常规的窦膜剥离子完成。

　　窦膜穿孔是使用转动工具时最常见的并发症（14% ~ 56%）（Testori 等，2008），Wallace 等报道使用超声骨刀使窦膜穿孔率（3% ~ 7%）明显降低。因此，超声骨刀的使用可使预期穿孔率降低 75%。

　　此外，穿孔的发生似乎同样归因于转动工具，以及最初在窗口边缘松解窦膜和膜从窦腔底壁持续提升过程中手用器械的使用。

　　各种工作尖是专门为上颌窦底提升设计的。机头低压和盐水冷却剂喷雾能保持手术部位的低温和可视性。据说，如果应用适当的手术方法，窦膜的意外穿孔是不太可能发生的。

　　超声骨刀既可以进行铰链活板门提升手术，也可以进行完全去骨开窗术。超声骨刀特别适用于骨开窗再复位术（图 5.34）。

图 5.34 "骨开窗"刀头向骨内侧插入使其与窦膜分离

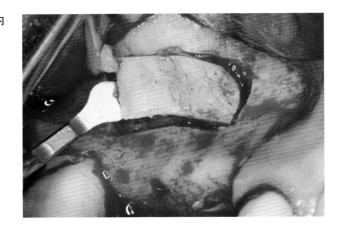

图 5.35 使用超声骨刀无创技术，暴露窦膜内的上牙槽后动脉（PSAA）

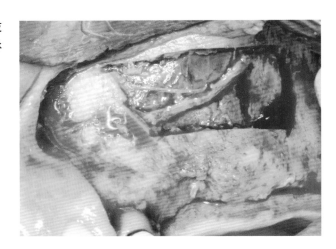

图 5.36 使用超声骨刀的骨开窗术，由于超声选择性切割的特点，上牙槽后动脉未受损伤

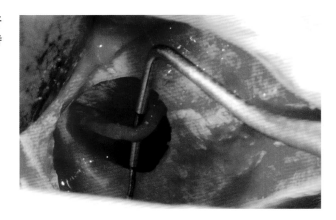

使用超声骨刀可以在不损伤外侧壁血管的情况下进行骨开窗，因为超声刀头不会切割软组织，从而避免术中出现大量出血等并发症（图5.35和图5.36）。上颌窦底提升时出血是第二位常见的并发症，尤其是使用钻头磨削时。这种情况通常发生在行垂直向骨切开时，上牙槽后动脉与眶下动脉下行的吻合支被切断（Elian 等，2005）。该动脉的出血通常是最小的，但有时可能会失控，增加手术时间，引起术后水肿和淤血。

虽然超声骨刀手术是相对较新的，但它已经在欧洲使用了 10 多年，并取得了良好的效果。使用超声技术在上颌窦底提升中具有以下优点：

① 窦膜穿孔率降低；

② 术野更清晰；

③ 减少术中出血；

④ 减少手术创伤。

## 5.4 不植骨的方法

最近，关于在上颌窦底提升过程中放置植骨材料的做法受到了质疑。（Summers，1994a；Cosci 和 Luccioli，2000；Vercellotti 等，2001；Galindo-Moreno 等，2007）。

研究人员猜测在上颌窦底提术中不放入任何植骨材料是一个可行的方法。（Lundgren 等，2003，2004；Palma 等，2006；Hatano 等，2007；Thor 等，2007；Sul 等，2008；Jeong 等，2009；Jung 等，2007）。

临床研究已经证实，正如引导骨组织再生的概念所指出的那样，抬高的窦膜和窦内植入种植体所形成的空隙中充满血凝块，也会导致新的骨形成（和新的窦底形成）。（Lundgren 等，2004）。

多项研究（Lundgren 等，2004；Palma 等，2006；Hatano 等，2007；Thor 等，2007；Sul 等，2008；Jeong 等，2009）表明种植体在不植骨的窦底提升中起到了维持空间的关键作用，这个作用的先决条件是种植体作为"帐篷柱子"支撑起窦膜。然而，对于许多存在骨量不足的患者来说，获得种植体的初期稳定性通常是困难的。

Cricchio 等（2011）已经证明，在窦膜和其下分离出的空间使用稳定的支撑装置能够诱导骨形成。Lundgren 等（2008）用了可吸收聚合物制成了

8mm 的支撑装置，并将其放置于上颌窦底，来维持提升的窦膜。

尽管形成的新骨不足以覆盖种植体，但 3 ～ 4mm 的新骨形成使植入的种植体可获得足够的初期稳定性，可以进行第二次窦底提升来获得更多的骨量（Lundgren 等，2004）。

在上颌窦底提升中使用血液作为填充物的长期人体研究和至少 1 年的随访发现了新骨的存在。在一项家兔实验中，Xu 等（2005）观察到在上颌窦底提升形成的空间中植入血凝块有新的编织骨形成。

Hatano 等（2007）在上颌窦底提升中以静脉血为填充物并同期植入种植体。他们在一项人体研究中显示：在愈合 6 个月后骨高度平均增加了10mm。

与此相反，Sul（2008）和 Kim 等（2014）在实验犬的组织学切片中只显示了大约 3.5 mm 的超出窦底的新骨。

虽然短期的人体研究证实了新骨的形成，但仍需要长期的随访来证实这些结果。

关于窦膜的成骨潜能一直存在争议。虽然 Kirker-Head 等（1997）在动物实验中报道了在上颌窦底提升中使用可吸收胶原，在 4 周时未发生有矿化骨形成，但后来的其他研究强烈支持窦膜具有成骨潜能（Lundgren 等，2003，2004；Palma 等，2006；Hatano 等，2007；Thor 等，2007；Sul 等，2008；Jeong 等，2009；Jung 等，2007；Gruber 等，2004；Xu 等，2005；Srouji 等，2009）。

Gruber 等（2004）发现窦膜中含有骨髓间质干细胞和定向分化成成骨细胞的前体细胞，这些细胞可能构成了在窦膜提升中成骨细胞的另一个来源。

总结如下：

• 如果需要大量新骨的条件下，上颌窦底提升需要植入植骨材料和延期种植。

• 如果在剩余骨量多的病例中，要在不植骨的情况下有新骨形成，上颌窦底提升同期植入种植体来维持血凝块所需的空间，新骨的形成大概可达3mm 的 高 度（Hatano 等，2007；Sul 等，2008；Leblebicioglu 等，2005；Nedir 等，2009；Pjetursson 等，2009）。

• 不植骨行上颌窦底提升的状况下，表面处理过的种植体比机械表面种植体在上颌骨表现出更强的骨结合（Lundgren 等，2008）。

## 5.5　一阶段上颌窦底提升术植入种植体临床指南

参见图 5.37～图 5.39。

• 上颌窦侧壁形成一个相对较小的颊侧骨窗，以保存窦底剩余骨组织，便于种植体能更好地进行骨整合。

• 骨开窗的下缘应该远离剩余牙槽嵴的顶部，以防止在种植体植入过程中颊侧壁发生意外折断。

• 种植体的初期稳定性是决定种植体存活率的重要因素，种植体位点的预备是根据种植体厂家推荐的疏松骨质模式制备的（级差备洞）。

• 在骨密度较低的患者中，骨挤压可以提高疏松上颌骨骨质的密度。这是通过使用小直径的定位钻（一般为 2mm），然后使用骨挤压器或种植体挤压来实现的，从而向侧方压缩骨质，以增强初期稳定性。

• 在制备种植体位点时，注意不要穿破窦膜。

• 在植入种植体之前，应先将植骨材料置入所形成的腔内，以确保种植体植入后上颌窦窦腔内侧骨壁充填良好。

• 最后植入种植体，植骨材料充填完好，种植体间近远中方向上的平行度可通过术中肉眼观察来调节，也可以拍根尖片来确定。

• 种植体的初期稳定性与骨密度和骨量有关。

• 种植体的设计是影响种植体稳定性的另一个因素：锥形种植体植入扭

图 5.37　上颌窦底提升同期种植位点预备

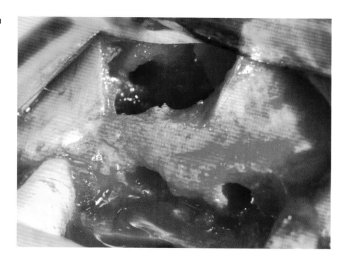

图 5.38 在上颌窦腭侧植骨后,同期植入种植体要特别小心,以获得适当的初期稳定性

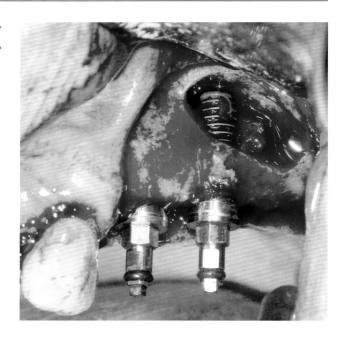

图 5.39 完成种植后窦腔外侧植骨

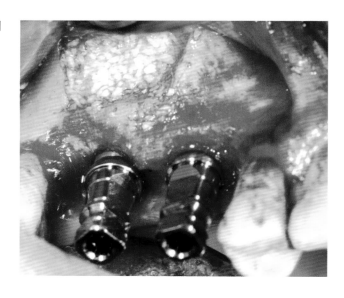

力大，更有利于在吸收后的上颌骨获得初期稳定性。

- 在窦腔植骨材料中，表面粗糙的种植体比机械表面种植体有更高的存活率（Wallace 和 Froum，2003；Del Fabbro 等，2004）。

## 5.6 一阶段与二阶段上颌窦底提升术的比较

在上颌窦底提升中，根据种植体植入时间不同，可分为"一阶段"同期植入种植体和"二阶段"延期植入种植体两种。"二阶段"延期植入种植体是指采用侧壁开窗植骨后，在骨愈合期（4 ～ 10 个月）后植入种植体（植入时间取决于骨增量的体积、窦腔解剖和植骨材料）；"一阶段"同期植入种植体是指提升的同时植入种植体，这种技术最初是由 Tatum（1986）提出的，他采用上颌窦底提升术，同时植入埋入式种植体。

采用一阶段还是二阶段的技术是由现有的剩余骨的数量和质量，以及种植体获得的初期稳定性的可能性决定的（Pjetursson 等，2008）。

过去通常认为，上颌窦底剩余骨高度（RBH）≥ 5mm 种植体足以达到初期稳定性（Misch，1987；van den Bergh 等，2000；Ulm 等，1995）。

尽管大量的研究证明了当上颌窦底剩余骨高度为 1mm 时，一阶段手术也取到了成功的结果，但从实验的角度来看，上颌窦底提升及同期植入时在上颌窦底剩余骨高度至少为 4mm 的情况下进行，种植体才可获得足够的稳定性（Felice 等，2014）；否则的话，应采用二阶段手术方式（Zitzmann 和 Schärer，1998；Ioannidou 和 Dean，2000）。

临床对照和实验研究比较了不同上颌窦底剩余骨高度在同期植入种植体后对临床结果的影响。

动物实验（Fenner 等，2009）证明了上颌窦底剩余骨高度与种植体稳定性之间的显著相关性。

在一项研究中，Geurs 等（2001）指出，当原有骨量越少时，种植体周围骨吸收越多。因此上颌窦底剩余骨高度对上颌窦底提升术后种植体存活率（ISR）有显著影响。

Aghaloo 和 Moy's（2007）做了系统回顾，试图去阐述基于上颌窦底剩余骨高度的种植体存活率这个重要问题，但是这方面的比较研究符合纳入标准的很少。他们证实了种植体存活率从 81% 到 96% 不等，这与之前系统性综述中报道的结果相当。一项研究显示上颌窦底剩余骨高度小于 5mm 的种植体存活率为 96.8%，而上颌窦底剩余骨高度大于 5mm 的种植体存活率为 89.3%（Valentini 和 Abensur，1997）。而其他的研究显示出相反的结果，上颌窦底剩余骨高度小于 4mm 的种植体存活率为 73.3%，上颌窦底剩余骨高度大于 4mm 的种植体存活率为 94.6%（Toffler，2004），上颌窦底剩余骨高度小于 5mm 的种植体存活率为 85.3%，上颌窦底剩余骨高度大于 5mm 的种植体存活率为 93.6%（Kaptein 等，1998）。

在一阶段上颌窦底提升方法中，种植体初期稳定性除了受上颌窦底剩余骨高度影响外还受其他几个因素的影响，如骨的质量（Chiapasco 等，2006）。

在上颌窦共识会议中，将上颌窦底提升同期植入种植体的种植体存活率与上颌窦底提升 6 ～ 9 个月后植入种植体的存活率进行了比较，证明了延期植入方法的成功率更高（Jensen 等，1994）。一项组织学分析显示，不管何种类型的植骨，一阶段上颌窦底提升方法在 6 ～ 14 个月后种植体和骨接触面积明显降低（Jensen 和 Sennerby，1998）。

实验研究也显示了二阶段技术在骨整合过程中的优势（Rasmusson 等，1999）。

然而，最近的一项综述（Del Fabbro 等，2013）显示了有争议的结果，即同期植入的种植体存活率明显更好（同期植入的种植体存活率为 95.95%，延迟植入的种植体存活率为 93.34%）。

事实上，大量的临床研究报告表明，上颌窦底提升同期植入的种植体或 6 个月后植入的种植体存活率相似（分别为 91.8% ～ 100.0% 和 91.9% ～ 100.0%）（Khoury，1999；Peleg 等，2006；Hatano 等，2004；Strietzel，2004；Becktor 等，2004）。

Wallace 和 Froum（2003）在他们的系统回顾中发表了一组相似的种植体存活率，在一阶段或二阶段手术中植入的种植体存活率分别为 89.7% 和 89.6%。

Del Fabbro 等（2004）也得出了类似的结论。从他的系统回顾中可知同期植入的种植体存活率为 92.93% 和延期植入的种植体存活率为 92.17%。最近的文献综述表明这两种方法可能有着相似的种植体存活率（Del Fabbro 等，2008）。

一阶段上颌窦底提升的支持者提出了以下好处：

• 治疗周期。对于临床医生和患者来说，一阶段手术更省时（Smiler 和

Holmes 1987；Zinner 和 Small 1996；Khoury，1999；Chiapasco 和 Ronchi，1994），因为不需要二次手术，并发症也更低（Khoury，1999）。

• 植骨材料吸收的风险降低（Chiapasco 和 Ronchi，1994）。

一阶段上颌窦底提升的主要缺点仍然是难以预测的初期稳定性（Chiapasco 和 Ronchi，1994；Felice 等，2014）。

综上所述，一阶段上颌窦底提升技术敏感性更高，其成功与否主要取决于上颌窦底剩余骨高度。

在二阶段的方法中，由于植骨材料矿化良好，所以很容易获得初期稳定性（Chiapasco 和 Ronchi，1994）。然而，种植体植入前植骨材料需要的愈合时间（至少 5 个月）延长了治疗时间（Rodoni 等，2005），患者对此并不满意。

## 一阶段与二阶段上颌窦底提升的分类和选择标准

许多作者试图提出分类，这在临床中可能有助于医生对某一特定病例选择最合适的技术。这些分类基于若干参数，如上颌窦底剩余骨高度、牙槽嵴宽度、牙槽嵴顶与釉牙骨质界的距离。

Jensen（1994）、Misch 和 Judy（1987）首先描述了关于无牙颌牙槽嵴（剩余骨高度）根据吸收骨类型来分类。当时，经牙槽嵴顶入路的上颌窦底提升术尚未发表。因此，侧壁入路的上颌窦底提升是唯一治疗方法。此外，短种植体也没有面世和经过科学认证。因此，即使上颌窦底剩余骨高度为10mm，仍会沿用经侧壁入路的上颌窦底提升，然而这种做法在今天是不可行的。

Zitzmann 和 Schär（1998）作为第一作者首次将经牙槽嵴顶入路提升纳入他们的分类方法中。他们也提出基于上颌窦底剩余骨高度的指南，区分为三种临床情况：≤ 4mm（二阶段）、4 ～ 6mm（一阶段侧壁入路上颌窦底提升）和≥ 6mm（一阶段经牙槽嵴顶入路上颌窦底提升）。

Misch（1999）修改了 1987 年的分类，除了上颌窦底剩余骨高度外，还包括窦腔侧壁的大小。这是基于这样一个事实，即窄的上颌窦（0 ～ 10mm）的愈合期比宽的上颌窦（＞ 15mm）愈合期短，骨形成也更快。

Simion（2004）将牙槽嵴顶与邻牙釉牙骨质界间的距离作为一个新的参数引入。

Misch（1987）、Summers（1994b）和 Summers（1995）也提出了类似

的标准（见表 9.1 的分类）。

Fugazzotto（2003）在对文献进行批判性分析后，提出了与上颌窦底提升相关的阶梯式治疗方式（同期与延期）。

提出了一些公式以方便临床医生作出临床决策（图 6.44）：

• 如果 $2X - 2$ [$X$ 代表治疗时上颌窦底剩余骨高度，即剩余牙槽嵴顶（冠向）到上颌窦底的距离] 足以支持种植体，可以行经牙槽嵴顶入路的上颌窦底提升，并立即植入种植体。

• 如果 $2X - 2$ 不足以支持种植体，但 $4X - 6$ 可以，则可使用侧壁入路的上颌窦底提升，不植入种植体。12 个月后，该区域可行经牙槽嵴顶入路的窦底提升术同期植入种植体。

• 如果 $2X - 2$ 和 $4X - 6$ 都不足以支持种植体，则需要侧壁入路行上颌窦底提升延期植入种植体。

针对不同技术的选择，许多作者试图提出一个合适的分类和指南。这些分类基于各种参数，这些参数会随着时间的推移不断更新。尽管它们相对成功，但随着种植体的长度（较短的种植体）、设计（锥形和初期稳定性更好的螺纹设计）和种植体表面的不断发展，这些分类本身也需要不断更新，因为分类本身就是依据这些持续改进的参数而制定的。

## 结论

迄今为止，有强有力的证据表明，无论同期还是延期植入种植体（Jensen 和 Terheyden，2009；Chiapasco 等，2009），侧壁开窗上颌窦底提升对于恢复萎缩上颌骨后部的功能是可预期的。

上颌窦底提升可能受到许多变量的影响，如植骨材料、种植体表面、种植体植入的时机、上颌窦底剩余骨高度（和骨容积）以及覆盖膜的使用。

然而，仍有一些不可控因素会导致一些意外的并发症（Pjetursson 等，2009），如：

• 窦膜穿孔是上颌窦底提升术中的主要并发症，占 19.5%。

• 术后植骨材料感染：平均发生率 2.9%。

• 植骨材料的丧失导致后期无法植入种植体：占 1.9%。

• 骨增量部位种植体植入失败：每年 3.5%。

上颌窦底提升成功的可预见性已被广泛报道，对于骨增量成功与否，通常用种植体存活率（ISR）为标准来衡量。从 2003 年到 2013 年，发表了 10 篇基于循证医学的系统性综述（Aghaloo 和 Moy，2007；Wallace 和 Froum，2003；Del Fabbro 等，2004，2008，2013；Graziani 等，2004；Pjetursson 等，2008；Nkenke 和 Stelzle，2009；Jensen 和 Terheyden，2009；Esposito 等，2010），这些综述与上颌窦底提升术相关，并证明了平均种植体存活率超过 90%（Wallace 和 Froum，2003；Del Fabbro 等，2004，2008，2013；Graziani 等，2004；Pjetursson 等，2008；Nkenke 和 Stelzle，2009；Jensen 和 Terheyden，2009；Esposito 等，2010）。

这些结果的最短随访期为负重后 1 年的时间。

这些发表了系统性综述的作者还得出了以下结论：
• 种植体存活率。侧壁入路上颌窦底提升同期植入种植体的存活率为 61.7% ~ 100%，平均为 91.8%。而 Pjetursson 等（2009）报道了基于种植体水平的 3 年种植体存活率为 90.1%（种植体失败率：每年 3.5%）。然而，当失败率根据受试者进行分析时，估计每年的失败率为 6.04%。
• 同期和延期种植。在对比同期和延期种植时，关于种植体存活率的结果存在争议。许多研究发现这两种技术的种植体存活率非常相似。然而，还没有长期随机对照的临床试验来比较在相同的临床状况下，同期和延期植入的种植体存活率。
• 植骨位点和不需要植骨位点。对于侧壁开窗上颌窦底提升，在植骨区和不需要植骨区植入的种植体存活率相似（Tong 等，1998）。
• 种植体表面处理。粗糙表面种植体每年的失败率（1.2%）低于光滑表面种植体（6.9%）（Pjetursson 等，2008）。最近的一项系统性综述（Del Fabbro 等，2013）指出，光滑表面种植体的总体存活率为 81.0%，而粗糙表面种植体的总体存活率为 96.57%。
• 颗粒状与块状植骨材料。当使用颗粒状自体骨移植时，其种植体存活率高于块状骨移植。3 年的种植体存活率介于 96.3% 和 99.8% 之间，存活率取决于所用的植骨材料（Pjetursson 等，2008）。

• 自体骨和骨替代材料。将自体骨与骨替代材料混合，并没有提高种植体存活率。100% 使用自体骨的种植体存活率明显低于 100% 使用骨替代材料的种植体存活率（Wallace 和 Froum，2003）。骨替代材料植入与自体骨和骨替代材料混合物植入的粗糙表面种植体的年失败率相似，同为 1.1%。（Pjetursson 等，2008）

• 屏障膜的使用。在侧壁骨开窗上放置屏障膜，种植体存活率较高（Tawil 和 Mawla，2001；Pjetursson 等，2008）。使用屏障膜时总的种植体存活率为 97.12%，不使用时总的种植体存活率为 93.29%（Del Fabbro 等，2013）。

• 上颌窦底剩余骨高度。统计学分析显示上颌窦底剩余骨高度小于 4mm 与种植体失败增加之间存在显著相关性，与其他混淆变量无关（Testori 等，2012；Geurs 等，2001；Rios 等，2009；Chao 等，2010）。与此相反，其他研究（Urban 和 Lozada，2010；Del Fabbro 等，2013）未发现将种植体植入在上颌窦底剩余骨高度 ≤ 3.5mm 和上颌窦底剩余骨高度 > 3.5mm 两者中的种植体存活率有统计学差异。

上颌窦底提升术是一个可获得种植体高存活率、可预期的过程。该技术的成功基于准确的影像学和临床分析，并对以下方面所做出选择：

• 为了更好地进入窦腔（铰链活板门技术、完全去骨开窗术、骨开窗再复位法），骨窗的设计和大小依据上颌骨的解剖结构所决定（侧壁厚度，上颌骨的颧突等）。

• 上颌窦底提升既可以使用传统器械也可以使用超声骨刀。超声骨刀在存在薄的侧壁骨板，薄的窦膜和 / 或较粗的上牙槽后动脉中应用更广泛。

• 根据骨量和骨密度来决定同期或延期植入。二阶段上颌窦底提升似乎更安全和可预期，术后并发症也小，并发症处理容易，而且不会对临床结果产生负面影响。

关于上颌窦底提升的长期预后，还有许多问题尚不清楚。目前还不清楚什么情况下真正需要行上颌窦底提升。在上颌窦底剩余骨高度为 4 ～ 6mm 的情况下，许多使用短种植体（长度为 4 ～ 6mm）去替代上颌窦底提升的成功病例，远期效果仍不得而知（Esposito 等，2014）。在上颌窦底剩余骨高度为 3 ～ 4mm 的情况下，是否可以采用不植骨的方法代替植骨的方法，是否可以产生足够的新生骨而进行合适的修复；骨替代材料是否能够模仿自体骨的生理和功能；如果上颌窦底剩余骨高度为 3 ～ 6mm，牙槽嵴顶入路的上颌窦底提升联合使用短种植体（4 ～ 6mm），相对于侧壁入路上颌窦底提升联合长种植体（10 ～ 12mm）是否会减少并发症（Cannizzaro 等，2013）。未来仍然需要长期随机对照临床试验来澄清这些相关问题。

# 参考文献

Aghaloo TL, Moy PK (2007) Which hard tissue augmentation techniques are the most successful in furnishing bony support for implant placement? Int J Oral Maxillofac Implants 22 Suppl:49–70

Avila G, Wang H-L, Galindo-Moreno P, Misch CE, Bagramian RA, Rudek I, Benavides E, Moreno-Riestra I, Braun T, Neiva R (2010) The influence of the bucco-palatal distance on sinus augmentation outcomes. J Periodontol 81:1041–1050. doi:10.1902/jop.2010.090686

Becktor JP, Isaksson S, Sennerby L (2004) Survival analysis of endosseous implants in grafted and nongrafted edentulous maxillae. Int J Oral Maxillofac Implants 19:107–115

Boyne PJ (1969) Restoration of osseous defects in maxillofacial casualties. J Am Dent Assoc 78:767–776

Boyne PJ (1993) Analysis of performance of root-form endosseous implants placed in the maxillary sinus. J Long Term Eff Med Implants 3:143–159

Boyne PJ, James RA (1980) Grafting of the maxillary sinus floor with autogenous marrow and bone. J Oral Surg 38:613–616

Chao Y-L, Chen H-H, Mei C-C, Tu Y-K, Lu H-K (2010) Meta-regression analysis of the initial bone height for predicting implant survival rates of two sinus elevation procedures. J Clin Periodontol 37:456–465. doi:10.1111/j.1600-051X.2010.01555.x

Cannizzaro G, Felice P, Minciarelli AF, Leone M, Viola P, Esposito M (2013) Early implant loading in the artrophic posterior maxilla: 1-stage lateral versus crestal sinus lift and 8 mm Hydroxyapatite-Coated implants. A 5-year randomised controlled trial. Eur J Oral Implant 6(1):13–25

Chiapasco M, Casentini P, Zaniboni M (2009) Bone augmentation procedures in implant dentistry. Int J Oral Maxillofac Implants 24 Suppl:237–259

Chiapasco M, Ronchi P (1994) Sinus lift and endosseous implants–preliminary surgical and prosthetic results. Eur J Prosthodont Restor Dent 3:15–21

Chiapasco M, Zaniboni M, Boisco M (2006) Augmentation procedures for the rehabilitation of deficient edentulous ridges with oral implants. Clin Oral Implants Res 17(Suppl 2):136–159. doi:10.1111/j.1600-0501.2006.01357.x

Cosci F, Luccioli M (2000) A new sinus lift technique in conjunction with placement of 265 implants: a 6-year retrospective study. Implant Dent 9:363–368

Cote MT, Segelnick SL, Rastogi A, Schoor R (2011) New York state ear, nose, and throat special-
    ists' views on pre-sinus lift referral. J Periodontol 82:227–233. doi:10.1902/jop.2010.100344
Cricchio G, Palma VC, Faria PEP, de Olivera JA, Lundgren S, Sennerby L, Salata LA (2011)
    Histological outcomes on the development of new space-making devices for maxillary
    sinus floor augmentation. Clin Implant Dent Relat Res 13:224–230. doi:10.1111/
    j.1708-8208.2009.00208.x
Del Fabbro M, Testori T, Francetti L, Weinstein R (2004) Systematic review of survival rates for
    implants placed in the grafted maxillary sinus. Int J Periodontics Restorative Dent
    24:565–577
Del Fabbro M, Rosano G, Taschieri S (2008) Implant survival rates after maxillary sinus augmen-
    tation. Eur J Oral Sci 116:497–506. doi:10.1111/j.1600-0722.2008.00571.x
Del Fabbro M, Wallace SS, Testori T (2013) Long-term implant survival in the grafted maxillary
    sinus: a systematic review. Int J Periodontics Restorative Dent 33:773–783
Elian N, Wallace S, Cho S-C, Jalbout ZN, Froum S (2005) Distribution of the maxillary artery as
    it relates to sinus floor augmentation. Int J Oral Maxillofac Implants 20:784–787
Esposito M, Felice P, Worthington HV (2014) Interventions for replacing missing teeth: augmenta-
    tion procedures of the maxillary sinus. Cochrane Database Syst Rev 13(5):CD008397. doi:
    10.1002/14651858.CD008397
Esposito M, Grusovin MG, Rees J, Karasoulos D, Felice P, Alissa R, Worthington HV, Coulthard P
    (2010) Interventions for replacing missing teeth: augmentation procedures of the maxillary
    sinus. Cochrane Database Syst Rev (3):CD008397. doi:10.1002/14651858.CD008397
Felice P, Pistilli R, Piattelli M, Soardi E, Barausse C, Esposito M (2014) 1-Stage versus 2-Stage
    lateral sinus lift procedures: 1-Year post-loading results of a multicentre randomised controlled
    trail. Eur J Oral Implant 7(1):65–75
Fenner M, Vairaktaris E, Stockmann P, Schlegel KA, Neukam FW, Nkenke E (2009) Influence of
    residual alveolar bone height on implant stability in the maxilla: an experimental animal study.
    Clin Oral Implants Res 20:751–755. doi:10.1111/j.1600-0501.2008.01570.x
Froum SJ, Tarnow DP, Wallace SS, Rohrer MD, Cho SC (1998) Sinus floor elevation using anor-
    ganic bovine bone matrix (OsteoGraf/N) with and without autogenous bone: a clinical, histo-
    logic, radiographic, and histomorphometric analysis–Part 2 of an ongoing prospective study.
    Int J Periodontics Restorative Dent 18:528–543
Fugazzotto PA (2003) Augmentation of the posterior maxilla: a proposed hierarchy of treatment
    selection. J Periodontol 74:1682–1691. doi:10.1902/jop.2003.74.11.1682
Galindo-Moreno P, Avila G, Fernández-Barbero JE, Aguilar M, Sánchez-Fernández E, Cutando A,
    Wang H-L (2007) Evaluation of sinus floor elevation using a composite bone graft mixture.
    Clin Oral Implants Res 18:376–382. doi:10.1111/j.1600-0501.2007.01337.x
Geurs NC, Wang IC, Shulman LB, Jeffcoat MK (2001) Retrospective radiographic analysis of
    sinus graft and implant placement procedures from the Academy of Osseointegration
    Consensus Conference on Sinus Grafts. Int J Periodontics Restorative Dent 21:517–523
Graziani F, Donos N, Needleman I, Gabriele M, Tonetti M (2004) Comparison of implant survival
    following sinus floor augmentation procedures with implants placed in pristine posterior
    maxillary bone: a systematic review. Clin Oral Implants Res 15:677–682.
    doi:10.1111/j.1600-0501.2004.01116.x
Gruber R, Kandler B, Fuerst G, Fischer MB, Watzek G (2004) Porcine sinus mucosa holds
    cells that respond to bone morphogenetic protein (BMP)-6 and BMP-7 with increased
    osteogenic differentiation in vitro. Clin Oral Implants Res 15:575–580.
    doi:10.1111/j.1600-0501.2004.01062.x
Hatano N, Shimizu Y, Ooya K (2004) A clinical long-term radiographic evaluation of graft height
    changes after maxillary sinus floor augmentation with a 2:1 autogenous bone/xenograft mix-
    ture and simultaneous placement of dental implants. Clin Oral Implants Res 15:339–345.
    doi:10.1111/j.1600-0501.2004.00996.x

Hatano N, Sennerby L, Lundgren S (2007) Maxillary sinus augmentation using sinus membrane elevation and peripheral venous blood for implant-supported rehabilitation of the atrophic posterior maxilla: case series. Clin Implant Dent Relat Res 9:150–155. doi:10.1111/j.1708-8208.2007.00043.x

Hürzeler MB, Kirsch A, Ackermann KL, Quiñones CR (1996) Reconstruction of the severely resorbed maxilla with dental implants in the augmented maxillary sinus: a 5-year clinical investigation. Int J Oral Maxillofac Implants 11:466–475

Ioannidou E, Dean JW (2000) Osteotome sinus floor elevation and simultaneous, non-submerged implant placement: case report and literature review. J Periodontol 71:1613–1619. doi:10.1902/jop.2000.71.10.1613

Jensen OT, Sennerby L (1998) Histologic analysis of clinically retrieved titanium microimplants placed in conjunction with maxillary sinus floor augmentation. Int J Oral Maxillofac Implants 13:513–521

Jensen SS, Terheyden H (2009) Bone augmentation procedures in localized defects in the alveolar ridge: clinical results with different bone grafts and bone-substitute materials. Int J Oral Maxillofac Implants 24 Suppl:218–236

Jensen OT, Shulman LB, Block MS, Iacono VJ (1998) Report of the Sinus Consensus Conference of 1996. Int J Oral Maxillofac Implants 13 Suppl:11–45

Jensen, OT (1994) Guided bone graft augmentation. In: Buser D, Dahlin C, Schenk RK (eds). Guided bone regeneration in implant dentistry. First edition. Quintessence, Chicago, pp235-264

Jeong S-M, Choi B-H, Li J, Xuan F (2009) A retrospective study of the effects of sinus membrane elevation on bone formation around implants placed in the maxillary sinus cavity. Oral Surg Oral Med Oral Pathol Oral Radiol Endod 107:364–368. doi:10.1016/j.tripleo.2008.05.032

Jung Y-S, Chung S-W, Nam W, Cho I-H, Cha I-H, Park H-S (2007) Spontaneous bone formation on the maxillary sinus floor in association with an extraction socket. Int J Oral Maxillofac Surg 36:656–657. doi:10.1016/j.ijom.2007.01.013

Kan JY, Rungcharassaeng K, Lozada JL, Goodacre CJ (1999) Effects of smoking on implant success in grafted maxillary sinuses. J Prosthet Dent 82:307–311

Kaptein ML, de Putter C, de Lange GL, Blijdorp PA (1998) Survival of cylindrical implants in composite grafted maxillary sinuses. J Oral Maxillofac Surg 56:1376–1380; discussion 1380–1381

Khoury F (1999) Augmentation of the sinus floor with mandibular bone block and simultaneous implantation: a 6-year clinical investigation. Int J Oral Maxillofac Implants 14:557–564

Kim J-M, Sohn D-S, Heo J-U, Moon J-W, Lee J-H, Park I-S (2014) Benefit of the replaceable bony window in lateral maxillary sinus augmentation: clinical and histologic study. Implant Dent 23:277–282. doi:10.1097/ID.0000000000000070

Kirker-Head CA, Nevins M, Palmer R, Nevins ML, Schelling SH (1997) A new animal model for maxillary sinus floor augmentation: evaluation parameters. Int J Oral Maxillofac Implants 12:403–411

Kleinheinz J, Büchter A, Kruse-Lösler B, Weingart D, Joos U (2005) Incision design in implant dentistry based on vascularization of the mucosa. Clin Oral Implants Res 16:518–523. doi:10.1111/j.1600-0501.2005.01158.x

Klijn RJ, van den Beucken JJJP, Bronkhorst EM, Berge SJ, Meijer GJ, Jansen JA (2012) Predictive value of ridge dimensions on autologous bone graft resorption in staged maxillary sinus augmentation surgery using Cone-Beam CT. Clin Oral Implants Res 23:409–415. doi:10.1111/j.1600-0501.2011.02342.x

Lazzara RJ (1996) The sinus elevation procedure in endosseous implant therapy. Curr Opin Periodontol 3:178–183

Leblebicioglu B, Ersanli S, Karabuda C, Tosun T, Gokdeniz H (2005) Radiographic evaluation of dental implants placed using an osteotome technique. J Periodontol 76:385–390. doi:10.1902/jop.2005.76.3.385

Levin L, Herzberg R, Dolev E, Schwartz-Arad D (2004) Smoking and complications of onlay bone grafts and sinus lift operations. Int J Oral Maxillofac Implants 19:369–373

Lorenzoni M, Pertl C, Wegscheider W, Keil C, Penkner K, Polansky R, Bratschko RO (2000) Retrospective analysis of Frialit-2 implants in the augmented sinus. Int J Periodontics Restorative Dent 20:255–267

Lundgren S, Andersson S, Sennerby L (2003) Spontaneous bone formation in the maxillary sinus after removal of a cyst: coincidence or consequence? Clin Implant Dent Relat Res 5:78–81

Lundgren S, Andersson S, Gualini F, Sennerby L (2004) Bone reformation with sinus membrane elevation: a new surgical technique for maxillary sinus floor augmentation. Clin Implant Dent Relat Res 6:165–173

Lundgren S, Cricchio G, Palma VC, Salata LA, Sennerby L (2008) Sinus membrane elevation and simultaneous insertion of dental implants: a new surgical technique in maxillary sinus floor augmentation. Periodontol 2000 47:193–205. doi:10.1111/j.1600-0757.2008.00264.x

Misch, Carl E (1999) Contemporary Implant Dentistry. 2nd ed. St. Louis: Mosby. pp. xviii, p. 684

Misch CE (1987) Maxillary sinus augmentation for endosteal implants: organized alternative treatment plans. Int J Oral Implantol 4:49–58

Misch CE, Judy KW (1987) Classification of partially edentulous arches for implant dentistry. Int J Oral Implantol 4:7–13

Nedir R, Nurdin N, Szmukler-Moncler S, Bischof M (2009) Placement of tapered implants using an osteotome sinus floor elevation technique without bone grafting: 1-year results. Int J Oral Maxillofac Implants 24:727–733

Nkenke E, Stelzle F (2009) Clinical outcomes of sinus floor augmentation for implant placement using autogenous bone or bone substitutes: a systematic review. Clin Oral Implants Res 20(Suppl 4):124–133. doi:10.1111/j.1600-0501.2009.01776.x

Palma VC, Magro-Filho O, de Oliveria JA, Lundgren S, Salata LA, Sennerby L (2006) Bone reformation and implant integration following maxillary sinus membrane elevation: an experimental study in primates. Clin Implant Dent Relat Res 8:11–24. doi:10.2310/j.6480.2005.00026.x

Peleg M, Mazor Z, Chaushu G, Garg AK (1998) Sinus floor augmentation with simultaneous implant placement in the severely atrophic maxilla. J Periodontol 69:1397–1403. doi:10.1902/jop.1998.69.12.1397

Peleg M, Mazor Z, Garg AK (1999) Augmentation grafting of the maxillary sinus and simultaneous implant placement in patients with 3 to 5 mm of residual alveolar bone height. Int J Oral Maxillofac Implants 14:549–556

Peleg M, Garg AK, Mazor Z (2006) Predictability of simultaneous implant placement in the severely atrophic posterior maxilla: a 9-year longitudinal experience study of 2132 implants placed into 731 human sinus grafts. Int J Oral Maxillofac Implants 21:94–102

Pjetursson BE, Tan WC, Zwahlen M, Lang NP (2008) A systematic review of the success of sinus floor elevation and survival of implants inserted in combination with sinus floor elevation. J Clin Periodontol 35:216–240. doi:10.1111/j.1600-051X.2008.01272.x

Pjetursson BE, Ignjatovic D, Matuliene G, Brägger U, Schmidlin K, Lang NP (2009) Transalveolar maxillary sinus floor elevation using osteotomes with or without grafting material. Part II: Radiographic tissue remodeling. Clin Oral Implants Res 20:677–683. doi:10.1111/j.1600-0501.2009.01721.x

Rasmusson L, Meredith N, Cho IH, Sennerby L (1999) The influence of simultaneous versus delayed placement on the stability of titanium implants in onlay bone grafts. A histologic and biomechanic study in the rabbit. Int J Oral Maxillofac Surg 28:224–231

Rios HF, Avila G, Galindo P, Bratu E, Wang H-L (2009) The influence of remaining alveolar bone upon lateral window sinus augmentation implant survival. Implant Dent 18:402–412. doi:10.1097/ID.0b013e3181b4af93

Rodoni LR, Glauser R, Feloutzis A, Hämmerle CHF (2005) Implants in the posterior maxilla: a comparative clinical and radiologic study. Int J Oral Maxillofac Implants 20:231–237

Simion M, Fontana F, Rasperini G, Maiorana C (2004) Long-term evaluation of osseointegrated implants placed in sites augmented with sinus floor elevation associated with vertical ridge augmentation: a retrospective study of 38 consecutive implants with 1- to 7-year follow-up. Int J Periodontics Res Dent. 24(3):208–21

Small SA, Zinner ID, Panno FV, Shapiro HJ, Stein JI (1993) Augmenting the maxillary sinus for implants: report of 27 patients. Int J Oral Maxillofac Implants 8:523–528

Smiler DG, Holmes RE (1987) Sinus lift procedure using porous hydroxyapatite: a preliminary clinical report. J Oral Implantol 13:239–253

Srouji S, Kizhner T, Ben David D, Riminucci M, Bianco P, Livne E (2009) The Schneiderian membrane contains osteoprogenitor cells: in vivo and in vitro study. Calcif Tissue Int 84: 138–145. doi:10.1007/s00223-008-9202-x

Strietzel FP (2004) Sinus floor elevation and augmentation. Evidence-based analysis of prognosis and risk factors. Mund Kiefer Gesichtschir 8:93–105. doi:10.1007/s10006-004-0530-3

Sul S-H, Choi B-H, Li J, Jeong S-M, Xuan F (2008) Effects of sinus membrane elevation on bone formation around implants placed in the maxillary sinus cavity: an experimental study. Oral Surg Oral Med Oral Pathol Oral Radiol Endod 105:684–687. doi:10.1016/j.tripleo.2007.09.024

Summers RB (1994a) A new concept in maxillary implant surgery: the osteotome technique. Compendium (Newtown Pa) 15:152, 154–156, 158 passim; quiz 162

Summers RB (1994b) The osteotome technique: Part 3 – less invasive methods of elevating the sinus floor. Compendium (Newtown Pa) 15:698, 700, 702–704 passim; quiz 710

Summers RB (1995) The osteotome technique: Part 4 – future site development. Compend Contin Educ Dent 16:1090, 1092 passim; 1094–1096, 1098, quiz 1099

Tarnow DP, Wallace SS, Froum SJ, Rohrer MD, Cho SC (2000) Histologic and clinical comparison of bilateral sinus floor elevations with and without barrier membrane placement in 12 patients: Part 3 of an ongoing prospective study. Int J Periodontics Restorative Dent 20:117–125

Tatum OH (1977) Maxillary sinus grafting for endosseous implants. Lecture presented at the annual meeting of the Alabama Implant Study Group, Birmingham

Tatum H Jr (1986) Maxillary and sinus implant reconstructions. Dent Clin North Am 30:207–229

Tawil G, Mawla M (2001) Sinus floor elevation using a bovine bone mineral (Bio-Oss) with or without the concomitant use of a bilayered collagen barrier (Bio-Gide): a clinical report of immediate and delayed implant placement. Int J Oral Maxillofac Implants 16:713–721

Testori T, Wallace SS, Del Fabbro M, Taschieri S, Trisi P, Capelli M, Weinstein RL (2008) Repair of large sinus membrane perforations using stabilized collagen barrier membranes: surgical techniques with histologic and radiographic evidence of success. Int J Periodontics Restorative Dent 28:9–17

Testori T, Weinstein RL, Taschieri S, Del Fabbro M (2012) Risk factor analysis following maxillary sinus augmentation: a retrospective multicenter study. Int J Oral Maxillofac Implants 27:1170–1176

Thor A, Sennerby L, Hirsch JM, Rasmusson L (2007) Bone formation at the maxillary sinus floor following simultaneous elevation of the mucosal lining and implant installation without graft material: an evaluation of 20 patients treated with 44 Astra Tech implants. J Oral Maxillofac Surg 65:64–72. doi:10.1016/j.joms.2006.10.047

Timmenga NM, Raghoebar GM, Boering G, van Weissenbruch R (1997) Maxillary sinus function after sinus lifts for the insertion of dental implants. J Oral Maxillofac Surg 55:936–939; discussion 940

Toffler M (2004) Osteotome-mediated sinus floor elevation: a clinical report. Int J Oral Maxillofac Implants 19:266–273

Tong DC, Rioux K, Drangsholt M, Beirne OR (1998) A review of survival rates for implants placed in grafted maxillary sinuses using meta-analysis. Int J Oral Maxillofac Implants 13:175–182

Ulm CW, Solar P, Krennmair G, Matejka M, Watzek G (1995) Incidence and suggested surgical management of septa in sinus-lift procedures. Int J Oral Maxillofac Implants 10:462–465

Urban IA, Lozada JL (2010) A prospective study of implants placed in augmented sinuses with minimal and moderate residual crestal bone: results after 1 to 5 years. Int J Oral Maxillofac Implants 25:1203–1212

Valentini P, Abensur D (1997) Maxillary sinus floor elevation for implant placement with demineralized freeze-dried bone and bovine bone (Bio-Oss): a clinical study of 20 patients. Int J Periodontics Restorative Dent 17:232–241

Van den Bergh JP, ten Bruggenkate CM, Disch FJ, Tuinzing DB (2000) Anatomical aspects of sinus floor elevations. Clin Oral Implants Res 11:256–265

Vercellotti T, De Paoli S, Nevins M (2001) The piezoelectric bony window osteotomy and sinus membrane elevation: introduction of a new technique for simplification of the sinus augmentation procedure. Int J Periodontics Restorative Dent 21:561–567

Vercellotti T, Nevins ML, Kim DM, Nevins M, Wada K, Schenk RK, Fiorellini JP (2005) Osseous response following resective therapy with piezosurgery. Int J Periodontics Restorative Dent 25:543–549

Wallace SS, Froum SJ (2003) Effect of maxillary sinus augmentation on the survival of endosseous dental implants. A systematic review. Ann Periodontol 8:328–343. doi:10.1902/annals.2003.8.1.328

Wallace SS, Froum SJ, Cho S-C, Elian N, Monteiro D, Kim BS, Tarnow DP (2005) Sinus augmentation utilizing anorganic bovine bone (Bio-Oss) with absorbable and nonabsorbable membranes placed over the lateral window: histomorphometric and clinical analyses. Int J Periodontics Restorative Dent 25:551–559

Wallace SS, Mazor Z, Froum SJ, Cho S-C, Tarnow DP (2007) Schneiderian membrane perforation rate during sinus elevation using piezosurgery: clinical results of 100 consecutive cases. Int J Periodontics Restorative Dent 27:413–419

Winter AA, Pollack AS, Odrich RB (2002) Placement of implants in the severely atrophic posterior maxilla using localized management of the sinus floor: a preliminary study. Int J Oral Maxillofac Implants 17:687–695

Wood RM, Moore DL (1988) Grafting of the maxillary sinus with intraorally harvested autogenous bone prior to implant placement. Int J Oral Maxillofac Implants 3:209–214

Xu H, Shimizu Y, Ooya K (2005) Histomorphometric study of the stability of newly formed bone after elevation of the floor of the maxillary sinus. Br J Oral Maxillofac Surg 43:493–499. doi:10.1016/j.bjoms.2005.02.001

Zinner ID, Small SA (1996) Sinus-lift graft: using the maxillary sinuses to support implants. J Am Dent Assoc 127:51–57

Zitzmann NU, Schärer P (1998) Sinus elevation procedures in the resorbed posterior maxilla. Comparison of the crestal and lateral approaches. Oral Surg Oral Med Oral Pathol Oral Radiol Endod 85:8–17

# 6 经牙槽嵴顶入路上颌窦底提升术：概述及研究进展

Nabih Nader，Maissa Aboul Hosn，Ronald Younes

## 6.1 微创上颌窦底提升术的科学背景

Tatum 在 20 世纪 70 年代首次提出了经牙槽嵴顶入路上颌窦底提升技术。他使用冲顶技术行上颌窦底提升同期植入种植体的结果于 1986 年发表（Tatum，1986）。在他最初发表的文章中，使用了一种被称为"骨窝成型器"的器械（用于特定大小种植体）制备种植窝洞，使上颌窦底发生"青枝骨折"，抬起窦底，使其向更顶端的方向移动。然后植入根形种植体，种植体埋入后自行愈合。在当时，作者没有使用任何植骨材料来增加和维持提升区域的体积。

后来，Summers（1994a）描述了该技术的一种改良方式，即另一种经牙槽嵴顶入路提升的方法，称之为"冲顶式上颌窦底提升术"（OSFE）。该方法使用一系列直径不同的骨挤压器，方法更简单、创伤也更小。在窦底骨增量同时植入种植体。使用锥形骨挤压器的目的是增加上颌松质骨（III型和IV型）的密度，通过侧向加压来增加周围骨的密度，从而在植入种植体时实现更好的初期稳定性（Summers，1994a）。作者指出，由于避免了钻孔，这些操作可以保留骨组织并增加侧壁的骨密度。该手术方法最初适用于上颌窦底剩余骨高度（RBH）为 5 ～ 6mm，骨密度低的病例。

与侧壁开窗技术的主要不同之处在于，通过骨挤压器将窦膜从嵴顶部提起，然后将种植体直接植入到制备好的窝洞内。（图 6.1）。

骨挤压器是一种外科手术器械，可以有效地增强种植体植入的稳定性。"骨挤压器"一词指的是一种骨切割或骨挤压的工具。

骨挤压器通常是楔形的工具，有不同的锥度，用来挤压、切割或使骨头

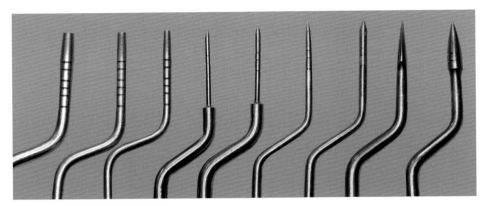

图 6.1　　在上颌窦底提升中使用的不同形状的骨挤压器

变形。它们有平头、刃状、尖头、凹形（杯状）和凸形（圆形）的：

• 圆形（凸形）骨挤压器主要用于骨挤压，主要用在牙槽嵴窄或骨质较松，经牙槽嵴顶入路上颌窦底提升的开始阶段。

• 刃状骨挤压器可用来楔入骨皮质，将皮质骨劈开或将狭窄部分撑宽。

• 在骨密度较低的骨中，尖的骨挤压器可用于推进和扩大窝洞。遇到皮质骨必须先钻得足够宽，以容纳骨挤压器，这样骨挤压器就不会遇到阻力。

• 凹形的骨挤压器用于收集和压缩骨组织，并将其向根方推到窦底。它们主要用于冲顶式上颌窦底提升。

• 平头骨挤压器可用于压缩（但不收集）骨屑以增加骨密度，通常用于上颌骨前部。

骨挤压器可用生理盐水或灭菌水润滑，以促进其在组织中的移动。圆形骨挤压器应直进直出，防止不在同一直线方向的挤压，而使预备窝洞呈椭圆形。这种形状会危及种植体的愈合和／或骨整合。

骨挤压器的最佳使用方法是将器械压入骨内，一旦遇到轻微阻力就用锤敲击使其就位，更大的阻力需要使用钻来扩大皮质骨。大部分的阻力是由于皮质骨开口过小，过小的开口阻止了骨挤压器的顺利进入（Flanagan，2006）。

注：不恰当地使用骨挤压（过度的锤击力）可能导致持续 1 ~ 3 周的内耳迷路震荡。而且，部分患者需要特殊的治疗：耳石症的手法复位。

简而言之，Summers 技术的方法如下（图 6.2）：

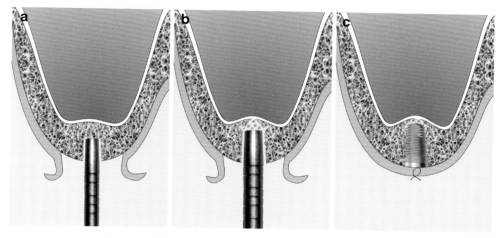

**图 6.2　原始的 Summers 技术示意图（冲顶式上颌窦底提升）**

a. 使用凹形骨挤压器挤压到距离窦底下 2mm 处；b. 用较大直径的骨挤压器将骨屑向上推入窦底；c. 植入种植体的位置显示种植体根尖部的骨抬起窦底

・牙槽嵴顶正中做切口，翻开颊侧和腭侧黏骨膜瓣，充分暴露牙槽嵴顶部分。

・用直径 2.0mm 的圆钻标记种植位点，然后用钻备洞直到距离窦底 0.5～1.5mm 为止。

・然后用骨挤压器从水平方向和垂直方向扩展窝洞，使窦底向上骨折。骨挤压器本身不进入上颌窦内。

・上颌窦底缺牙处的牙槽嵴窝洞制备是通过尖端凹的锥形骨挤压器完成的。骨挤压器的直径从小到大。每次插入一个较大型号的骨挤压器时，骨质被推向侧壁和顶部，同时将骨屑推到拱起的窦膜下。

在临床上，帐篷作用提供了一个空间，引导骨（骨替代材料或形成的血凝块）超过原始窦底的水平。

・骨挤压器有与种植体长度和逐渐增大的直径相对应的型号。

这类似于青枝性骨折的方法，这种方法在没有影响到窦膜的情况下，在提升区域增加 2～3mm 的骨高度。

必要时，可以敲击骨挤压器进行骨扩张。每次敲击后，应转动骨挤压器，防止骨挤压器嵌入骨内。骨挤压器在转动时应保持在精准的轴向位。力量需控制在每次敲击时挤压器进入不超过 1mm，以防止窦膜穿孔（为了达到这个目的，有些骨挤压器配有止停环）（Summers，1998）。

在最终骨挤压器达到预备的工作深度之前，不行窦底提升。一旦最大直径的骨挤压器预备完窝洞，可通过最终的骨挤压器冲压窦底皮质骨和附着的黏膜，造成上颌窦底骨折来提升窦底（Checchi 等，2010）。

如果几次敲击后窦底未破，外科医生重新使用小一号的骨挤压器或钻头。

这种冲顶式手术以尽可能小的创伤使窦底骨折。在很多情况下，冲顶技术在松质骨中优于钻孔技术。在日常工作中，种植可以植入的条件更宽泛。

在前三篇文章（Summers，1994a，1994b，1994c）中，Summers 描述了使用手动工具来提升上颌窦的方法。这种方法适用于上颌松质骨，扩张局部牙槽嵴（牙槽嵴扩张技术，REO），以及窦底提升即刻种植［冲顶式上颌窦底提升术（OSFE）和冲顶式上颌窦底提升植骨术（BAOSFE）］。

1995 年，Summers 介绍了一种称之为活塞式骨块提升术（FSD）的新方法，即应用大的骨挤压器经牙槽嵴顶的上颌窦底提升术。先用环钻钻出骨环，用宽的骨挤压器向上冲顶，然后将骨环推到窦膜下，抬起窦膜。

## 6.2　原始技术的改良（冲顶式上颌窦底提升术）

### 6.2.1　冲顶式上颌窦底提升植骨术（BAOSFE）（图 6.3）

Summers（1994b）在原始的冲顶式上颌窦底提升过程中同时植入植骨材料，并称之为冲顶式上颌窦底提升植骨术。他认为这种方法比侧壁入路上颌窦底提升手术更保守，侵入性更小。值得注意的是，植骨材料需在无法直视的情况下植入到窦膜下的空间。

通过对植骨材料和潴留的液体加压使其对窦膜产生压力，这种钝力扩大窦膜底部的空间要比骨挤压器尖端挤压形成的空间要大（Chen 等，2007）。这样一来，上颌窦黏膜在如此恒定的液体压力下就不容易发生撕裂，避免了直接接触尖硬的手术器械（Summers，1994b）。

许多报告建议对 Summers 原来的冲顶式上颌窦底提升植骨术加以改进，以加快手术过程，最大限度地减少锤击力，并使窦底折断更简单。其他作者对冲顶式上颌窦底提升植骨术的改进建议是：手术器械、植骨材料以及种植体表面和设计的改进（图 6.4 ～图 6.8）。

图 6.3 冲顶式上颌窦底提升植骨术示意图

a. 使用凹形骨挤压器预备至距离上颌窦底 1 ～ 2mm 处；b. 将植骨颗粒填入窦膜下提升的空间；c. 种植体植入在剩余牙槽骨中，种植体上方周围被骨碎屑包绕

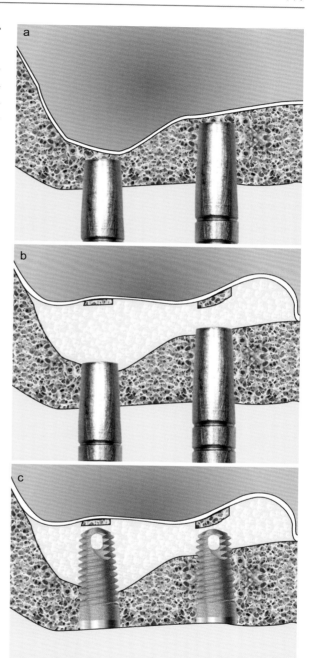

图 6.4 在控制好压力的状况下，用骨挤压器将植骨材料挤入窦底

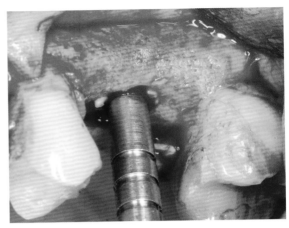

图 6.5 用骨挤压器将碎骨块逐渐填入制备好的窝洞内

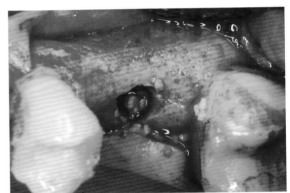

图 6.6 术前 X 线显示上颌窦底剩余骨高度（3mm）
*红色箭头表示位于嵴顶部和窦底之间的剩余骨高度*

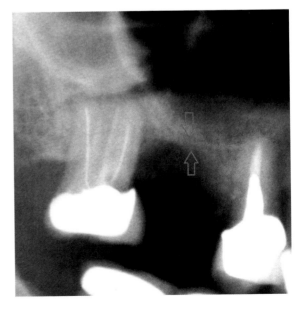

图 6.7　术后 X 线显示锥形种植体植入至提升后的窦底骨增量区

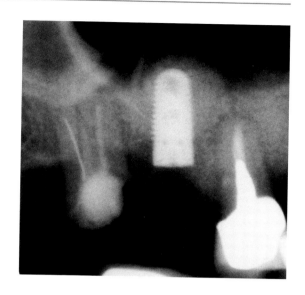

图 6.8　负重 1 年后 X 线显示的最终骨水平

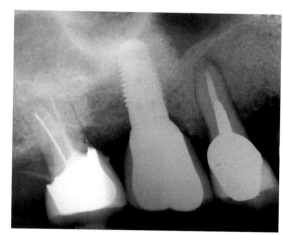

## 6.2.2　改良冲顶式上颌窦底提升（钻＋骨挤压器＋骨替代材料）（图 6.9）

当窦底的骨质较致密时，在无需增加骨密度的情况下，使用 Summers 的骨挤压技术对患者来说是有害的。可先使用 2～3mm 的麻花钻到达窦底硬骨板下方 1～2mm。因为在这种病例中，没有必要行进一步骨挤压，所以单独钻孔会更有效，也更省时。然后通过敲击 2 号和 3 号骨挤压器致窦底"骨折"。

为此，Davarpanah 等于 1996 年提出了一种新的手术流程，该方法联合

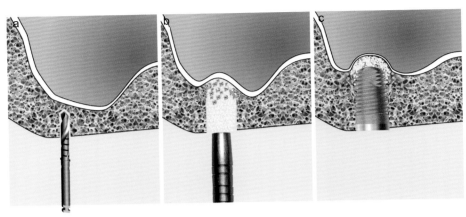

**图 6.9　改良冲顶式上颌窦底提升示意图**

a. 先锋钻行上颌窦底提升预备，避开窦底；b. 凹形骨挤压器保持在窦底下，同时向上推骨替代材料与自体骨混合物；c. 颗粒状骨替代材料与自体骨混合物包绕在种植体周围（注意上颌窦膜被完整地向根方抬起）

使用骨挤压器、钻头和粗糙表面的种植体（Davarpanah 等，2001）。

　　该技术适用于上颌窦底剩余骨高度 ≥ 5mm 的情形。具体操作方案如下：在手术过程中，任何器械（骨挤压器、钻）都不应该穿通上颌窦。

　　• 先用球钻进行种植位点的定位，开始时用 2mm 的麻花钻（先锋钻）备洞，预备到距离上颌窦底 2 ～ 3mm 处。

　　• 用直径 3mm 的麻花钻完成标准种植体的种植窝洞制备。

　　• 钻必须保持在上颌窦底下 1mm 处。

　　• 放射线检查有助于确认上颌窦底的完整性。

　　• 在使用第一个骨挤压器时应把植骨材料放入种植窝内（Summers 3 号骨挤压器），植骨材料可作为一种缓冲轻轻推开折断的窦底骨壁。

　　最后用最大的骨挤压器致窦底骨折，该器械与将要植入种植体的大小相匹配。用骨挤压器将窦底骨折后立即将骨颗粒或自体骨与植骨材料混合物顶入提升的空间里，避免骨挤压器与窦膜直接接触（Diserens 等，2006）。

　　在这个阶段，检查窦膜的完整性是通过要求患者捏鼻鼓气和观察镜子上的薄雾（Valsalva 手法）来确认的。如果上颌窦黏膜已经穿孔，可以考虑两种选择：停止手术，等待 4 周愈合后再继续手术；或改用侧壁入路行上颌窦底提升。

　　• 骨通过骨挤压器逐渐被挤压。

　　• 随着每次使用骨挤压器来挤压植骨材料，窦膜被提升约 1mm。

上颌窦底骨质致密时，"改良冲顶式上颌窦底提升"减少了不必要的伤害，对患者来说更容易接受。

### 6.2.3  改良环钻 / 冲顶式上颌窦底提升术（同期植入种植体）（图 6.10）

Fugazzotto（2002）提出了一种技术，在此技术中，第一步使用外径为 3.0mm 的环钻代替骨钻（或骨挤压器），用环钻在种植窝钻出柱形骨环，然后用骨挤压器敲击柱状骨块，将其骨折顶入窦内，植入种植体。

- 该技术既可以翻瓣也可以不翻瓣。
- 用外径 3.0mm 的环钻，以较慢的切割速度在距离窦膜 1 ～ 2mm 的范围内制备好位点。
- 在取出环钻后，如果发现柱状骨块在环钻内，则将其轻轻从环钻中取出，重新放回制备好的窝洞中。
- 将与环钻直径对应的骨挤压器放入种植窝内，轻轻敲击预备窝洞里的柱状骨块，直到柱状骨块嵌入窦内的深度比预备的深度深 1mm。
- 所使用的最宽的骨挤压器型号比种植窝预备最后的钻小一个型号。
- 随着种植体植入压力向侧壁分散，轻轻地顶起柱状骨块，同时避免骨块的侧移。

这项技术既能减轻患者的创伤，又能最大限度地保存种植体周围的牙槽骨。

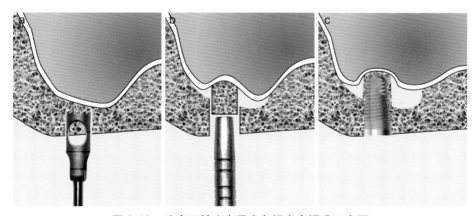

图 6.10  改良环钻 / 冲顶式上颌窦底提升示意图

a. 取骨环钻准备切割骨块；b. 凹形骨挤压器推动柱状骨块；c. 种植体植入提升骨块和窦膜

　　这项技术适用于上颌窦底剩余骨高度为 4 ～ 5mm 的情形，目的是避免
重复敲击并能同期植入种植体（图 6.11 ～图 6.14）。

图 6.11　在种植位点用有刻度
的空心取骨环钻制备柱状骨块

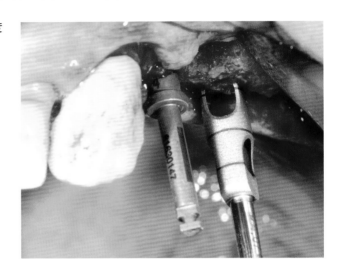

图 6.12　X 线显示环钻尖端距
离窦底下 1mm

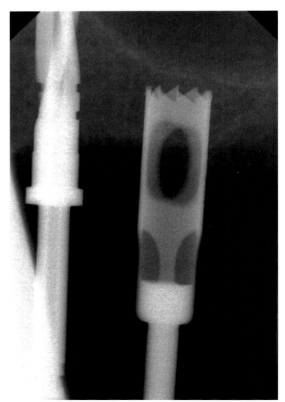

图 6.13　X 线显示骨挤压器推动柱状骨块进入窦腔

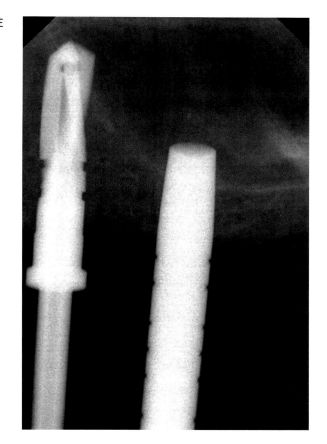

图 6.14　术后 X 线显示原始窦底（黄色箭头所指）和提升至种植体顶端的柱状骨块（红色箭头所指）

*注意使用"骨小梁合金融合技术"优化骨向内生长*

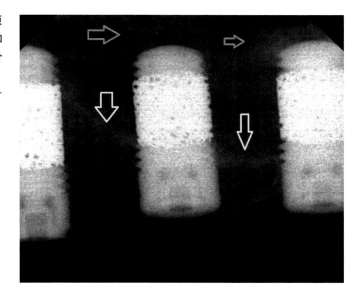

## 6.2.4　科希（Cosci）法

Cosci 和 Luccioli（2000）也对牙槽嵴顶入路上颌窦底提升进行了改进。Cosci 技术是使用一系列特殊的不同长度的钻头进行一阶段牙槽嵴顶入路上颌窦底提升的方法。

钻头的形状可以防止窦膜穿孔，并可以对窦底皮质骨进行轻微的磨除而不会造成骨折。

Cosci 法操作步骤：

• 如果上颌窦底剩余骨高度为 6 ～ 7mm：

- 先用专用直径 3mm 的环钻预备 2 ～ 4mm。

- 然后使用专用的直径为 2mm、长度为 3mm 的先锋钻预备（便于直径 3.1mm 的中间钻的定位和骨块的磨除——译者注）。

- 随后使用长度为 3mm、直径 3.1mm 的中间钻（由于提升钻为平头刃状，在已预备出 3mm 深、3.1mm 直径的骨窝中，将提升钻卡入，防止提升钻刚进入时发生晃动、旋转移位——译者注），后使用 1 个或多个无创的提升钻，长度与 X 线测量的实际骨高度相同。

• 如果上颌窦底剩余骨高度为 4 ～ 5mm，则不使用环钻，种植区的预备使用专用的长度为 3mm、直径为 2mm 的先锋钻，剩余的步骤则相同。

使用第一个无创提升钻后，用圆钝的器械探诊以感知窦膜的存在。如果探查到有骨存在，则使用长度增加 1mm 的无创提升钻，以此类推，直到探查到上颌窦底黏膜。

用圆钝的器械仔细探查窦膜的完整性或用 Valsalva 手法（捏鼻试验）检查窦膜的完整性。

然后，使用一种特殊骨粉输送器将植骨材料轻轻推入；重复此步骤，直到植骨材料填满整个位点。（Bernardello 等，2011）。

按照作者（Cosci）的说法，Cosci 技术完成的平均时间比冲顶技术少近 10min；一旦知道不使用"有害的"骨挤压器，患者和操作者就更愿意选择这项技术。

Cosci 方法中的钻用来预备种植位点及提升窦膜。套装中提供了 8 把无创提升钻，长度 5 ～ 12mm，以 1mm 长度逐渐递增（图 6.15）。

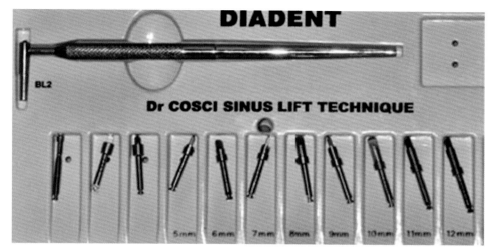

图 6.15 Cosci 博士"无创"上颌窦底提升钻

## 6.3 改良冲顶式上颌窦底提升术延期植入种植体

同期植入种植体的先决条件是达到初期稳定性，这取决于骨数量和骨质量。

在两种情况下牙槽嵴顶入路上颌窦底提升（Summers）不考虑植入种植体。

① 当考虑到骨容量不足以保证种植体的初期稳定性时，我们会首先考虑不植入种植体。

② 我们在植入种植体时不能保证初期稳定性。

### 6.3.1 活塞式骨块提升术

Summers（1994c）描述的这种技术提出了当上颌窦底剩余骨高度小于 5mm 的时候，种植体的植入推迟到上颌窦底提升术后的 7 ～ 9 个月。操作规程如下：

• 用直径 2mm 的钻在手术导板的引导下备洞。

• 用内径 5mm 的环钻来制备一块柱状骨块，这个环钻替代了 Summers 5 号骨挤压器。

• 窦膜和柱状骨块一起被抬起，起到了一个减震的作用。必须确认窦膜的完整性。如有穿孔，则应停止手术。

　　逐渐放入自体骨（含或不含骨替代材料），直到窦底下方有足够的骨量。

　　活塞式骨块提升术也可以在没有环钻的情况下应用，特别是当上颌窦底剩余骨高度小于 4mm 时（图 6.16 ～图 6.21）。

图 6.16　窦底剩余骨高度不足时使用凹形骨挤压器挤压

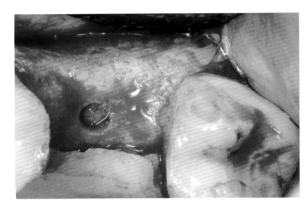

图 6.17　术前 X 线显示颗粒状骨替代材料逐渐顶入窦底部位

*红色箭头指示最初的窦底*

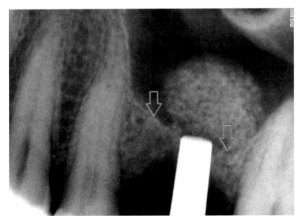

图 6.18　手术照片显示挤压位点内充满颗粒状骨替代材料

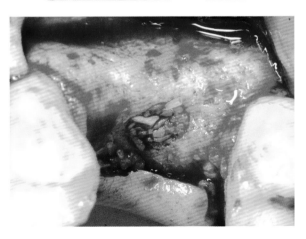

图 6.19 术后 X 线显示实际窦底提升量

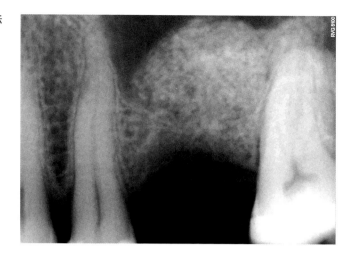

图 6.20 5 个月后，在移植区植入种植体（同种异体移植物）

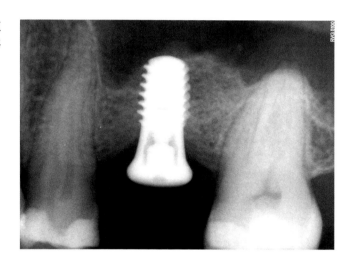

在多个无牙颌区，当骨分隔伴有上颌窦底剩余骨高度的减少时，为了避免使用侧方入路时可能发生窦膜穿孔，会在骨分隔两侧行两个入口（图 6.22 和图 6.23）。

## 6.3.2 改良的环钻 / 冲顶式上颌窦底骨增量（磨牙和前磨牙拔除后）（图 6.24）

Fugazzotto（1999）描述了一种上颌磨牙拔除后同时行局部上颌窦底提升和引导骨再生的技术。

图 6.21　1 年随访显示再生骨的少量吸收

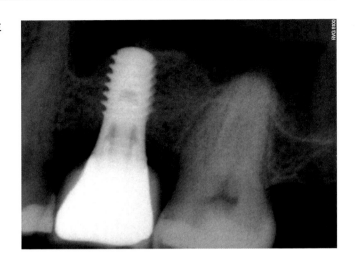

图 6.22　术前 X 线显示"刀刃状"分隔（红色箭头）

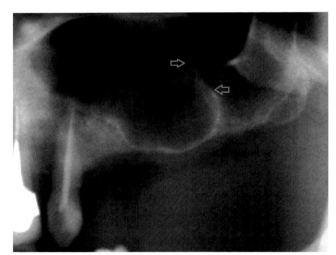

图 6.23　凹形骨挤压器制备的两个牙槽嵴顶入口（骨分隔的前后）

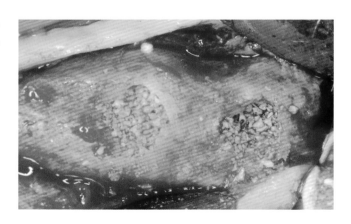

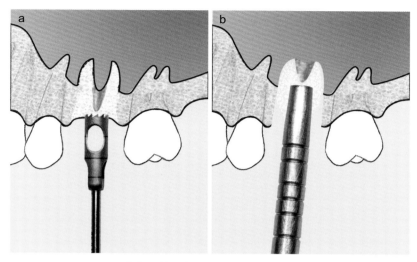

图 6.24 改良环钻 / 冲顶式上颌窦底骨增量技术示意图
a. 应用环钻技术推进窦底；b. 使用骨挤压器把牙根间骨块顶入窦内

• 为了保护牙根间隔，无创拔除磨牙后，将一个标准的取骨环钻放在牙根间隔上，这个环钻的大小能包含牙根间隔及 50% 的拔牙窝（每种环钻约1mm 厚）。

• 根据术前的 X 线，测量拔除牙根的长度和剩余牙槽嵴高度，临床上使用环钻钻入距离窦膜下方 1 ～ 2mm 的位置。

• 在取出环钻后，如果发现柱状骨块在环钻内，则将其轻轻从环钻中取出，重新放入制备好的牙槽窝中。

• 根据环钻直径选择一个骨挤压器，轻轻地锤击使柱状根间隔骨块连同窦膜一块被提升。提升的深度至少和骨块的垂直高度相等。

• 在剩余的拔牙窝内填充骨替代材料。

• 选择合适的膜并用膜钉固定。

• 缝合皮瓣，达到无张力的一期缝合。

该技术在磨牙拔除时，将上颌窦底提升技术与引导骨再生技术相结合，以实现水平向（颊腭侧）再生和垂直向（冠 - 根方向）的骨再生，从而使种植体植入在理想的位置（相比延迟种植）。

## 6.3.3 微创球囊上颌窦底提升术 （MIAMBE）

上颌窦中骨分隔的存在，导致并发症发生率较高，需要改进手术技术。微创球囊上颌窦底提升术（MIAMBE）是冲顶式上颌窦底提升植骨术中众多的改良方法之一，最初由 Soltan 和 Smiler（2005）提出，其中窦膜提升是使用专用球囊在窦底开窗部位进行的。

钻孔深度根据 CT 扫描数据确定：

- 用直径为 2mm 的定位钻于距离上颌窦底中央下方 1～2mm 处制备窝洞。
- 用专用的骨挤压器扩大窝洞。
- 骨替代材料（BS）被放入到该部位，随后，折断窦底骨壁。
- 评估窦膜的完整性。再次放入骨替代材料，然后用攻丝钻预备到高出窦底 2mm 处。
- 取出攻丝钻再次评估窦膜的完整性，然后将球囊输送器的金属套管放入窦底预备好的窝洞中，并使之高出窦底 1mm。
- 压力充气将球囊缓慢充气，气压增至 2 个大气压。一旦球囊从窦膜下的金属套管连接处露出，气压就会降到 0.5 个大气压。
- 随后，逐渐向球囊内注入液体造影剂，使球囊充盈。
- 拍摄连续的根尖 X 线检查球囊充盈后窦膜提升高度，一旦获得了理想的提升高度（通常为 10mm），球囊应该继续充气 5min，以减少窦膜回缩。
- 然后，球囊放气取出。通过以下方法评估窦膜完整性：肉眼检查种植位点、注入盐水和观察呼气吸气时窝洞的血液流动。

如果上颌窦底剩余骨高度足够，可以选择同期植入种植体（图 6.25、图 6.26 和图 6.27）。

参考作者（Soltan 和 Smiler，2005）的说法，这个过程很成功且容易操作。对患者而言，该手术消除了传统铰链活板门上颌窦底提升术的并发症、不适和损伤，并可缩短种植体埋入时间，使其早期行使功能。

## 6.3.4　液压技术

在 Soltan 和 Smiler（2005）发表了他们的"微创球囊上颌窦底提升术"的同一年，Sotirakis 和 Gonshor（2005）对原始冲顶技术进行了新的改良。在使用骨挤压器后，用适合的注射器，在一定的水压下将生理盐水注射到窦膜下。

Chen 和 Cha（2005）描述了一种叫作微创液压窦底提升的技术。这项技术有一套挤压工具，工具中有专门窦底提升用的金刚砂钻，直径分别是 1mm、2mm 和 3mm；同时也配备了表面钛涂层的植骨材料输送挤压工具，直径分别是 2mm、3mm、5mm 和 6mm。

图 6.25 气动装置
由注射器、管道和金属轴组成，
其顶端连接可充气的乳胶迷你
气球

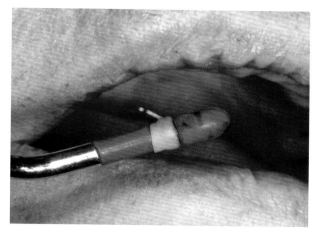

图 6.26 在提升窦膜之前，将气
球充气检查是否漏气

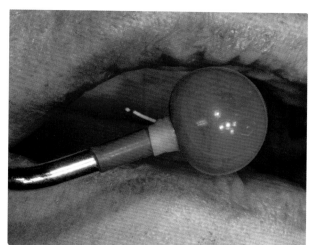

图 6.27 窦膜被充盈的球囊轻轻
抬起

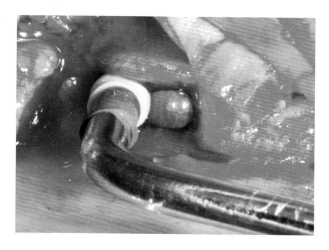

结合使用这些工具与外科用的气动高速手机，临床医生可以充分利用现有的解剖条件，很安全地将窦膜与窦底分离，并为同期植入种植体做好准备，而在这种情况下同期植入种植体是受到限制的。在液压与易塑形的植骨材料相互作用下，使用骨粉输送器，可以轻松将窦膜从窦壁上分离，而不会有穿孔的危险。

几年后，Jesch等（2013）又改进了另一种使用液压方式进行上颌窦底提升的技术，该技术是一种微创的窦底提升术（MISFA）。这种方法由钻、带脚踏板的泵和连接管组成。在钻通上颌窦底骨板后，在距离窦底1～2mm处放入该装置使用生理盐水在钻的压力腔内产生高水压（1.5bar），将窦膜推起。然后继续注入生理盐水，进一步分离窦膜，降低穿孔的风险。然后在植入种植体前先将植骨材料植入窝洞中。

基于同样的原理，另一个系统（physiolifter device）也被开发出来，它使用了超声骨刀特殊设计的工作尖，与骨挤压器和锤击相比，它安全且损伤较小。在窝洞制备后，将一根管子和一个3mL生理盐水注射器的连接套管（CS1 elevator）连接在一起后放入种植窝洞中，通过流体动压来控制窦膜的高度。如有条件可以同期植入种植体。

## 6.4　牙槽嵴顶入路上颌窦底提升联合牙槽嵴扩张术

牙槽骨吸收常包括垂直向和水平（颊舌）向。

当出现水平骨吸收使上颌窦较为突出时，牙槽嵴扩张与上颌窦底提升应当同时进行。

牙槽骨宽度为3～4mm且上颌窦底剩余骨高度≥4mm，是牙槽嵴扩张联合上颌窦底提升和同期植入种植体的指征。

开始行窦底局部牙槽嵴扩张时，可用骨凿或超声骨刀专门的工作尖从嵴顶向颊侧方向切开，以保持颊侧皮质骨板的完整。

上颌窦底局部提升3mm可以通过对种植位点进行轻微的骨挤压，逐渐增加骨挤压器的直径以扩张牙槽嵴来实现。种植体植入后，间隙部分可放置胶原蛋白海绵或骨替代材料。

在大面积牙缺失区域，上颌窦底提升联合牙槽嵴扩张需要沿上颌骨后部牙槽嵴顶切开，切开深度远离窦底。然后用钝的单刃骨凿或"D"形骨凿（或锥形）将牙槽嵴前后向扩开约2mm。然后，通过渐进的锤击力使整个长度的窦底连续地断裂。最后，牙槽嵴扩张到预定的宽度以便植入种植体（Cullum 和 Jensen）。

## 6.5 其他牙槽嵴顶入路上颌窦底提升术

在大面积牙缺失区域，采用与牙槽嵴顶入路上颌窦底提升延期种植的相同理念，开发出了不同的技术。

### 6.5.1 嵴顶骨窗嵌入法（CBIT）

在 1998 年，Fugazzotto 和 Vlassis 描述了一种在牙槽嵴顶矩形开窗的提升方法。切开"窗口"周围骨板后，将"窗口"和窦膜一起向上分离抬升。这种方法适用于上颌窦底到牙槽嵴顶的剩余骨高度明显小于 2mm 的情形。Winter 等（2003）描述了一种不植骨、延迟种植的上颌窦底提升方法，称之为上颌窦/牙槽嵴帐篷（SACT）技术（种植体成功率 91%），适用于上颌窦底剩余骨高度 ≤ 4mm（在他们研究中平均上颌窦底剩余骨高度为 2.87 mm）的情形。该技术既不使用骨替代材料也没有用膜。该技术结合了上颌窦底提升和即刻种植，撑起窦膜使之起到帐篷样作用。该技术最常见的并发症是无法获得种植体的稳定性。

因此，几年后，作为对 SACT 技术（Winter 等，2003）的改进，Nader 等（2006）及 Soardi 和 Wang（2012）详细地描述了牙槽嵴顶开窗、延期种植的上颌窦底提升方法。

截骨的深度是由嵴顶骨的厚度决定的。

- 骨开窗应位于牙槽嵴顶宽度范围之内，不可延伸至颊侧或腭侧。
- 一旦切开顶部的开窗骨板，就用超声骨刀盘状刀头将窦膜与骨壁分离。
- 这项技术可以最大限度减少窦膜穿孔的可能性，这是因为从窦底往上分离黏膜是没有张力的，很容易分离（由于吸气会吸窦膜往上的作用——译者注）。而且在存在分隔的情况下，用这种方法也许有助于减少窦膜穿孔。

- 用宽的挤压器轻轻向上敲牙槽骨嵴顶的骨开窗（窦内方向），直到矩形骨块可以移动，嵴顶的骨缺损用植骨材料充填，这是骨再生的理想部位。

- 用作屏障的胶原膜放置在嵴顶，盖在移植骨上面，四周要延伸到开窗之外。

这种嵴顶骨窗嵌入法（CBIT）技术还存在其他变化，如：使用弯头骨凿，或者是超声骨刀更好，以尽量减少窦膜穿孔的风险，并保持在顶部窗口周围保留 1.5mm 的最小骨宽度（图 6.28 ～图 6.35）。

这种方法适用于以下情况：

• 大面积无牙区；

• 宽大的牙槽嵴；

• 上颌窦底剩余骨高度 ≤ 2mm；

• 上颌窦内存在复杂上颌窦解剖结构（骨分隔，粗大的上牙槽后动脉）。

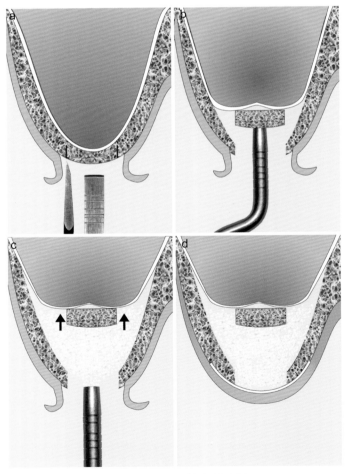

图 6.28　CBIT 技术原理图

a. 骨凿制备骨开窗；b. 骨挤压器向上冲顶骨开窗；c. 窦腔内充满骨替代材料（注意嵌入窦底骨板的新位置）；d. 用可吸收膜封闭缺损

图 6.29 骨凿勾勒出骨窗的轮廓

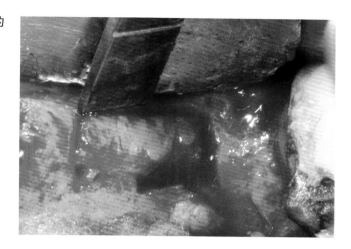

图 6.30 用骨挤压器敲击骨窗使其向上折断

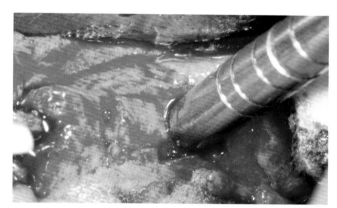

图 6.31 用骨膜剥离子沿着开窗边缘小范围分离，提升窦膜

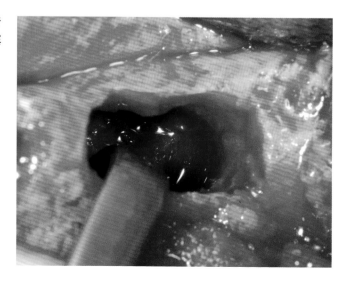

图 6.32　骨挤压器向上挤压颗粒状骨替代材料

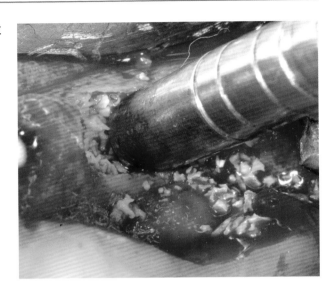

图 6.33　最终嵴顶骨窗位置填满植骨材料

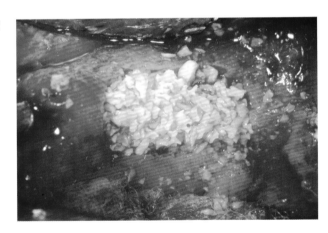

## 6.5.2　嵴顶骨板再复位法（CBRT）

作为 CBIT 技术的一个有趣的演化，Naderet 等（2006）介绍了嵴顶骨板再复位法（CBRT），这个技术也是通过牙槽嵴顶进入上颌窦底，提升后的窦膜下有足够的空间植入植骨材料，将取下的骨窗重新复位于牙槽嵴顶。

具体步骤：

• 用骨凿标记骨窗，在骨窗的颊侧和腭侧至少保留 1.5mm 的骨宽度（为了确保骨窗的重新复位，避免术后的意外吸收）。

图 6.34 嵴顶骨窗嵌入法术前 X 线

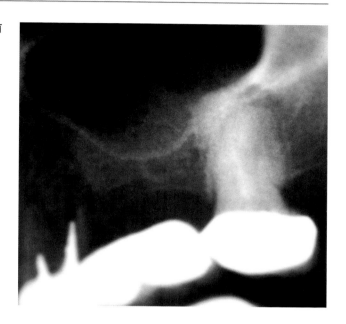

图 6.35 嵴顶骨窗嵌入法术后 X 线

黄色箭头表示植骨的位置

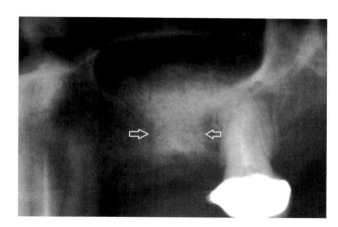

- 然后用骨凿、微型来复锯或超声骨刀切开骨窗。
- 骨壁由外向内斜形切开，切开后于骨开窗之处形成翼状的斜边，以便骨窗的复位。
- 骨块与残留的松质骨分离，取下后保存在生理盐水中。
- 窦底下剩余骨壁应用 Summers 冲顶技术轻敲至窦底骨折。
- 在使用超声骨刀工作头分开窦膜后，为了方便窦膜的分离，可用窦膜提升器，并在骨窗的周围和向上方向中轻柔地分离窦膜。

• 植骨完成后，骨块覆盖窗口的同时将额外的植骨材料推向窦内。

使用重新复位骨块有以下几个优点：
• 有可能是骨窗的表面在愈合过程中客观地起到了固定骨替代材料的作用，而在后期骨愈合过程中自体骨块起到了促进骨形成的作用。
• CBRT 起着自体生物膜的作用，具有成骨作用和保护窦腔内移植材料作用，不需要使用合成的屏障膜。
• 此外，保留剩余的牙槽骨可以促进骨和软组织的愈合（图 6.36 ～图 6.41）。

这种方法适用于以下情况：
• 大面积无牙区。
• 宽大的牙槽嵴。
• 上颌窦底剩余骨高度 ≥ 3mm。
• 上颌窦内存在复杂解剖结构（骨分隔，粗大的上牙槽后动脉）。

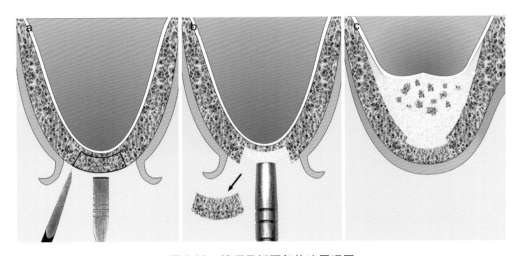

图 6.36 　嵴顶骨板再复位法原理图

a. 骨凿用于在皮质骨内凿开骨窗（保留窦底骨板），注意骨凿边缘的倾斜方向；b. 取出骨块，用宽骨挤压器折断窦底骨板；c. 窦内植骨后复位骨板

图 6.37 临床视图显示骨凿勾勒出骨窗

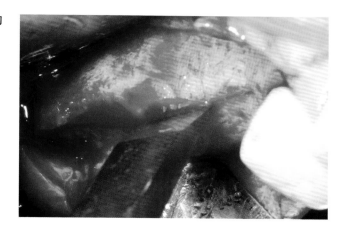

图 6.38 分离后取出骨块

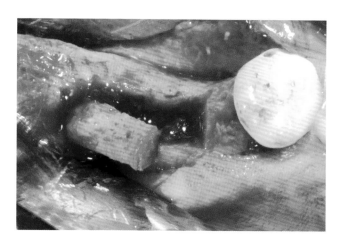

图 6.39 骨挤压器挤压颗粒状骨

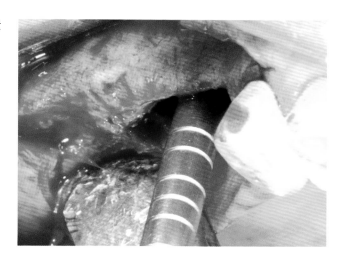

图 6.40 完全填充后的牙槽嵴顶视图

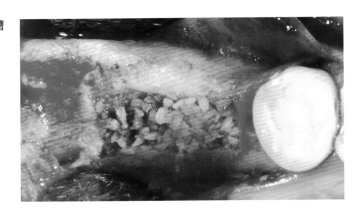

图 6.41 骨窗复位到原来的地方

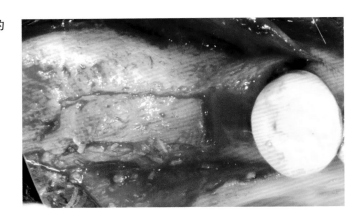

## 6.6 不植骨的方法

1984 年，Brånemark 等通过制备种植位点植入种植体，利用鼻底和上颌窦底提升技术，来获得骨高度和新形成的骨。十年后，Summers 通过植入位点提升窦膜，也简化了上颌后牙区垂直骨高度不足种植体植入的技术（OSFE）。

在最初的上颌窦底提升技术中，Tatum 和 Summers 都没有在牙槽嵴顶入路的上颌窦底提升中使用任何植骨材料。

其他作者已经描述了一种不需要植骨的改良的冲顶技术（Schmidlin 等，2008；Pjetursson 等，2008）。

Pjetursson 等（2009a）对使用或不使用植骨材料的冲顶式上颌窦底提升术进行了影像组织学评估，得出的结论为：为了获得较好的效果，牙槽嵴顶入路上颌窦底提升应与骨或骨替代材料联合应用。

另外，在未使用任何植骨材料的情况下，冲顶技术也取得了良好的效果（Leblebicioglu 等，2005；Nedir 等，2006，2009；Fermergård 和 Astrand 2008；Schmidlin 等，2008）。在不植骨的情况下，经牙槽嵴顶提升后牙槽骨高度平均增加 1.7 ~ 3.9 mm（Leblebicioglu 等，2005；Schmidlin 等，2008；Nedir 等，2006；Ahn 等，2011）。

其他研究（Lai 等，2008；Lai 等，2010）报道显示两组（植骨和不植骨组）5 年后的种植体存活率无显著差异（Lai 等，2008）。此外，影像分析也显示，即使不植骨，上颌窦底提升处也可见新骨的形成，但两组间未做比较。在冲顶式上颌窦底提升术中植骨的必要性，仍然需要通过随机对照临床试验（RCTS）阐明（Tonetti 等，2012）。

Tan 等（2008）也阐述，经过 3 年的观察，冲顶式上颌窦底提升植骨术与冲顶式上颌窦底提升术（不植骨）相比没有优势；在 6 个月的随访中，冲顶式上颌窦底提升植骨术的骨增量明显高于冲顶式上颌窦底提升术。然而，2 年后，产生的平均骨增量缩减，与不植骨组相同（Tan 等，2008）。一项近期的组织学研究（Si 等，2013）证实了在冲顶式上颌窦底提升术中有新骨形成，骨 - 种植体的接触面情况也更好。植骨材料在冲顶式上颌窦底提升植骨术中的应用，从组织学结果上看没有优势。

之前的影像学研究发现（Brägger 等，2004；Hatano 等，2004），植骨后的骨重建导致骨容积的减少。

根据 Boyne（1966）的研究，在没有植骨材料的情况下，种植体向窦内的突出对骨增量起主要作用：当种植体向窦内突出 2 ~ 3mm 时，种植体整个表面显示完全的骨再生；相反，当种植体向窦内突出 ≥ 5mm 时，只有种植体侧方和顶端部分有骨生长（Schmidlin 等，2008）。Lai 等（2010）认为，该技术的成功得益于种植体与剩余骨组织的"有效接触面"。

如今，新的锥形种植体与微螺纹（或微沟槽）设计明显提高了初期稳定性，对上颌窦底剩余骨高度（≥ 4mm）的要求也更低；此外，改良的种植体表面可以使医生获得更高的成功率。

一些作者证实了窦膜的成骨潜力，它由几层组成，包括上皮衬里、固有层和上颌骨表面。窦膜包括丰富的血管化固有层。许多研究表明，骨祖细胞可能与周细胞有关，这些细胞作为外周内皮细胞存在于微血管壁、骨髓中。Srouji 等（2009）认为，微血管细胞可能是窦膜中成骨细胞群的一个，甚至是主要的供体。

Esposito 等（2010，2014）描述的 Cochran 系统综述中阐述到在上颌窦底剩余骨高度为 1～5mm 的情况下，在窦底提升区域下放置坚固固定的可吸收屏障膜，即使不添加植骨材料，该区域也有足够的新骨形成，为种植修复提供支持。

目前，关于牙槽嵴顶入路上颌窦底提升添加植骨材料的必要性仍存在争议。

根据 Summers 冲顶式上颌窦底提升植骨术，在行经牙槽嵴顶入路上颌窦底提升时，大多数临床医生倾向于应用植骨材料（自体骨、同种异体骨的或异种骨）来维持窦膜和上颌窦底之间的空间，以确保新骨形成。（Summers，1994c）（图 6.42、图 6.43）。

图 6.42　**采用不植骨方法植入**
红色箭头表示原始骨的高度。植入种植体抬高窦膜

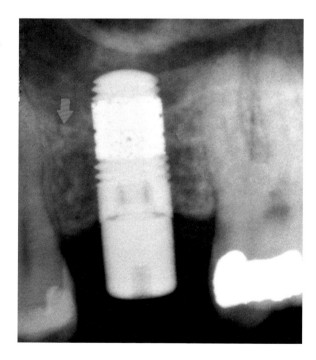

图 6.43  6 个月后的放射影像显示种植体顶部骨生长

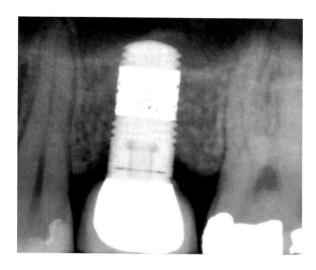

## 6.7  牙槽嵴顶入路上颌窦底提升的种植体存活率与上颌窦底剩余骨高度的关系

上颌窦底剩余骨高度通常被认为是预测牙槽嵴顶入路上颌窦底提升（SFE）成功与否和种植体存活率的重要指标。

• Summers 认为需要至少 6mm 上颌窦底剩余骨高度来确保种植体的初期稳定性。

• Zitzmann 等的研究结果表明，当上颌窦剩余骨高度大于 6mm 和预期提升高度在 3 ～ 4mm 的情况下推荐使用冲顶技术。如果吸收比较严重，则推荐使用一阶段或二阶段侧壁入路上颌窦底提升方法（Zitzmann 等，1997）。

在一项多中心回顾性研究中，Rosen 等（1999）评估了 Summers 技术的结果：当上颌窦底剩余骨高度≥ 5mm 时，种植体成功率为 96%，而当上颌窦底剩余骨高度≤ 4mm 时，成功率急剧下降至 85%。这可能是窦膜撕裂和种植体在薄的牙槽骨处很难获得初期稳定性引起的。

现有文献（Fugazzotto，1994；Rosen 等，1999）提示上颌窦底剩余骨高度（RBH）对牙槽嵴顶入路上颌窦底提升的结果有显著影响。具体来说，上颌窦底剩余骨高度越低，该技术的成功概率越小。

• Sendyk 和 Sendyk（2002）也指出：当上颌窦底提升高度不超过 5mm 时，

表 6.1　经牙槽嵴顶入路上颌窦底提升种植体存活率总结

| 作者 | 年 | 上颌窦底剩余骨高度/mm | 患者总数 | 种植体总数 | 器械类型 | 植骨材料 | 成功率/% | 窦膜穿孔率/% |
|---|---|---|---|---|---|---|---|---|
| Summers | 1994 | n.r | 55 | 143 | 骨挤压器 | | 96 | |
| Zitzmann and sharer | 1998 | 8.8 | 20 | 59 | 骨挤压器 | ABB | 94.92（2年） | |
| Rosen 等 | 1999 | n.r | 101 | 174 | 骨挤压器 | ABB，ABG，FDBA，OgN | 97.03（3年） | |
| Cavicchia 等 | 2001 | 2.9 | 43 | 97 | 改良骨挤压器 | 无 | 88.65（5年） | |
| Fugazotto | 2002 | n.r | 103 | 116 | ABB/ABG | 无 | 98.28（3年） | |
| Toffler | 2004 | 7.1 | 167 | 276 | 骨挤压器 | ABB+ABG | 93.48（5年） | 4.7 |
| Bragger 等 | 2004 | 7 | 19 | | 骨挤压器 | ABB，ABG | 96 | |
| Leblebicioglu 等 | 2005 | 9.1 | 40 | 75 | 骨挤压器 | 无 | 97.33（2年） | 2.7 |
| Ferrigno 等 | 2006 | n.r | 323 | 588 | 骨挤压器 | ABB，ABG | 98.6（5年） | 2.2 |
| Jurisic 等 | 2008 | n.r | 33 | 40 | 骨挤压器 | 无 | 100（3年） | |
| Diss 等 | 2008 | 6.5 | 20 | 35 | 骨挤压器 | PRF | 97.14（2年） | 10.4 |
| Kemalli 等 | 2008 | 7.2 | 45 | 57 | 骨挤压器 | ABB，ABG | 96.49（5年） | 16 |
| Schmidlin 等 | 2008 | 3.6 | 24 | 24 | 骨挤压器 | 无 | 100（3年） | |
| Gabbert 等 | 2009 | n.r | 36 | 92 | 骨挤压器 | 无 | 95.65（5年） | |
| Fermergard 等 | 2009 | 6.3 | 36 | 53 | 骨挤压器 | 无 | 94.30（3年） | |
| Pejtursson 等 | 2009 | 7.5 | 181 | 252 | 骨挤压器 | ABB | 97.14（5年） | |
| Nedir 等 | 2009 | 2.5 | 32 | 54 | 骨挤压器 | 无 | 100（2年） | |
| Calvo-Guirado 等 | 2010 | n.r | 30 | 60 | 螺纹骨扩张器 | PB | 96.67（3年） | |
| Crespi 等 | 2010 | 6.62 | 20 | 30 | 骨挤压器 | MgHA | 100（3年） | |
| Tetsch 等 | 2010 | 8.2 | 522 | 983 | 骨挤压器 | 无 | 96.84（5年） | |
| Bruschi 等 | 2010 | 3 | 46 | 66 | 骨挤压器 | 无 | 95.45（5年） | |
| Kfir 等 | 2009 | 3.9±2.1 | | 1615 | 微创球囊 | 无 | 95.2 | |

注：ABB—无机牛骨；ABG—自体骨移植；FDBA—冻干同种异体骨移植；MgHA—富镁羟基磷灰石；OgN—骨移植 - n (Ceramed, Lakewood, CO, USA)；PB—猪骨；PRF—富血小板纤维蛋白。

应该使用冲顶技术。

• 然而，当上颌窦底剩余骨高度不能达到种植体的初期稳定性的情况下，还可以行经牙槽嵴顶入路上颌窦底提升，但需使用二阶段法。在上颌窦底剩余骨高度小于 4mm 的情况下，只需要植骨而不同期植入种植体，因为 Toffler（2010）等认为上颌窦底剩余骨高度小于 4mm，种植体初期稳定性不足（73.3%）。

• 另外，据报道，上颌窦底剩余骨高度为 6～9mm 时，种植体存活率为 94.8%（Ferrigno 等，2006）。

• 2010 年，Esposito 等指出，如果上颌窦底剩余骨高度≥4mm（同时牙槽嵴顶宽度≥5mm），建议采用经牙槽嵴顶入路上颌窦底提升和植入 8mm 种植体；与侧壁入路且同时植入至少 10mm 长的种植体相比，其并发症更少（Esposito 等，2010）。

• 几位作者评估了经牙槽嵴顶入路上颌窦底提升的种植体的存活率。表 6.1 说明的是根据上颌窦底剩余骨高度使用不同的植骨材料和不同表面的种植体，不同术式的牙槽嵴顶入路上颌窦底提升术后的种植体存活率。

## 6.8  上颌窦底提升治疗方案的分类

1996 年美国骨整合学会召开了关于上颌窦底提升方法的会议，于 1998 年发表会议共识（Jensen 等，1998）。建议根据上颌窦底剩余骨高度选择手术方式（Jensen，1994）。当上颌窦底剩余骨高度属于 A 类和 B 类（RBH 分别为 10mm 和 7～9mm）时，建议侧壁入路上颌窦底提升同期植入种植体。

然而，当上颌窦底剩余骨高度属于 C 类（RBH 4～6mm）或 D 类（RBH 1～3mm）时，建议采用侧壁入路，对于 C 类和 D 类，使用植骨材料同期或延期植入种植体。值得注意的是，在制订此分类时，建议种植体长度不短于 10mm。此外，那时经牙槽嵴顶入路的上颌窦底提升还没有普及。后来，经牙槽嵴顶入路上颌窦底提升（以及其他改良方式）成为上颌窦底剩余骨高度较小情况下的一种选择。此外，表面改进后的、标准化短种植体的使用，也有利于经牙槽嵴顶入路的上颌窦底提升方法的使用。

因此，数年后 Zitzmann 和 Schär 分类法（1998）推荐：当上颌窦底剩余骨高度超过 6mm 且预期提升 3～4mm 高度的情况下，使用冲顶式上颌窦底提升。而侧壁入路上颌窦底提升仅推荐在牙槽骨吸收更严重的情况下使用，至于采用一阶段还是二阶段的侧壁入路上颌窦底提升，应根据上颌窦底剩余骨高度的特征决定。

此外，为了简化选择合适的技术进行上颌窦底提升，Fugazzotto（2003）提出了基于上颌窦底剩余骨高度数值的指导图。使用公式（$2X - 2$）来确定可植入最长的种植体长度。$X$ 等于上颌窦底剩余骨高度。

他建议的分级体系如图 6.44。

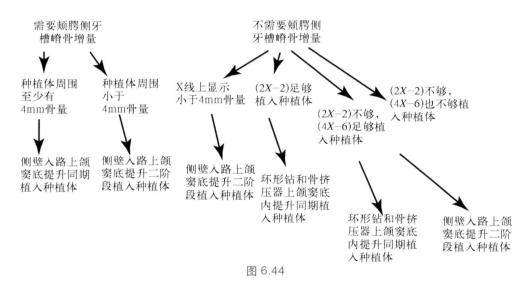

图 6.44

如今，因为已经证明了短种植体（$4 \sim 6$mm）的有效性，所以应该修改这些分类，从而排除在上颌窦底剩余骨高度为 $6 \sim 8$mm 的情况下上颌窦底提升的绝对必要性。

## 结论

当今临床医师面临的挑战不是能否成功地运用各种常规的上颌窦底提升技术，而是根据最初的临床情况选择最合适的上颌窦底提升技术，因为治疗方法的选择受到该区域的解剖结构以及其他一些因素如无牙区、上颌窦底剩余骨高度等因素的影响（Tan 等，2008）。

现有的证据表明，就植骨技术和长期种植体存活率而言，经牙槽嵴顶入路上颌窦底提升是可预测的、安全的，结果是成功的（Emmerich 等，

2005；Tan 等，2008；Pjetursson 等，2009a，2009b）。

然而，尽管经牙槽嵴顶入路上颌窦底提升被认为比侧壁入路更为保守，但仍存在许多缺点。其主要缺点是由于无法观察窦底，不能在直视下进行上颌窦底提升（Tan 等，2008）。

内镜研究已经显示了在行牙槽嵴顶入路上颌窦底提升时存在窦膜穿孔的风险（Nkenke 等，2002；Berengo 等，2004）。因此，这种"非直视"技术的主要缺点是窦膜潜在穿孔的不确定性，导致窦内骨颗粒的扩散和上颌窦底提升手术的失败。

尽管有这样的局限性，但据报道，与侧方入路相比，经牙槽嵴顶入路窦膜穿孔发生率较低（Del Fabbro 等，2012；Katranji 等，2008；Chanavaz，1990）。正是这个原因，有人提出一种延期 6 个月种植的冲顶式上颌窦底提升方法，其结果令人鼓舞（Kang，2008）。此外，一项内镜研究显示，窦底提高 5mm 的情况下，不会导致窦膜穿孔（Engelke 和 Deckwer，1997）。

应该仔细评估上颌窦底剩余骨高度，这是评估牙槽嵴顶入路上颌窦底提升手术和种植体存活 / 成功率最重要的因素。

为了便于对本章所述的经牙槽嵴顶入路上颌窦底提升技术进行适当的选择，作者建议根据上颌窦底剩余骨高度给出下面一个指导表（表 6.2）。

表 6.2 与上颌窦底提升相关的同期和延期植入治疗选择的分级法

| 牙槽嵴顶入路<br>上颌窦底提升 | 单 / 多颗牙<br>缺失 | 单 / 多颗牙<br>缺失 | 单 / 多颗<br>牙缺失 | 多颗牙<br>缺失 | 多颗牙<br>缺失 |
|---|---|---|---|---|---|
| 剩余骨高度 | 5 ～ 7mm | 4 ～ 5mm | < 4mm | 3 ～ 4mm | ≤ 2mm |
| 冲顶式上颌窦底提升（OSFE）+<br>同期植入种植体（SI） | ++ | | | | |
| 冲顶式上颌窦底提升植骨术<br>（BAOSFE）+同期植入种植体（SI） | | + | | | |
| 环钻 + 同期植入种植体（SI） | | + | | | |
| 活塞式骨块技术（FSD）+ 延期<br>植入种植体（DI） | | | + | | |
| 嵴顶骨窗嵌入法（CBRT）+ 延<br>期植入种植体（DI） | | | | + | |
| 嵴顶骨·骨板再复位法（CBIT）+<br>延期植入种植体（DI） | | | | | + |

然而，经牙槽嵴顶入路的上颌窦底提升实际上并不适用于所有病例，因为需要至少 5 ～ 6mm 牙槽嵴宽度，才能放置常规的种植体，在多个牙连续缺失的病例中尤其不适用。如果同时伴有骨宽度不足，为了增加萎缩牙槽嵴的宽度，应采用侧方入路行上颌窦底提升，与外置法植骨或引导骨再生联合使用进行水平骨增量。

时至今日，对于经牙槽嵴顶上颌窦底提升的适应证（与侧方入路相比）以及采用延期或同期植入种植体仍存在争议。事实上，延期植入要么是在某些情况下，当种植体难以达到初期稳定性时，将其作为首选；要么是种植体植入当时未能达到初期稳定性时，将其作为第二选择。

此外，经牙槽嵴顶上颌窦底提升不再受最小上颌窦底剩余骨高度（＞ 5mm）的限制，而是扩展到更极端的情形，同期植入种植体没有什么先决条件，这和侧壁入路上颌窦底提升是一样的。

最后，关于是优先选择牙槽嵴顶入路上颌窦底提升还是侧壁入路上颌窦底提升很难提供明确的界定。然而，根据不同的临床情况和外科医生的经验，应优先考虑简单、侵入性小、并发症风险低、患者发病率低的方法。

# 参考文献

Ahn J-J, Cho S-A, Byrne G, Kim J-H, Shin H-I (2011) New bone formation following sinus membrane elevation without bone grafting: histologic findings in humans. Int J Oral Maxillofac Implants 26:83–90

Berengo M, Sivolella S, Majzoub Z, Cordioli G (2004) Endoscopic evaluation of the bone-added osteotome sinus floor elevation procedure. Int J Oral Maxillofac Surg 33:189–194. doi:10.1054/ijom.2002.0459

Bernardello F, Righi D, Cosci F, Bozzoli P, Soardi CM, Carlo MS, Spinato S (2011) Crestal sinus lift with sequential drills and simultaneous implant placement in sites with <5 mm of native bone: a multicenter retrospective study. Implant Dent 20:439–444. doi:10.1097/ID.0b013e3182342052

Boyne PJ (1966) Osseous repair of the postextraction alveolus in man. Oral Surg Oral Med Oral Pathol 21:805–813

Brägger U, Gerber C, Joss A, Haenni S, Meier A, Hashorva E, Lang NP (2004) Patterns of tissue remodeling after placement of ITI dental implants using an osteotome technique: a longitudinal radiographic case cohort study. Clin Oral Implants Res 15:158–166

Brånemark PI, Adell R, Albrektsson T, Lekholm U, Lindström J, Rockler B (1984) An experimental and clinical study of osseointegrated implants penetrating the nasal cavity and maxillary sinus. J Oral Maxillofac Surg 42:497–505

Chanavaz M (1990) Maxillary sinus: anatomy, physiology, surgery, and bone grafting related to implantology–eleven years of surgical experience (1979–1990). J Oral Implantol 16:199–209

Checchi L, Felice P, Antonini ES, Cosci F, Pellegrino G, Esposito M (2010) Crestal sinus lift for implant rehabilitation: a randomised clinical trial comparing the Cosci and the Summers techniques. A preliminary report on complications and patient preference. Eur J Oral Implantol 3:221–232

Chen L, Cha J (2005) An 8-year retrospective study: 1,100 patients receiving 1,557 implants using the minimally invasive hydraulic sinus condensing technique. J Periodontol 76:482–491. doi:10.1902/jop.2005.76.3.482

Chen T-W, Chang H-S, Leung K-W, Lai Y-L, Kao S-Y (2007) Implant placement immediately after the lateral approach of the trap door window procedure to create a maxillary sinus lift without bone grafting: a 2-year retrospective evaluation of 47 implants in 33 patients. J Oral Maxillofac Surg 65:2324–2328. doi:10.1016/j.joms.2007.06.649

Cosci F, Luccioli M (2000) A new sinus lift technique in conjunction with placement of 265 implants: a 6-year retrospective study. Implant Dent 9:363–368

Cullum D, Jensen O (2006) Trans-alveolar sinus elevation combined with ridge expansion. In: Jensen OT (ed), The sinus bone graft. Second edition. Quintessence, Chicago, pp 251–262

Davarpanah M, Martinez H, Tecucianu JF, Hage G, Lazzara R (2001) The modified osteotome technique. Int J Periodontics Restorative Dent 21:599–607

Del Fabbro M, Corbella S, Weinstein T, Ceresoli V, Taschieri S (2012) Implant survival rates after osteotome-mediated maxillary sinus augmentation: a systematic review. Clin Implant Dent Relat Res 14(Suppl 1):e159–e168. doi:10.1111/j.1708-8208.2011.00399.x

Diserens V, Mericske E, Schäppi P, Mericske-Stern R (2006) Transcrestal sinus floor elevation: report of a case series. Int J Periodontics Restorative Dent 26:151–159

Emmerich D, Att W, Stappert C (2005) Sinus floor elevation using osteotomes: a systematic review and meta-analysis. J Periodontol 76:1237–1251. doi:10.1902/jop.2005.76.8.1237

Engelke W, Deckwer I (1997) Endoscopically controlled sinus floor augmentation. A preliminary report. Clin Oral Implants Res 8:527–531

Esposito M, Felice P, Worthington HV (2014) Interventions for replacing missing teeth: Augmentation procedures of the maxillary sinus (review). The cochrane library, 5: CD008397. doi:10.1002/14651858.CD008397.pub2

Esposito M, Grusovin MG, Rees J, Karasoulos D, Felice P, Alissa R, Worthington H, Coulthard P (2010) Effectiveness of sinus lift procedures for dental implant rehabilitation: a Cochrane systematic review. Eur J Oral Implantol 3:7–26

Fermergård R, Astrand P (2008) Osteotome sinus floor elevation and simultaneous placement of implants–a 1-year retrospective study with Astra Tech implants. Clin Implant Dent Relat Res 10:62–69. doi:10.1111/j.1708-8208.2007.00062.x

Ferrigno N, Laureti M, Fanali S (2006) Dental implants placement in conjunction with osteotome sinus floor elevation: a 12-year life-table analysis from a prospective study on 588 ITI implants. Clin Oral Implants Res 17:194–205. doi:10.1111/j.1600-0501.2005.01192.x

Flanagan D (2006) The use of osteotomes in dental implant surgery. Dent Today 25:68–72

Fugazzotto PA (1994) Maxillary sinus grafting with and without simultaneous implant placement: technical considerations and case reports. Int J Periodontics Restorative Dent 14:544–551

Fugazzotto PA (1999) Sinus floor augmentation at the time of maxillary molar extraction: technique and report of preliminary results. Int J Oral Maxillofac Implants 14:536–542

Fugazzotto PA (2002) Immediate implant placement following a modified trephine/osteotome approach: success rates of 116 implants to 4 years in function. Int J Oral Maxillofac Implants 17:113–120

Fugazzotto PA (2003) Augmentation of the posterior maxilla: a proposed hierarchy of treatment selection. J Periodontol 74:1682–1691. doi:10.1902/jop.2003.74.11.1682

Fugazzotto PA, Vlassis J (1998) Long-term success of sinus augmentation using various surgical approaches and grafting materials. Int J Oral Maxillofac Implants 13:52–58

Hatano N, Shimizu Y, Ooya K (2004) A clinical long-term radiographic evaluation of graft height changes after maxillary sinus floor augmentation with a 2:1 autogenous bone/xenograft mixture and simultaneous placement of dental implants. Clin Oral Implants Res 15:339–345. doi:10.1111/j.1600-0501.2004.00996.x

Jensen OT, Shulman LB, Block MS, Iacono VJ (1998) Report of the Sinus Consensus Conference of 1996. Int J Oral Maxillofac Implants 13(Suppl):11–45

Jesch P, Bruckmoser E, Bayerle A, Eder K, Bayerle-Eder M, Watzinger F (2013) A pilot-study of a minimally invasive technique to elevate the sinus floor membrane and place graft for augmentation using high hydraulic pressure: 18-month follow-up of 20 cases. Oral Surg Oral Med Oral Pathol Oral Radiol 116:293–300. doi:10.1016/j.oooo.2013.05.014

Kang T (2008) Sinus elevation using a staged osteotome technique for site development prior to implant placement in sites with less than 5 mm of native bone: a case report. Int J Periodontics Restorative Dent 28:73–81

Katranji A, Fotek P, Wang H-L (2008) Sinus augmentation complications: etiology and treatment. Implant Dent 17:339–349. doi:10.1097/ID.0b013e3181815660

Lai H-C, Zhang Z-Y, Wang F, Zhuang L-F, Liu X (2008) Resonance frequency analysis of stability on ITI implants with osteotome sinus floor elevation technique without grafting: a 5-month prospective study. Clin Oral Implants Res 19:469–475. doi:10.1111/j.1600-0501.2007.01501.x

Lai H-C, Zhuang L-F, Lv X-F, Zhang Z-Y, Zhang Y-X, Zhang Z-Y (2010) Osteotome sinus floor elevation with or without grafting: a preliminary clinical trial. Clin Oral Implants Res 21:520–526. doi:10.1111/j.1600-0501.2009.01889.x

Leblebicioglu B, Ersanli S, Karabuda C, Tosun T, Gokdeniz H (2005) Radiographic evaluation of dental implants placed using an osteotome technique. J Periodontol 76:385–390. doi:10.1902/jop.2005.76.3.385

Nader N, Younes R, Makari C, Jabbour G (2006) Prospective Study Comparing 3 different crestal sinus grafting techniques: 2-year results. J Clin Periodontol 33(Suppl 7):47

Nedir R, Bischof M, Vazquez L, Szmukler-Moncler S, Bernard J-P (2006) Osteotome sinus floor elevation without grafting material: a 1-year prospective pilot study with ITI implants. Clin Oral Implants Res 17:679–686. doi:10.1111/j.1600-0501.2006.01264.x

Nedir R, Bischof M, Vazquez L, Nurdin N, Szmukler-Moncler S, Bernard J-P (2009) Osteotome sinus floor elevation technique without grafting material: 3-year results of a prospective pilot study. Clin Oral Implants Res 20:701–707. doi:10.1111/j.1600-0501.2008.01696.x

Nkenke E, Schlegel A, Schultze-Mosgau S, Neukam FW, Wiltfang J (2002) The endoscopically controlled osteotome sinus floor elevation: a preliminary prospective study. Int J Oral Maxillofac Implants 17:557–566

Pjetursson BE, Tan WC, Zwahlen M, Lang NP (2008) A systematic review of the success of sinus floor elevation and survival of implants inserted in combination with sinus floor elevation. J Clin Periodontol 35:216–240. doi:10.1111/j.1600-051X.2008.01272.x

Pjetursson BE, Ignjatovic D, Matuliene G, Brägger U, Schmidlin K, Lang NP (2009a) Transalveolar maxillary sinus floor elevation using osteotomes with or without grafting material. Part II: Radiographic tissue remodeling. Clin Oral Implants Res 20:677–683. doi:10.1111/j.1600-0501.2009.01721.x

Pjetursson BE, Rast C, Brägger U, Schmidlin K, Zwahlen M, Lang NP (2009b) Maxillary sinus floor elevation using the (transalveolar) osteotome technique with or without grafting material. Part I: implant survival and patients' perception. Clin Oral Implants Res 20:667–676. doi:10.1111/j.1600-0501.2009.01704.x

Rosen PS, Summers R, Mellado JR, Salkin LM, Shanaman RH, Marks MH, Fugazzotto PA (1999) The bone-added osteotome sinus floor elevation technique: multicenter retrospective report of consecutively treated patients. Int J Oral Maxillofac Implants 14:853–858

Schmidlin PR, Müller J, Bindl A, Imfeld H (2008) Sinus floor elevation using an osteotome technique without grafting materials or membranes. Int J Periodontics Restorative Dent 28:401–409

Sendyk WR, Sendyk CL (2002) Reconstrução óssea por meio do levantamento do assoalho do seio maxilar. In: Gomes LA (ed), Implantes osseointegrados – Técnica e Arte. São Paulo, Ed. Santos, pp 109–122

Si M, Zhuang L, Gu Y, Mo J, Qiao S, Lai H (2013) Osteotome sinus floor elevation with or without grafting: a 3-year randomized controlled clinical trial. J Clin Periodontol 40:396–403. doi:10.1111/jcpe.12066

Soardi C, Wang HL (2012) New crestal approach for lifting the sinus in the extremely atrophic upper maxillae. Clin Adv Periodontics 2(3):179–184

Soltan M, Smiler DG (2005) Antral membrane balloon elevation. J Oral Implantol 31:85–90. doi:10.1563/0-773.1

Sotirakis EG, Gonshor A (2005) Elevation of the maxillary sinus floor with hydraulic pressure. J Oral Implantol 31:197–204. doi:10.1563/1548-1336(2005)31[197:EOTMSF]2.0.CO;2

Srouji S, Kizhner T, Ben David D, Riminucci M, Bianco P, Livne E (2009) The Schneiderian membrane contains osteoprogenitor cells: in vivo and in vitro study. Calcif Tissue Int 84: 138–145. doi:10.1007/s00223-008-9202-x

Summers RB (1994a) A new concept in maxillary implant surgery: the osteotome technique. Compendium (Newtown Pa) 15:152, 154–156, 158 passim; quiz 162

Summers RB (1994b) The osteotome technique: part 3 – less invasive methods of elevating the sinus floor. Compendium (Newtown Pa) 15:698, 700, 702–704 passim; quiz 710

Summers RB (1994c) The osteotome technique: part 2 – the ridge expansion osteotomy (REO) procedure. Compendium (Newtown Pa) 15:422, 424, 426, passim; quiz 436

Summers RB (1995) The osteotome technique: Part 4 – future site development. Compend Contin Educ Dent 16:1090, 1092 passim; 1094–1096, 1098, quiz 1099

Summers RB (1998) Sinus floor elevation with osteotomes. J Esthet Dent 10:164–171

Tan WC, Lang NP, Zwahlen M, Pjetursson BE (2008) A systematic review of the success of sinus floor elevation and survival of implants inserted in combination with sinus floor elevation. Part II: transalveolar technique. J Clin Periodontol 35:241–254. doi:10.1111/j.1600-051X.2008.01273.x

Tatum H Jr (1986) Maxillary and sinus implant reconstructions. Dent Clin North Am 30:207–229

Toffler M, Toscano N, Holtzclaw D (2010) Osteotome-mediated sinus floor elevation using only platelet-rich fibrin: an early report on 110 patients. Implant Dent 19:447–456. doi:10.1097/ID.0b013e3181f57288

Tonetti M, Palmer R, Working Group 2 of the VIII European Workshop on Periodontology (2012) Clinical research in implant dentistry: study design, reporting and outcome measurements: consensus report of Working Group 2 of the VIII European Workshop on Periodontology. J Clin Periodontol 39(Suppl 12):73–80. doi:10.1111/j.1600-051X.2011.01843.x

Winter AA, Pollack AS, Odrich RB (2003) Sinus/alveolar crest tenting (SACT): a new technique for implant placement in atrophic maxillary ridges without bone grafts or membranes. Int J Periodontics Restorative Dent 23:557–565

Zitzmann NU, Schärer P (1998) Sinus elevation procedures in the resorbed posterior maxilla. Comparison of the crestal and lateral approaches. Oral Surg Oral Med Oral Pathol Oral Radiol Endod 85:8–17

Zitzmann NU, Naef R, Schärer P (1997) Resorbable versus nonresorbable membranes in combination with Bio-Oss for guided bone regeneration. Int J Oral Maxillofac Implants 12:844–852

# 7 上颌窦底提升术中植骨材料的使用：生物学基础和最新进展

Georges Khoury，Pierre Lahoud，Ronald Younes

## 7.1 上颌窦底提升术后的骨愈合模式

随着种植牙替代上颌骨后牙区缺失修复的需求增加，在上颌窦底剩余骨高度不足以植入种植体的情况下，需要有一种方法能够为患者提供足够的骨支持。上颌窦底提升的目的之一是增加该区域的活体骨组织，使植入在上颌后牙区的种植体获得骨整合。正因为考虑到这一目的，所以在上颌窦底提升术中应用了各种骨替代材料，其中包括自体骨、同种异体骨、异种骨和人工骨。

上颌窦底提升中选择合适的植骨材料仍是种植学科研究的一个重要课题。

要成功植入足够长的种植体和获得满意的初期及长期稳定性，保证有一定数量和良好质量的骨是至关重要的。

上颌窦底提升术的最终目的是上颌骨后牙植骨区域的完全"骨再生"，以确保种植体植入骨移植区域后周围形成理想的骨整合。

再生这个术语表示在治疗期间，在一个特定的容积或空间中，确切地说是在一个特定的几何形状中填充活体的骨组织，以恢复功能和 / 或美学的生理过程。再生通常被理解为替代体内消失或丢失的组织。

生理性再生，发生在许多组织或器官中，代表了细胞或组织的连续替换。

皮质骨和骨小梁的骨重建代表再生。不仅细胞被替换，基质也被替换。

修复性再生发生在当组织因损伤或疾病而丧失时。支持组织具有不同的修复能力；纤维结缔组织具有良好的修复能力。骨组织有完全恢复其原始结构的独特潜力，但也有一些限制。同样地，修复性再生必须具备一些基本的条件，例如充足的血供、机械稳定性和提供一个坚实的基础。骨再生的原理与骨的类型和骨缺损的形成原因无关。修复性再生总是遵循相同的模式。

除了骨再生，上颌窦底提升的最终目的应该是确保长期的骨重建。

成骨细胞和破骨细胞协同作用的发生代表了两种生物学行为：骨塑建和骨重建。

骨塑建是通过改变骨的大小和形态，消除损伤，保持骨骼强度使结构适应负载的过程。

这一过程以低速率贯穿生命整个过程，是机体适应机械负载和修复所必需的。在这一过程中，骨吸收和形成以非耦合的形式发生在不同的表面。

相反，骨重建是在维持骨量的同时保证组织更新的机制。骨重建是基于骨吸收和形成的耦合和平衡的活动，这些活动发生在同一骨表面特定位置的细胞（多细胞单位）中。

上颌窦底提升的愈合分为三个阶段：早期愈合、生物骨再生、生物性骨重建。它们发生在骨缺损和骨折愈合过程中，且总是以相同的顺序发生（Cordioli 等，2001）。

① 早期愈合阶段

目的：快速关闭缺损。在早期阶段，血凝块变为纤维性骨痂，并逐渐矿化。

② 生物骨再生

目的：恢复生物学功能。

在第二阶段，除了成纤维细胞和血管内皮细胞外，骨祖细胞和成骨细胞也变得活跃。它们把骨头恢复到原来的状态。

③ 生物性骨重建

目的：适应生物力学负荷的变化。

这一过程在健康的骨骼中持续发生，并通过破骨细胞和成骨细胞的相互作用来维持。骨量是通过骨骼结构对生物力学负荷的不断适应过程来维持的，这一过程遵循的是 Wolff's 定律。

骨小梁总是沿着负重线排列以承受应力。

目前，上颌窦底提升后获得的骨质量存在显著差异。在过去的几年中，组织工程学方面作出了大量的努力，来提高上颌窦底提升后的骨质量和缩短愈合时间（Lundgren 等，1996；Moy 等，1993）。

## 7.2 影响上颌窦底提升术后骨愈合的因素

上颌窦底提升术是一个非常具有挑战的手术，因为上颌窦代表了一种特殊的环境，其血管分布较少，氧张力较低，而且上颌窦承受着不同程度的腔内压力，这些压力已经被证明会影响植骨材料的愈合（Jensen 等，1998；Scharf 等，1995）。

研究者们一直以来致力于识别和揭示影响上颌窦底提升结果的关键因素。

这些因素包括全身性疾病、吸烟、种植体表面特征、使用的植骨材料以及采用的外科术式。

此外，一些作者指出了解剖因素的重要性。Fenner 等（2009）评估了上颌窦底剩余骨高度（RBH）对上颌后牙区种植体稳定性和骨整合的影响。Rios 等（2009）在一篇综述中评估了上颌窦底提升后上颌窦底剩余骨高度与种植体存活率（ISR）之间的相关性，并得出结论，随着上颌窦底剩余骨高度的增加，种植体存活率会升高。

成功的移植物的稳固依赖于新骨的不断沉积，以及功能性重建和活体组织对移植物的渐进替代（Jensen，2006）。这个过程需要稳定的支架，充足的血管生成（血液供应）和成骨细胞的迁移。当上颌窦腔或侧窗的尺寸过大时，这些活动会减慢。当窦腔范围较大时，可出现骨成熟延迟或不足。

上颌窦腔颊侧（外侧）至腭侧（内侧）壁的距离可能对上颌窦底提升后骨成熟起重要影响（Avila 等，2010）。

可以通过各种技术和手术来诱导上颌窦腔内的骨形成，如剥离窦膜会刺激骨形成，而成骨细胞的活性将通过肉芽组织的存在来维持。（Boyne 和 Kruger，1962；Smiler 和 Holmes，1987）。

在肉芽组织机化过程中，那些平时不活跃的血管周细胞被激活，肉芽组织最终形成骨组织。（Schenk 等，1994）。

总之，根据引导骨再生（GBR）的生物学原理，上颌窦底提升通过促进周围骨壁的骨传导来诱导骨形成（Avera 等，1997；Block 和 Kent，1997），而骨形成取决于血运重建和成骨细胞聚集的速度（Block 和 Kent，1997）。上颌窦底骨增量区域必须充填骨替代材料，才能够转化为活体骨组织，以恢复理想的功能。活体骨组织必须维持足够长的一段时间才能确保骨愈合或完全成骨（Asai 等，2002）。

# 7.3　植骨材料在上颌窦底提升术中的作用

寻找理想的植骨材料来填充提升后新形成的空间是研究人员多年来的目标，并取得了不同程度的成功。临床医生在处理牙槽嵴骨增量和上颌窦重建的过程中已经使用过各种类型的移植材料。移植材料包括各种不同来源的材料，按材料的来源可分为天然材料和合成材料。理想情况下，骨增量的目的是确保良好的骨组织整合、骨诱导和长期稳定性。植骨材料应具有生物活性和生物相容性。在最初的愈合过程中，它应该保持机械和体积稳定性，随后被完全吸收，并被新形成的骨组织所替代（Isaksson，1992）。

人们普遍接受自体骨移植是骨移植的金标准。然而，为了避免涉及远端供体的手术，减少术后疼痛、患者不便、手术时间和费用，临床医生增加了骨替代材料（BS）的使用。这些材料来源于人类、动物和合成物质。

骨替代材料应该通过三种不同的机制发挥作用：成骨作用、骨诱导和骨传导（Pjetursson 等，2008）。

**成骨作用**　是指在自体骨移植过程中，将具有成骨活性的细胞——成骨细胞同时移植至将要合成骨组织的部位，成骨细胞在移植骨再血管化过程中产生大量重要的生长因子，从而形成新骨。

**骨诱导**　这个术语是指原始的、未分化的多能干细胞被激发为成骨细胞。有人认为骨的形成是在诱导作用下发生的（Jensen，2006）。Urist 将诱导定义为异位的骨形成（皮下）。这是通过植入生长因子如骨形态发生蛋白（BMPs）来实现的，而它们主要位于皮质骨中（Albrektsson 和 Johansson，2001）。

**骨传导**　也称为爬行替代，是细胞沿骨替代材料生长的现象。具有骨引导作用的表面引导骨在其表面或向下延伸至孔、孔洞或管腔中生长。这是一个毛细血管从宿主受植床以芽生方式向内生长、血管周围间质组织和骨原细胞进入种植体或移植物的三维结构中的过程（Albrektsson 和 Johansson，2001）。

在骨传导作用中，植骨材料通常作为受植床内的毛细血管、血管周围组织和骨祖细胞长入的支架。这一过程通常在多骨壁的情况下得以增强，这显然与上颌窦底提升手术的情况相吻合（上颌窦解剖结构与此类似）。

自体骨是最理想的材料，同时具有骨传导和骨诱导特性；它可以刺激未分化的间充质细胞形成成骨细胞，也可以作为新骨长入的支架。在游离移植的情况下，成骨作用不明显，因为在取骨时血管发生断裂。

合成骨和加工后的骨（除脱矿骨外）只有骨传导特性。如果添加了生长因子，可能会激发潜在的骨诱导活性。它们不仅能代替缺失的骨，还可以促进骨整合，像在引导骨再生时植骨材料的支架一样，帮助机体修复缺失的骨（Carson 和 Bostrom，2007）。这种向移植区生长的方式使自体骨和植骨材料之间形成连接来加强受植床和移植骨间的稳固。理想情况下，经过一段时间的骨重建，新形成的骨会取代大部分的植骨材料。

现有的骨替代材料由各种不同的材料组成，其中大多数是由一种或多种不同类型材料形成的复合材料。用于治疗骨缺损的骨替代材料可根据其在体内吸收形式、制造方法、物质类别或其原始材料来源来分类。我们把它们分为自体骨、同种异体骨、异种骨和人工骨（合成材料）。辅助材料如相关生长因子：骨形态发生蛋白 -7（BMP-7，也称为成骨前蛋白 -1 或 OP-1）。

# 7.4  自体骨移植

自体骨移植（AB）被认为是植骨的金标准。自体骨移植指在同一个体内从一个部位转移到另一个部位，取骨部位是口内或口外。

历史上，第一次做上颌窦底提升时使用的是取自髂嵴的自体骨（Boyne 和 James，1980；Tatum，1986）。但是，由于供区并发症和取骨量（Summers 和 Eisenstein，1989）受限，这个手术受到一定的限制。颅骨被认为是上颌窦底提升植骨术另一个可应用的供区，骨吸收较少。

自体骨在上颌窦底提升中非常受欢迎，因为它具有骨传导、骨诱导和理想的成骨特性（Galindo-Moreno 等，2008）。

然而，一些作者不赞成这种理论上的成骨作用。移植骨只有在保持血供的情况下才能发生成骨作用。众所周知，细胞只有在距离供血源小于 1mm 时才能存活。

如果植骨块碾成碎颗粒，活体骨组织就会死亡，不再具有成骨作用。自体骨的主要优点是其良好的骨整合特点和没有疾病传播的风险。

然而，其缺点在于供区潜在的并发症、取骨量的限制、需要行供区部位手术增加了伤口感染的风险、出血量增加及麻醉时间延长（Kübler 等，1999；Nkenke 等，2001，2002，2004）；根据取出的骨质不同，骨吸收难以预测。

从口内取自体骨可能发生如下并发症：下颌前牙牙髓活力丧失、神经损伤、面部外形的改变和下颌支骨折的风险增加（Galindo-Moreno 等，2007）。此外，取自体骨会增加手术时间（Peleg 等，2004）。

从髂骨取骨可能会导致供区疝气、出血、麻痹性肠梗阻、骶髂关节不稳定或步态异常（Kalk 等，1996）。此外，手术需在全麻下进行（Iturriaga 和 Ruiz，2004；Watzek 等，1998）。

因此，在上颌窦底提升中使用自体骨受到了质疑（Tadjoedin 等，2002）。

尽管作为"金标准"的自体骨移植广泛应用，但其临床疗效尚不明确。只有少数循证医学的文献（Zimmermann 和 Moghaddam，2011）显示了自体骨移植的有效性。

在大量上颌窦底提升研究中自体骨移植后的吸收是其主要的缺点（Zimmermann 和 Moghaddam，2011）。因为植入骨的初始吸收和新生骨的逐步替代，骨容积在 4.5～9 个月之间明显降低（Baumgarten，2010；Consolo 等，2007；Hallman 等，2002；Klijn 等，2010a，2010b；Lundgren 等，1996；Pejrone 等，2002；Simunek 等，2008；Szabó 等，2005；Zijderveld 等，2005）。因此，在上颌窦底提升中，自体骨的吸收和随之而来的上颌窦再气化，是选择不可吸收或缓慢吸收骨替代材料的原因。

然而，Block 等（1998）的研究表明，上颌窦底提升后，自体骨移植不论是在时间上还是在维持垂直骨量上，都比自体骨和脱矿骨的混合效果更好。

一些研究表明，膜内成骨形成的骨比软骨成骨形成的骨更能抵抗吸收（Jensen 和 Sindet-Pedersen，1991；Kusiak 等，1985；Zins 和 Whitaker，1983），这是因为软骨成骨形成的骨移植后需要更长的时间进行血运重建（Kusiak 等，1985）。

自体软骨成骨形成的骨在移植后的前 6 个月，骨吸收率高达 55%（Johansson 等，1998），而 Reinert 等（2003 年）报道移植后第一年垂直向骨吸收为 7%，12 个月后骨吸收量很少。

然而，没有相关数据显示植骨材料的吸收对种植体存活率有什么影响（Hallman 和 Nordin，2004；Kim 等，2009），也无法建议临床医生是应该选择还是放弃自体骨移植。在多篇综述中，自体骨移植后显示了较高的种植体存活率（Chiapasco 等，2009；Del Fabbro 等，2004；Esposito 等，2006；Jensen 和 Terheyden，2009；Nkenke 和 Stelzle，2009；Pjetursson 等，2008；Tong 等，1998；Wallace 和 Froum，2003）。此外，自体骨移植的种植体存活率并不优于骨替代材料（Nkenke 和 Stelzle，2009；Szabó 等，2005）。

一些作者报告说，在自体骨中加入骨替代材料，如羟基磷灰石、同种异体骨或异种骨，通过从上颌窦内植骨区做骨环活检，可看到检出活骨的量增加（Froum 等，1998；Hürzeler 等，1997；Quiñones 等，1997）。

在 1996 年上颌窦底骨增量的共识会议上（Jensen 等，1998）达成的最重要的结论是：自体骨是骨移植的金标准。尽管如此，取自体骨的并发症（需要两个手术区域）仍导致许多患者拒绝这种治疗。

## 7.5　骨替代材料

尽管上颌窦底提升可以在局部麻醉下进行，但从颏部、磨牙后区、髂嵴或颅骨取自体骨会使治疗复杂化，有时需要全身麻醉和住院治疗。因此，这是患者在选择治疗时碰到的额外障碍。为了克服普遍使用的自体骨移植相关的并发症，也已使用了多种骨替代材料。

最初，骨替代材料被用来作为促使成骨的临时支架或模板。一般认为，理想的骨替代材料应具有良好的生物相容性，能主动刺激新骨形成，宿主细胞易于锚定在其表面，并具有骨传导的结构。同时，在愈合早期，具有机械稳定性，然后逐渐吸收，最后再完全吸收，并被新骨所替代（Jensen，2006）。目前还没有这么理想的骨替代材料。然而，在过去的这些年中，许多骨替代材料应用在上颌窦底骨增量中，并且对其做了评估，成功率各不相同。

### 7.5.1　同种异体骨移植

利用同种异体移植物移植可以克服自体骨移植相关的局限。同种异体骨移植指的是受体和供体是相同种属的不同个体间的骨组织移植。

同种异体骨可以从活体供体和尸体中获得，具有不同的骨诱导和骨传导特性。同种异体骨有脱矿型和矿化型两种；就细菌性和病毒性疾病来讲，它们都是安全的。

同种异体骨移植的优点包括可不受取骨量的限制、无需供体部位的手术、减少麻醉和手术时间、减少失血量和并发症。

同种异体骨是目前口腔外科骨整复手术中应用最普遍的骨替代材料。

同种异体骨是一种复合材料，由胶原蛋白、其他有机分子和羟基磷灰石组成。可以保留骨基质，主要的处理过程是清除细菌和病毒（放射线照射松质骨是最常用的方法）。

同种异体骨处理方式不同，矿物质和有机物的含量也会有所不同。相应地，同种异体骨有三种形式（Pappalardo 和 Guarnieri，2013）：

① 未处理骨基质。通过各种技术手段进行无菌处理，如放射线照射松质骨、冻干同种异体骨（FDBA）和新鲜冷冻骨。

② 保留有机基质的脱钙骨基质（DBM）。如脱钙冻干同种异体骨（DFDBA）。

③ 矿化骨。去脂或脱脂（部分脱蛋白骨），保留无基质和大部分有基质，主要是 I 型胶原；如 Puros、TBF、Biobank 等。

未加工和冷冻储存的材料可以从各种骨库订购，这些材料包括所有生长因子和正常的超微结构。处理过的同种异体移植材料被脱脂并去除骨髓。冷冻同种异体骨物理性能稳定，而冻干骨的机械强度较差，但可以在室温下储存。

冻干同种异体骨和脱钙冻干同种异体骨均来源于含有骨诱导蛋白长骨的皮骨质。同种异体骨有各种形态，包括粉末状、皮质碎片状、松质块和皮质颗粒状等。虽然同种异体骨有不同的形状，但其机械性能仍略低于自体皮质骨。与冻干同种异体骨相比，脱钙冻干同种异体骨可能疾病传播风险更小，因为脱钙作用可以有效地清除病毒和血液成分，从而减少免疫反应（Haas 等，2002）。

一些特殊的病原体，像牛海绵体脑病（克 - 雅病）的病毒需要进行特殊的处理才能灭菌，这主要关系到含蛋白的异体骨，因为它们的灭菌既要考虑到骨的特殊生物、物理 - 化学性能，也要考虑到病原体的超强耐受性。

处理过的同种异体骨不包括任何活体细胞，因此缺乏成骨活性。实际上，它们提供了一种骨传导支架，降低了免疫原性或传染疾病的风险。

同种异体骨移植的缺点主要与使用他人组织有关。许多临床医生避免使用尸体骨移植主要是因为其存在潜在的传染疾病的风险（Hürzeler 等，1997）。

然而，同种异体骨移植已经使用了 30 多年，且没有任何疾病传播的报道。通过同种异体骨移植感染 HIV 的风险估计为 160 万分之一，而输血的风险为 45 万分之一。尽管如此，关于同种异体骨移植物与感染原传播之间的关系仍存在一些争议，实际上主要的传播问题已经通过组织处理和灭菌包括冷冻、脱矿和冻干等彻底消除。

同种异体骨移植本质上具有骨传导作用，根据其处理方式，它们可能具有一些骨诱导特性（Haas 等，1998b）。与自体骨相同，随着时间的推移，同种异体骨移植材料被爬行替代（图 7.1 和图 7.2）。

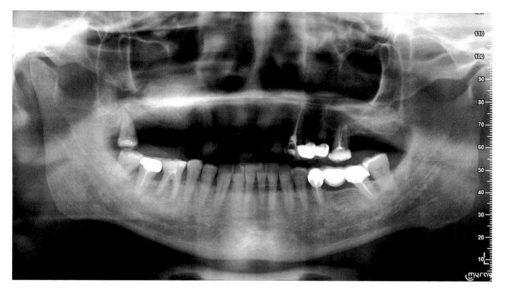

图 7.1　3 个月时同种异体骨重建的全景 X 线片

*注意它的低密度，类似于自然残留骨*

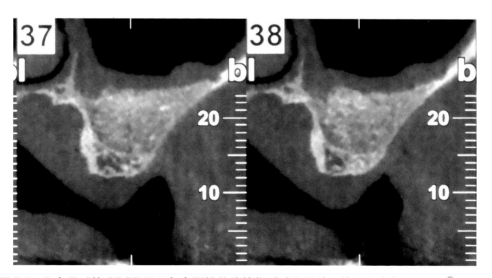

图 7.2　5 个月时的 CBCT 显示复合颗粒状移植物［矿化同种异体骨混合物（Puros®，Zim-mer Dental，Carlsbad，CA，USA）与矿化牛骨（Bio-Oss®，Geistlich-Parma AG，瑞士）混合］密度不均匀

### 7.5.1.1  未加工同种异体骨：冻干同种异体骨（FDBA）

冻干同种异体骨经历了预冻结、升华干燥、解析干燥等过程，过程中始终包括矿化基质，这需要破骨细胞通过"爬行替代"的方式来活化，释放骨生长因子。

矿化骨基质没有活性骨形态发生蛋白，因此缺乏骨诱导特性，尽管它具有骨传导特性。在体外实验中，Herold 等（2002）称冻干同种异体骨与脱钙冻干同种异体骨相比成骨活性更低，这是由于脱矿过程有骨形态蛋白释放。

相反，Piatelli 等（1996a）通过组织学和组织化学的方法，证明了冻干同种异体骨比脱钙冻干同种异体骨具有更强的骨诱导性。

由于其矿物质的作用，冻干同种异体骨硬化速度比脱钙冻干同种异体骨快。在临床上，矿化骨颗粒的残留可能会给人一种移植物更致密的感觉，而对于较大的骨缺损，吸收转化时间长对增加骨容量可能是有帮助的（Kolerman 等，2012）。

由于矿化基质的存在，冻干同种异体骨的吸收时间较脱矿骨更长。然而，冻干同种异体骨吸收转化时间是优点也可能是缺点，因为这对骨形态发生蛋白活化和利用是不利的。理论上来讲，矿化的成分必须被吸收后，骨形态发生蛋白才能暴露并激活。如果需要骨诱导，一种合理的方法是将矿化的同种异体骨与脱钙冻干同种异体骨或自体骨混合使用。这样的组合，一方面可以利用脱矿异体骨或者自体骨吸收快的特点，快速发挥骨诱导作用；另一方面又可以利用冻干同种异体骨吸收转化时间长、密度高的特点，维持骨容量的稳定（Jensen，2006）。

Yukna 等（2002）报道了在恒河猴上颌骨缺损中，与脱钙冻干同种异体骨相比，冻干同种异体骨产生新骨的速度更快，量更多。

冻干同种异体骨也成功地应用在上颌窦底提升中。

有人指出，在上颌窦底提升中，脱钙冻干同种异体骨不如冻干同种异体骨有效（Valentini 和 Abensur，1997；Jensen 等，1998）；冻干同种异体骨有更多的新骨生长（Cammack 等，2005）。

临床经验表明，用脱钙冻干同种异体骨行上颌窦底提升，6 个月后出现软骨样物质。而冻干同种异体骨植入后出现了坚硬的骨样组织，这对于种植处骨缺损来说是至关重要的，这表明使用冻干同种异体骨比脱钙冻干同种异体骨更有效（Haas 等，2002）。

关于冻干同种异体骨在上颌窦底提升中的应用的人体组织学形态定量分析研究数量有限（Cammack 等，2005）。

一项临床组织学和组织学形态定量研究（Kolerman 等，2008）评估了冻干同种异体骨在上颌窦底提升中的骨再生潜力。这项研究中冻干同种异体骨新骨生长（29.1%），低于 Cammack 等（2005）使用冻干同种异体骨（41%）或脱钙冻干同种异体骨（36%）作为骨替代材料的记录值。

本研究与 Froum 等（2006）的研究一致，他们在上颌窦底提升中使用矿化同种异体松质骨移植，报告活体骨组织比率是 28.3%，支持冻干同种异体骨是具有骨传导作用的骨替代材料的说法。

尽管其临床证明是成功的，但未处理的同种异体骨（FDBA）的使用受到疾病传播潜在风险的限制（Barriga 等，2004）和其愈合可能不稳定的影响（Togawa 等，2004）。

## 7.5.1.2　脱钙骨基质（DBM；例如 DFDBA）

脱钙骨基质生物活性一般认为是同种异体骨脱钙过程导致生长因子的（主要是骨形态发生蛋白）外露，从而增强了移植材料的成骨潜能（Urist 和 Strates，1971）。

来自人体组织的同种异体脱钙骨基质被认为具有骨传导和骨诱导潜能，但由于处理方法导致其无成骨作用（Boyan 等，2006）。尽管脱钙骨基质已经显示出骨诱导反应（促进骨生长和融合）的能力，但在任何单独使用同种异体骨移植研究中，由于所含骨形态发生蛋白的数量（低于正常人骨）的差异，不同的作者观察到的骨诱导情况差异很大（Minichetti 等，2004；Schwartz 等，1998）；迄今为止，文献中仍然存在有关其生物学特性相互矛盾的观点（Becker 等，1995；Frost 等，1982；Kübler 等，1993；Wetzel 等，1995；Whittaker 等，1989）。诸多变量，如供体、大小和形状、脱钙时间、脱钙骨基质粉末组成的百分比、加工和灭菌技术，都会影响使用结果。通常认为不同商业品牌所含比例的不同是导致效果间差异的原因（Alanay 等，2008）。

处理脱钙骨基质材料过程主要的不同在于灭菌，灭菌是为了防止疾病从供体传播到受体和移植材料污染。组织库采取预防措施，将疾病传播和污染的风险降到最低。为了防止疾病传播和移植材料污染，同种异体骨的处理过程可分为两个步骤。

第一步是典型的无菌处理，通过化学和物理方法对组织进行清洗以减少移植材料中的微生物负荷和细胞抗原。下一步是灭菌，为有效地清洁同种异体骨，通常采用放射线照射或环氧乙烷技术（Jensen，2006）。

脱钙骨基质不会引起任何明显的局部免疫反应，因为在脱钙过程中，骨的抗原表面结构已被破坏（Tuli 和 Singh，1978）。脱钙骨基质的生物学活性很可能是通过脱钙过程，使宿主可以接触到细胞外基质中的蛋白质和多种生长因子而获得的。通过酸处理提取的同种异体骨，可保留胶原蛋白和骨形态发生蛋白以及其他蛋白质。

脱钙骨基质中骨形态发生蛋白的含量是变化的，不像生长因子一样始终处于低水平；不同品牌，甚至同一品牌不同批次的脱钙骨基质，骨形态发生蛋白也存在很大的差异（互变性和内变异性）（Bae 等，2006；Wildemann 等，2007）。脱钙骨基质也可以在存在较大缺陷的情况下与自体骨混合使用。一种常用的脱钙骨基质是脱钙冻干同种异体骨。冻干同种异体骨和脱钙冻干同种异体骨均以相同的方式从尸体中获取，不同之处在于脱钙冻干同种异体骨材料要经历额外的脱钙步骤（Mellonig 等，1981）。

冷冻干燥过程降低了材料的抗原性（Quattlebaum 等，1988），脱钙作用通过暴露骨形态发生蛋白增加了成骨潜能，诱导宿主细胞不同程度地向成骨细胞分化（Mellonig 等，1981）。脱钙冻干同种异体骨是用酸处理的，除去 40% 的矿物质，保留了有机基质的完整性。这一过程保留了骨中存在的骨形态发生蛋白，因此通过暴露胶原和生长因子增强了骨诱导性（Jensen，2006）。此外，脱钙冻干同种异体骨存在的胶原基质可作为支架，除了提供骨诱导，还具有骨传导特性。脱钙冻干同种异体骨颗粒大小不一，直径 200 ～ 1000μm（Abubaker，1999）。

组织学上，在脱钙冻干同种异体骨颗粒表面观察到新骨形成，同时也存在着吸收。脱钙同种异体骨至少需要 6 ～ 12 个月的时间吸收和被活体骨组织替代。植入脱钙冻干同种异体骨多年后可观察到微量的活体骨组织（Hürzeler 等，1997）。

从长期的临床效果、组织学、影像学和组织形态定量分析方面来看，关于上颌窦底提升应用骨替代材料（Froum 等，1998）要考虑几个因素：植骨材料、植骨材料成骨时间和屏障膜放置的影响。他们发现植骨过程中活体骨组织形成是随时间变化的。此外，与单独使用异种骨移植相比，在异种骨移植材料中添加脱钙冻干同种异体骨可适度增加成骨量（Froum 等，1998）。

在上颌窦底骨增量中，与只存在血凝块不植骨的空白对照组相比，使用脱钙冻干同种异体骨时，骨高度明显增加（Kao 等，2012）。在靠近窦腔皮质骨壁的地方观察到厚的新形成的骨小梁。

在骨增量的中心区，植骨颗粒被纤维结缔组织包绕。此外，小颗粒脱钙冻干同种异体骨组（29%）周围新骨的量明显高于大颗粒脱钙冻干同种异体骨组（20%）（Xu 等，2003）。小颗粒组在第 8 周时窦内大部分区域出现新形成的骨连接，而大颗粒组窦中心有纤维结缔组织，未见钙化迹象。此外，与矿化冻干同种异体骨相比，脱钙冻干同种异体骨在上颌窦和下颌牙槽嵴骨增量并没有产生更多的新骨。

总而言之，关于脱钙骨基质（如脱钙冻干同种异体骨）的实际骨诱导特性存在争议，认为脱钙骨基质只是提供了一种良好的骨传导支架。脱钙骨基质也存在潜在传播疾病的缺点，尽管尚未见相关报道，但在理论上是存在的（Zimmermann 和 Moghaddam，2011）。1996 年，有关上颌窦会议的共识指出，由于脱钙冻干同种异体骨有疾病传播的风险和明显再吸收特点，脱钙冻干同种异体骨不是上颌窦底骨增量的理想骨替代材料（Jensen 等，1998）（图 7.3）。

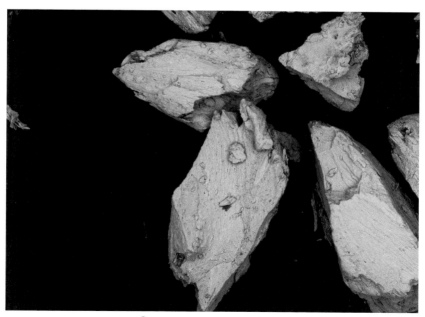

图 7.3　混合同种异体骨（encore®, Osteogenics, Lubbock, TX）扫描电镜（放大倍数 ×80）

### 7.5.1.3 矿化同种异体骨（MBA）:松质骨或皮质骨颗粒（脱脂同种异体骨）（如 Puros、TBF、Biobank 等）

矿化同种异体骨是一种人类矿化骨（如 Puros®、Biobank®、TBF®），是另一种同种异体骨移植的材料。

不同的同种异体骨清洗和消毒工艺会影响骨的性能，具体取决于不同的公司。

矿化同种异体骨相关的 I 型胶原含量，几乎与原始骨相同。该骨的基质结构便于血管、细胞和结缔组织的生长，是新骨形成和骨重建的关键。移植骨颗粒表面首先与宿主组织相互作用，因此了解各种加工技术是很重要的。各种加工技术会影响甚至可能改变矿化同种异体骨表面结构以及其化学成分，而这些改变对最初的愈合过程是有害的。

数据表明，经处理后骨骼的有害微生物被杀灭，但保留了骨的多孔结构，包括矿物质和胶原成分。矿化同种异体骨与其他形式骨处理方法相比，有良好的骨基质和负荷能力。天然的细胞外胶原基质蛋白对细胞附着和骨重建具有重要作用。

此外，动物实验数据证实，溶剂脱水型骨移植材料的生物耐受性与低温保存骨移植材料相当（Minichetti 等，2004）。

尽管在骨形成方面机制尚不清楚，但一项家兔模型实验表明，溶剂保存的骨不会引起异物反应。在各种移植材料中，在诱导新骨形成方面，溶剂保存骨是最有效的（Scharf，1990）。

伽马辐射是最常用的方法，以确保骨替代材料彻底的消毒。一定剂量伽马辐照是矿化同种异体骨过程中的关键步骤。通常认为，高剂量的伽马灭菌（超过 25 kGy）会破坏骨的胶原结构，导致包括骨形态发生蛋白（BMP）在内的蛋白质的变性（Alanay 等，2008）。

此外，这种方法也可以灭活 HIV 病毒和脑海绵状病毒（Masullo C.）。如果担心传播疯牛病的理论风险，只需参考一下 Tutoplast® 公司生产人硬脑膜补片的过程中同样采用这种灭菌方法就可以了。

在上颌窦底提升研究中，矿化异体皮质骨（MCBA）具有良好的生物相容性和骨传导特性，可促进新骨形成，得到了证实（Kolerman 等，2012）（图 7.4 和图 7.5）。

Schmitt 等（2013）在上颌窦底提升中使用矿化异体皮质骨移植，得到的结果与 Froum 等（2006）的结果类似，后者报告的活体骨、非活体骨平均值分别为 28.25% 和 7.65%。

图 7.4 植骨 5 个月后，在移植区用环钻取出柱状骨，进行组织学形态定量分析（同种异体骨移植）

*注意新形成的骨有良好的血管化特征*

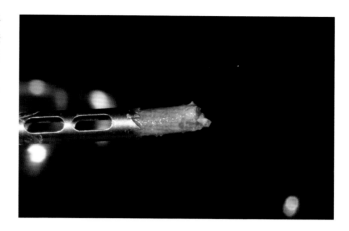

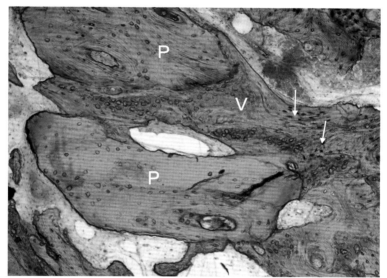

图 7.5 Giemsa- Paragon 染色，未脱钙的组织学切片显示新形成的骨（V）与矿化同种异体皮质骨移植颗粒的紧密接触（P- Puros®，Zimmer Dental，Carlsbad，CA USA）

*箭头表示骨细胞，P 表示 Puros® 颗粒，V 表示新生骨*

其他结果比较相似（Noumbissi 等，2005；Wood 和 Moore，1988）。自体骨或矿化异体皮质骨移植结果相似；与自体骨移植相比，矿化异体皮质骨移植往往导致略低水平的新骨形成，但在荟萃分析中，这一趋势没有显著差异（Klijn 等，2010a，2010b）。因此，可以把矿化异体皮质骨当成一种能完全吸收、可被自体骨替代的骨再生材料，可很好地整合到机体器官中（Noumbissi 等，2005）。此外，目前还没有证据表明自体骨移植在种植体存活方面有优势（Nkenke 和 Stelzle，2009）。

综上所述，同种异体骨移植在上颌窦底提升中显示了最具前景的结果。

同种异体骨移植主要的优势在于它们的重塑性与自体骨移植非常相似。然而，除了许多临床医生由于潜在的感染性疾病风险而避免同种异体骨移植之外，一个主要的问题仍然是如何维持骨增量的容积以及种植体周围骨的长期稳定性。

另外，任何同种异体骨移植都可以加入生长因子或培养的基质干细胞，以刺激移植物的血管侵入和新骨的形成（Delloye 和 Bannister，2004；Delloye 等，2004；Lucarelli 等，2005；Schecroun 和 Delloye，2004）。

在实验条件下，补充这些昂贵的生物材料似乎可以促进骨与宿主的结合，但也观察到不良结果（Delloye 和 Bannister，2004）。在推荐这些技术之前，需要对这些技术有更多的试验。

## 7.5.2　异种骨移植（如无机牛骨）

异种骨移植物取自另一物种的供体。常用的有无机牛骨（如 Bio-Oss®Geistlich Biomaterials GmbH）和多孔羟基磷灰石（pHA），多孔羟基磷灰石来源于珊瑚骨骼。无机牛骨的矿物结构和表面类似于自体骨。1g 无机牛骨的表面积为 80m²（Weibrich 等，2000），因此无机牛骨可以作为合适的骨传导材料（Browaeys 等，2007）。从宏观和微观结构上看，无机牛骨具有相互连接的孔隙系统，充当成骨细胞迁移的支架（Tapety 等，2004）（图 7.6 ～图 7.8）。无论从其化学成分或是宏观和微观形态上来看，大量研

图 7.6　环钻取出种植位点异种骨移植物进行组织学形态定量分析

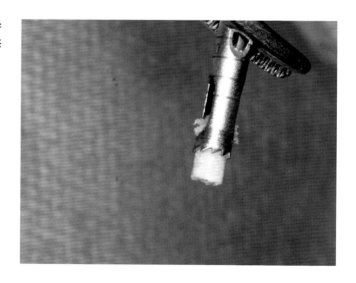

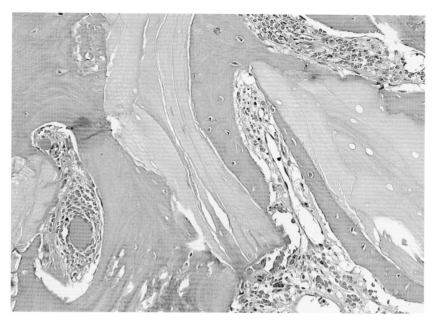

图 7.7 苏木素 - 伊红染色的组织学切片显示异种骨移植颗粒被新骨包绕（Bio-Oss®）

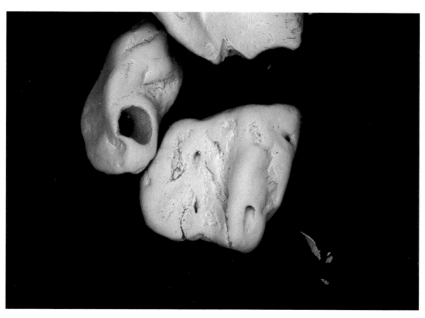

图 7.8 电镜下扫描晶体羟基磷灰石组成的牛骨（OCS-B®）（放大倍数 ×80）

究都证实了无机牛骨的骨传导作用（Del Fabbro 等，2008；Schlegel 和 Donath，1998）。组织学研究（Froum 等，1998；Wallace 等，2005）发现了成骨细胞和骨样组织直接沉积在异种骨颗粒的表面。可以观察到活体骨组织包绕在异种骨移植颗粒之间，随着时间的推移新骨形成不断增加（Wallace 等，1996）。

然而，使用不可吸收的骨替代材料导致新形成的骨和骨替代材料相混合，而不是同质的自体骨结构（Merkx 等，2003；Petrungaro 和 Amar，2005）。

尽管这种材料似乎缺乏骨诱导特性，但它也可以进行生理性骨重建，并随着时间的推移逐渐整合到骨组织中（Hislop 等，1993）。这种牛骨制品和其他骨移植材料混合使用的临床结果，提示一些医生建议仅将其作为与自体骨或同种异体骨混合的复合移植材料使用（Gross，1997）。

此外，无机牛骨似乎吸收缓慢或不吸收（Meijndert 等，2005）。基于临床活检的组织学研究证实了在 4.5 年后（Ewers 等，2004）、6 年后（Schlegel 和 Donath，1998），甚至移植 14 年后无机牛骨颗粒仍然存留（Lezzi 等，2007）。无机牛骨颗粒的长时间不完全吸收，可能是由于生物材料表面存在的高钙浓度能够抑制破骨细胞的吸收作用（Yamada 等，1997）。

文献中关于无机牛骨的远期效果出现了自相矛盾的数据，关于无机牛骨的人体组织学研究相当罕见（Hämmerle 等，1998）。据报道，随着时间的推移，无机牛骨在移植区域会出现吸收或密度下降等情况（Sartori 等，2003），而其他研究人员则发现植骨材料未降解（Artzi 等，2005；Ewers 等，2004；Merkx 等，2003；Piattelli 等，1999；Schlegel 和 Donath，1998；Skoglund 等，1997；Valentini 和 Abensur，1997）。

一种高纯化的牛异种移植材料，也成功地应用于上颌窦底提升，其特点是保留了Ⅰ型胶原基质和具有纺锤形的羟基磷灰石晶体结构（Laddec® T650 Lubboc®，BioHorizons，Birmingham，USA）（Chappard 等，1993；Poumarat 和 Squire，1993）。但与自体骨相比，其在 6 个月后显示出很高的残留骨吸收（Papa 等，2005）。

另一项研究（Butz 等，2011）表明，糊状异种移植物（PepGen P15® Putty）可成功用于上颌窦底骨增量术。它含有一种细胞附着肽（P-15），不可逆地与无机骨基质颗粒（Osteograf/N300）结合；透明质酸钠用作载体材料。

　　有作者指出，即使只在 2 个月的愈合后就植入种植体也是可能的，根据活检标本组织学定量分析，新骨形成在 2 个月为（21.3%±2.33%）、4 个月（21.9%±8.9%）、6 个月（28.5%±6.9%）、9 个月（29.8%±11.8%），在统计学上无显著差异。

　　Wheeler 等（1996）发现仅用多孔羟基磷灰石行上颌窦底骨增量，新生骨的容积从愈合 4 ～ 10 个月的 16.38% 增加到 36 个月后的 45.3%。在一份临床病例报告中，Wallace 等（1996）记录了用 80% 无机牛骨混合 20% 自体骨在上颌窦底骨增量中的连续愈合过程（4 个月、8 个月、12 个月和 20 个月）。他们观察到窦腔内缓慢的骨形成：需要 12 ～ 20 个月的时间将这种混合骨移植物转化为活体骨组织。在上颌窦底骨增量中，Lundgren 等报道（1996）采用取自下颌的自体骨颗粒和 Froum 等（1998）用无机牛骨结果相似。

　　组织学和组织形态定量分析研究表明，与其他骨替代材料（双相磷酸钙）相比，无机牛骨组具有更好的骨 - 移植物接触。无机牛骨似乎具有较高的骨传导率（Cordaro 等，2008）。

　　此外，在文献中已经有关于在上颌窦中使用异种骨移植的记载（Artzi 等，2002；Del Fabbro 等，2004；Hallman 等，2002；Valentini 和 Abensur，2003；Wallace 和 Froum，2003）。许多牙医认为，无机牛骨可以单独使用或与自体骨混合使用作为上颌窦底骨增量的骨替代材料。事实上，有 8 篇基于循证医学的系统性综述得出结论，异种移植结果是最有利和最完整的（Aghaloo 和 Moy，2007；Del Fabbro 等，2008，2004；Esposito 等，2010；Jensen 和 Terheyden，2009；Nkenke 和 Stelzle，2009；Pjetursson 等，2008；Wallace 和 Froum，2003）。

　　另外，据报道，应用无机牛骨后种植体的存活率与自体骨一样高，甚至更高（Del Fabbro 等，2008；Wallace 和 Froum，2003）。一项基于循证医学的综述（Wallace 和 Froum，2003）显示，在上颌窦底骨增量中单独使用异种骨或与自体骨混合使用或与富血小板血浆混合使用，植入异种骨移植区的种植体存活率与植入自体骨颗粒中的种植体存活率在统计学上是相同的。Del Fabbro 等报道植入自体骨的种植体平均存活率为 87.7%，明显低于自体骨和异种骨移植物混合（94.9%）和单独使用异种骨移植（96%）。其他研究（Hallman，2002；Valentini 和 Abensur，2003）证实了之前的结果，与自体骨或自体骨 + 异种骨移植相比，单纯使用异种骨移植的上颌窦底提升种植体存活率更高（100%）。

虽然在上颌窦底提升中使用自体骨时骨吸收的问题主要发生在 3 年后，但是 1996 年的上颌窦共识会议证实，使用异种骨移植似乎可以减少骨的吸收（Jensen 等，1998）。此外，没有证据表明残留的骨替代材料会对骨整合产生不利影响，并最终影响种植体存活率；它的持续存在并不会降低新骨的适应能力。骨再生区域的稳定性对患者来说似乎是一个非常重要的因素（Schilling 等，2004）。这与自体骨移植相比，自体骨经过 8 个月的愈合后，显示吸收大于 50%（Hallman 等，2001）。随着时间的推移，异种骨移植周围形成的骨的机械性能也可能随着骨重建和板状骨替代编织骨而改善（Hallman 等，2001；Valentini 等，1998）（图 7.9 ～ 图 7.11）。

总之，大量文献证明了异种骨移植后吸收非常缓慢，没有明确的证据表明这种情况是好还是不好。作为一个可能的优点，这种结构可能代表一种保护防止骨吸收的类型，从而维持上颌窦底骨增量后的物理空间和植骨区种植体周围骨量的长期稳定。

然而，最新的研究评估了上颌窦底提升后植入异种骨移植和异种骨移植＋自体骨（1 ： 1），发现两者种植体 5 年存活率和新骨形成量相当。

考虑到异种骨是一种不可吸收的骨替代材料，可以假设不可吸收是引起长期骨稳定和种植体长期成功的原因。假如是这样的话，单纯使用异种骨移植就可以了，自体骨移植和供区的损失就没有必要了。

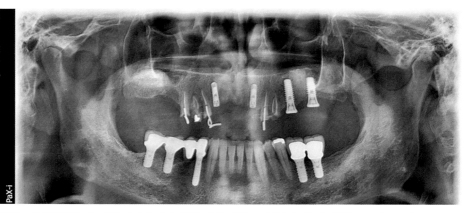

图 7.9　全景 X 线显示使用矿化牛异种骨移植进行双侧上颌窦底骨增量 6 个月后，上颌窦内出现不透明影像（Bio-Oss®，Geistlich-Parma AG，Switzerland）

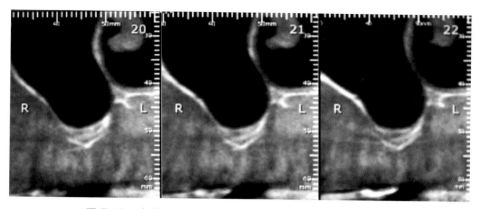

图 7.10　术前 CBCT 显示上颌窦底提升前窦底剩余骨容积

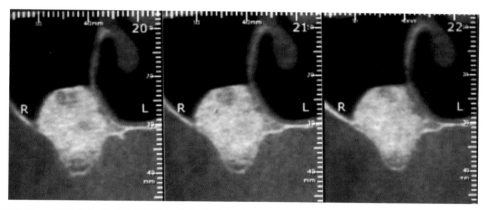

图 7.11　术后 6 个月 CBCT 显示高密度矿化牛骨（Bio-Oss，Geistlich Pharma AG，Switzerland）

## 7.5.3　人工骨（合成材料）

作为自体骨的替代材料的同种异体骨和异种骨移植都有可能传播疾病（Cordioli 等，2001）。对牛海绵状脑病（疯牛病）转移到人类（克 - 雅病）的恐惧（尽管文献中没有报告）（Sogal 和 Tofe，1999）和发现人免疫缺陷病毒在处理后的同种异体骨上存活，强调了对异种移植物和同种异体移植物疾病传播的关注（Marthy 和 Richter，1998）。在何种程度上可以排除朊病毒，以及这种疾病传播给人类的风险有多大？因此，对更安全的植骨材料的需求导致了人工移植材料的发展。

人工骨是合成的骨替代材料，由生物相容性好的无机或有机材料制成。

它们包括来自非人类或动物来源的所有合成材料。主要优点是它们没有传播疾病的可能。它们只有骨传导作用。合成材料有各种各样的结构、大小和形状。根据它们的孔隙度，可以分为致密、大孔或微孔；它们也可以是结晶的和无固定形状的、颗粒状或定制形状的（Jensen，2006）。不同的性状决定了它们的生物学特征和吸收时间（Kao 和 Scott，2007）。

然而，尽管具有这些良好的性能，合成材料由于其较差的机械性能和无法控制的体内生物降解，仍有其局限性（Julien 等，2007）。因此，外科医生试图通过结合分子、细胞和遗传组织工程技术的复合移植物来增强其活性和物理特性（Boyne 等，1998；Howell 等，1997a；Margolin 等，1998）。

目前临床应用的合成材料有几种类型：磷酸钙类（CaPs）、陶瓷类（如羟基磷灰石）、双相磷酸钙（BCP）、磷酸三钙（TCP）、硫酸钙和生物相容性复合材料聚合物。

### 7.5.3.1　磷酸钙基类陶瓷

合成的磷酸钙类人工骨具有骨整合性和骨传导性。它们有良好的生物相容性，没有毒性或异物反应（Hollinger 和 Battistone，1986）。

在不同的陶瓷移植材料中，羟基磷灰石（HA）和 β- 磷酸钙是最常用的。它们由晶体结构的无机非金属材料制成，通常在高温下加工而成。

骨传导磷酸钙材料允许骨细胞的附着、增殖、迁移和表达，从而导致新骨直接沉积在磷酸钙材料上。它们的吸收取决于不同的因素，如宿主和材料、破骨细胞和异物巨细胞，它的吸收最好是缓慢进行的。产品有颗粒状、水泥状、糊状、预制楔形的各种形状（Zimmermann 和 Moghaddam，2011）。

然而，磷酸钙基类陶瓷的主要缺点是体积不稳定性，这对促进骨的生长很重要。关于这些骨替代材料（Berger 等，1995；Daculsi，1998）的降解以及它们的生物力学性能，发现了不同的结果（Kessler 等，2002）。

磷酸钙材料的体外溶解取决于其组成和几何结构特征，如颗粒大小、孔隙度、表面积、形状和结晶度，这些正是各种不同支架的特征。

这些支架应该具有允许骨组织长入的内部结构（Eggli 等，1988；Hing 等，2004），化学成分对骨传导特性起到重要作用（Mastrogiacomo 等，2005）。

生物陶瓷的结构必须具有纳米孔、微孔和大孔，因为这些结构在蛋白吸附、细胞黏附和新骨沉积的不同阶段起作用（Fan 等，2007；Gauthier 等，

1999）。

孔隙率是影响降解速度的重要因素。材料孔隙率越高，降解速度越快。理想的孔隙大小应该与松质骨相似（Daculsi 等，1988，1990）。

（1）羟基磷灰石（HA）

羟基磷灰石是一种高度结晶的磷酸钙，是经 700 ～ 1300℃的高温烧结而成的高度结晶体，其化学成分为 $Ca_{10}(PO_4)_6(OH)_2$。这种材料最独特的特性是化学成分与矿化骨相似；这种相似性是其具有良好的骨传导和良好的生物相容性的原因（Erbe 等，2001；Ghosh 等，2008）。

HA 已被证实是一种良好的骨诱导生长因子和成骨细胞的载体，这大大增加了其未来作为生物活性载体的用途（Noshi 等，2000）。

组织学上，羟基磷灰石用于上颌窦底骨增量有大量的新骨形成。羟基磷灰石颗粒与新生骨融合。组织形态学定量分析显示，延期植入种植体与同期植入相比，延期植入中骨增量区域直接矿化骨 - 种植体接触面更大。然而，种植体 - 骨接触面矿化的百分比在剩余自体骨中较骨增量移植区明显更大（Browaeys 等，2007）。

在植入羟基磷灰石和自体骨时，两者在种植体 - 骨接触面上没有差异，但是都比对照组高，而对照组是提升后不植入自体骨或其他骨替代材料。

在一项上颌窦研究中（Cosso 等，2013），羟基磷灰石和自体骨的混合物与自体骨移植相比，具有更低的吸收和更高的空间稳定性。

（2）磷酸三钙（TCP）

磷酸三钙（TCP）是一种多孔、可吸收、生物相容性好的材料，在骨科和牙科领域作为人工骨填充物已经有 20 年的历史（Hak，2007）。

它们几乎不会引起任何炎症反应，允许细胞和血管向内生长（Wang 等，1998），并且与骨组织结构有直接连接。

这种材料的化学成分和结晶度与骨骼的矿化结构相类似。

磷酸三钙的主要成分是 $Ca_3(PO_4)_2$，它以 α 或 β 晶体形式存在（Hak，2007）。与羟基磷灰石相比，磷酸三钙更容易吸收和机械稳定性更差。但是，和羟基磷灰石一样，磷酸三钙有良好生物可吸收和生物相容性。

在上颌窦内磷酸三钙表现出了良好的骨结合能力，这与新形成骨中碱性磷酸酶、Ⅰ型胶原、骨钙素和骨唾液酸糖蛋白的表达有关，还与骨祖细胞和降解颗粒接触有关。在 6 个月时，β- 磷酸三钙颗粒周围组织中的骨形成和基质矿化仍在活跃进行（Knabe 等，2008）（图 7.12）。

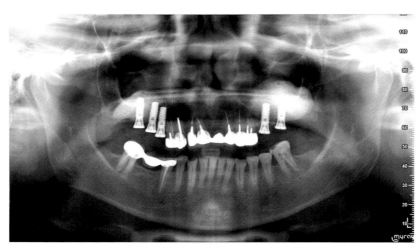

图 7.12　影像显示在上颌窦内植入人工合成的生物活性人工骨颗粒 β- 磷酸三钙
(IngeniOs®) 7 个月后，窦内高放射阻射性影像。植入的材料为硅酸盐化的纯 β- 磷酸三钙

　　小颗粒和相互连接的海绵状微孔被认为可以改善骨传导性能，并在骨重建过程中及时促进骨吸收（Ghosh 等，2008；Hing 等，2007）。

　　典型的，一般采用多孔 β- 磷酸三钙颗粒。由于纤维血管向内生长，β- 磷酸三钙颗粒早期得到固定，多孔颗粒比固体颗粒迁移更少（Byrd 等，1993）。β- 磷酸三钙在 6 ～ 18 个月内通过溶解和分解吸收。

　　Knabe 等（2008）比较了两种不同孔隙度的磷酸三钙在上颌窦内的移植效果。与孔隙率较小的组相比，他们观察到孔隙率较大的磷酸三钙组在根尖区有较多的骨形成和颗粒降解，这样与牙槽嵴顶间距也最大。因此，更大的孔隙率似乎有利于促进骨形成和颗粒降解。

　　遗憾的是，替代 β- 磷酸三钙的骨不是以对等的量替换的。这就是为什么成骨容积比 β- 磷酸三钙被吸收体积要少（Hollinger 等，1996）。出于这个原因，临床使用 β- 磷酸三钙作为其他吸收缓慢骨替代材料的添加材料或自体骨移植的补充。

　　(3) 双相磷酸钙（BCP）（如 BoneCeramic®，Institut Straumann AG，Basel，Switzerland）

　　虽然煅烧的羟基磷灰石（HA）陶瓷因其良好骨传导性而被广泛使用，但其生物可吸收性很低，因此羟基磷灰石植入体内后会停留很长时间。相反，磷酸三钙（TCP）陶瓷材料在骨再生过程中表现出可吸收特性，在成骨作用的刺激下可完全被骨组织所替代。因此，磷酸三钙作为骨再生的支架材料受到了广泛的关注。

将羟基磷灰石和磷酸三钙混合的想法让双相磷酸钙应运而生，这是一种众所周知的合成骨替代材料，具有良好生物相容性和骨传导性能（Friedmann 等，2009；Froum 等，2008；Piattelli 等，1996b）。双相磷酸钙由 60% 羟基磷灰石和 40% β- 磷酸三钙组成，以其骨传导性能而闻名，在植骨材料成熟期间能提供更好的骨愈合条件。

这些成分导致植入后的部分吸收和骨形成的增加（Cordaro 等，2008；Froum 等，2008）。

Schmitt 等（2013）在使用双相磷酸钙时，与无机牛骨相比，在上颌窦底骨增量中骨替代材料明显减少。因此，双相磷酸钙是一种很好的骨传导材料，可在术后 5 个月快速成骨。众所周知的骨替代材料吸收引发了关于移植物和植入种植体后长期稳定性的疑问。一项 5 年的随访观察发现双相磷酸钙（boneceramide©）在上颌窦底骨增量中的有效性，在平均随访 15 个月后，种植体存活率为 92.5%（Covani 等，2011）。

最近的一项研究（Piccinini 等，2013）证明了复合骨替代材料的有益作用，HA/TTCP（磷酸四钙）有加速新骨形成作用，从而减少了上颌窦底骨增量中移植骨愈合的时间。

有作者在上颌窦底提升中使用双相磷酸钙，发现在靠近剩余骨的区域有更多的骨形成（Avila 等，2010；Cordaro 等，2008；Tosta 等，2013）；然而自体骨移植的成骨与剩余骨区域距离之间没有统计学上的显著差异。因此，在远离剩余骨界面的区域，生物材料颗粒周围的骨形成是不可预测的。

类似的研究也发现活体骨形成比率在植骨部位大约是 25%（Artzi 等，2005；Frenken 等，2010；Zerbo 等，2005）。在 Tosta 研究中，尽管自体骨移植形成了更多的活体骨组织，然而这对种植的临床结果没有负面影响，因为在双相磷酸钙中没有观察到种植体的失败。

综上所述，合成磷酸钙骨替代材料因其具有良好的骨传导性和生物相容性在上颌窦底提升中得到了广泛的应用。羟基磷灰石（HA）、β- 磷酸三钙（β-TCP）和 HA /β-TCP 组合是最常用的材料。

### 7.5.3.2 生物活性玻璃

生物活性玻璃主要由氧化钠、氧化钙、五氧化二磷和二氧化硅基本成分组成。二氧化硅（又称硅酸盐）是主要成分。通过改变其成分的比例，可以在体内产生可溶解的状态。

生物活性玻璃可以加快骨的修复，这不仅是因为它具有骨传导性，也和它潜在的骨促进性能有关。骨促进性能指的是生物活性玻璃颗粒在植入到远离骨缺损区时，体液中的钙盐离子沉积到硅酸盐颗粒的表面，形成碳酸羟基磷灰石。

生物活性玻璃暴露在体液中时，生物活性玻璃表面形成了一层富含硅的凝胶层，这使得生物活性玻璃与骨骼之间形成牢固的机械结合。在这种凝胶内 $Ca^{2+}$ 和 $PO_4^{2-}$ 离子结合形成类似于骨骼的羟基磷灰石（HA）晶体，因此具有很强的化学键（Gross 等，1981；Hench 和 Wilson，1984）。

Schepers 和 Ducheyne（1997）证明了玻璃颗粒与周围的组织液之间的界面离子交换所产生的凝胶和腐蚀现象，在玻璃颗粒内部形成了保护性的囊状，在保护性的囊内有助于骨形成。

在一项有关上颌窦的研究中，Cordioli 等（2001）在 9 ～ 12 个月愈合期后，行骨环活检发现组织中存在骨样带，这表明骨仍在形成。这时，生物活性玻璃颗粒由于部分溶解而比原来的尺寸更小（Schepers 和 Ducheyne，1997）。和以往报告的复合材料移植一样（Lorenzetti 等，1998；Wallace 等，1996；Wheeler 等，1996），生物活性玻璃颗粒在骨成熟、生物活性玻璃颗粒完全吸收和被自体骨替代方面可能需要更长愈合时间。

一种生物活性玻璃的改良品种是生物活性陶瓷。与生物活性玻璃相比，生物活性陶瓷通常具有更高的强度和更好的力学性能，但与皮质骨相比，两者的断裂韧性都较低（Moore 等，2001）。

近年来，人们对生物活性玻璃复合材料产生了浓厚的兴趣，它比其他生物活性玻璃类具有更好的弹性。目前较受欢迎的是生物活性玻璃与聚砜的聚合物（Thompson 和 Hench，1998）。它与皮质骨最为相似，并具有可靠的生物学活性、强度、抗折硬度和弹性模量。

综上所述，对于最近开发的人工合成生物材料，在支持新骨形成和维持所获得骨容量稳定方面还缺乏足够的信息。

需要对更多的患者群体进行前瞻性研究，以确认目前所得到的数据，并评估最近使用的骨替代材料行骨增量区种植的长期疗效。

这些合成骨替代材料的优点如下。

① 它们都具有骨传导性。

② 它们的保质期很长。

③ 没有疾病 / 病毒传播的风险。

④ 它们具有不同的形状、孔隙度和组成成分。

⑤ 可以无限量供给。

缺点如下。

① 有些合成材料的处理比较麻烦。

② 人工骨达不到皮质骨的强度。

③ 它们本身不具有诱导成骨或成骨作用。

## 7.5.4  辅助材料（PRP、PGRF、BMP 等）

生物活性添加剂的开发是临床研究的重大挑战之一，它已被用于调节控制炎症和加快愈合过程。

在文献中，有多个关于生物辅助材料在上颌窦底骨增量中作用的评估，这些生物辅助材料包括生长因子（GF）、富血小板血浆（PRP）、纤维蛋白凝胶或静脉血。

生长因子（GF）在骨再生中的作用已被证实，也可以添加到所有的骨替代材料中促进骨再生。生长因子在骨基质和血浆中呈低浓度，生长因子是组织修复的重要介质，通过促进血管生成、细胞分化、细胞增殖和基质合成发挥作用。

许多研究表明，与传统的骨替代材料相比，这些制剂在新骨形成的数量和速度方面有更好的结果（Nevins 等，2009；2005）。

生长因子中如转化生长因子（TGF-βs）、胰岛素生长因子（IGF）、成纤维细胞生长因子（FGF）和血小板生长因子（PDGF）用于上颌窦底骨增量中，可缩短愈合时间、增加窦内骨形成。

这些生长因子（GF）为口腔颌面外科医生行骨缺损重建提供了另一种选择，尽管它们有潜在的应用价值，但生长因子在实际应用中仍无法常规使用。

### 7.5.4.1  血小板源生长因子

在众多的生长因子中，重组人血小板源生长因子（rhPDGF）受到了广泛的关注，是一种具有良好特性的组织生长因子。

血小板源生长因子是一种伤口愈合激素，是人体在软组织和骨损伤部位自然产生的。经过一系列人体对照临床试验以及近 10 年临床使用，它已被证明是安全和有效的（Camelo 等，2003；Howell 等，1997b；Lynch 等，1989b；Nevins 等，2003）。

在上颌窦底骨增量中加入血小板源生长因子与 Bio-Oss 一起使用，有增强临床疗效的作用（Nevins 等，2009）。

### 7.5.4.2  富血小板血浆（PRP）

另一种获得生长因子的方法是使用患者自己的血液，分离出富血小板血浆，并将这组浓缩的自体生长因子加入移植材料中（Marx 等，1998）。

血小板是诸如血小板源生长因子（PDGF）和 β 转化生长因子（TGF-β）的来源（Pierce 等，1989 年）。富血小板血浆是从血液中提取的浓缩血小板。因此，富血小板血浆富含自体生长因子，而富血小板血浆制剂对骨愈合过程的作用基于所含的生长因子（Harrison 和 Cramer，1993；Jones 等，1992；Linder 等，1979；Miyadera 等，1995；Möhle 等，1997）。

血小板凝胶通过释放自体生长因子，加速正常骨再生过程。在口腔颌面外科手术中，富血小板血浆是提高再生骨质量和数量的有效工具。然而，关于上颌窦底骨增量中富血小板血浆作为辅助材料的应用，文献中存在相悖的观点。富血小板血浆的使用基于这样的理论前提，即浓缩血小板，会增加这些生长因子（PDGF，TGF-β，IGF-Ⅰ，IGF-Ⅱ）的作用。富血小板血浆释放的生长因子并不会像骨形态发生蛋白那样诱导骨祖细胞分化，而是通过刺激周围细胞的趋化、有丝分裂和血管生成来发挥作用，在骨重建的早期阶段充当催化剂作用。

富血小板血浆已经作为自体来源生长因子与同种异体骨移植材料联合使用（Landesberg 等，1998），但是当骨替代材料中加入富血小板血浆时，并没有很清楚地证实其具有促进骨形成作用（Sánchez 等，2003）。关于上颌窦底骨增量的另一项研究表明,在异种骨（Fuerst 等,2004）和自体骨（Jakse 等，2003）中添加富血小板血浆都没有比单独使用骨替代材料有任何显著的改善。这是预料之中的，因为富血小板血浆只在愈合阶段的早期起作用，因为伤口中血小板的寿命和其生长因子直接起作用的时间小于 5 天（Marx 等，1998）。

在无机牛骨（ABB）和自体骨（AB）中添加富血小板血浆并没有改善骨整合（Fuerst 等，2004；Jakse 等，2003；Roldán 等，2004）。然而，一项对家兔颅骨的初步研究得出结论，在无机牛骨中添加富血小板血浆可能是有益的（Aghaloo 等，2004）。富血小板血浆在骨移植重建中的作用已被影像学和组织定量分析资料证实，数据显示在 6 个月的愈合期后，早期骨形成更多，骨小梁密度更高（Marx 等，1998）。

与此相反的是，也有研究显示富血小板血浆和自体骨混合使用时，同自体骨单独使用相比，前者骨形成的速度更快和密度更高（Marx 等，1998）。

显然，关于富血小板血浆在上颌窦底骨增量过程中，针对不同骨替代材料的作用，需要进一步的研究。

### 7.5.4.3 富血小板纤维蛋白（PRF）

富血小板纤维蛋白是富含血小板细胞因子、生长因子和嵌入其中的细胞组成的一种纤维蛋白基质，可能在一段时间后释放出来，可作为可吸收膜（Naik 等，2013）。它是新一代血小板浓缩物，处理简单，不需要对血液进行生化检查处理。尽管富血小板纤维蛋白属于新一代血小板浓缩物，但纤维蛋白分子本身的生物活性就足以说明富血小板纤维蛋白具有促进组织再生能力。慢聚合模式赋予富血小板纤维蛋白膜作为一个特别有利的生物结构以支持愈合过程。利用血小板凝胶促进骨再生是近年来移植领域的新技术。然而，这些产品的生物学特性和实际效果仍然存在争议。与富血小板血浆相比，富血小板纤维蛋白缓慢地释放生长因子，并观察到其具有更好的愈合特性（Dohan 等，2006）。

富血小板纤维蛋白可用作上颌窦底提升研究的辅助材料。使用冻干同种异体骨和富血小板纤维蛋白混合物作为上颌窦底提升骨移植物的组织学分析显示愈合时间缩短至 4 个月，但仍需要大规模研究来验证这些结果。只有充分了解其组成及其意义才能使我们更好地了解临床结果，进而拓展治疗领域（Naik 等，2013）。

### 7.5.4.4 骨形态发生蛋白（BMP）

使用骨形态发生蛋白的方法在过去十年中受到了最多的关注。骨形态发生蛋白是分化生长因子，隶属于转化生长因子（TGF-β）家族（Schmitt 等，1999）。其在胚胎发育，骨和软骨形成及修复过程中起着重要的调节作用。

众所周知的生长因子是骨形态发生蛋白（BMP-7 或 OP-1），它具有骨诱导作用，可能有诱导间充质细胞分化成成骨细胞的潜力（Wozney 等，1988）。已发现 BMP-7 具有骨诱导和促进骨整合的作用。一些研究报道了补充自体骨源性细胞（ABC）到无细胞移植材料如 ABB 中（Fuerst 等，

2004）。之所以加入包含成骨细胞的自体骨，结合富血小板血浆，目的是利用骨的诱导能力。

许多研究报道了在上颌窦底提升中应用骨形态发生蛋白颇有前景的结果，而其他研究却不太乐观。一项人体研究（Boyne 等，1997）显示在上颌窦底骨增量过程中，重组骨形态发生蛋白 BMP-2 和 BMP-7［骨形成蛋白 -1（OP-1）］都能促进骨形成。

另一项在猪身上的研究表明，在上颌窦底提升同期植入种植体时，在无机牛骨（ABB）中添加 rhOP-1 比单独使用无机牛骨（ABB）效果要好（Terheyden 等，1999）。该报告的结论是，与单纯的骨替代材料组相比，rhOP-1 组的种植体 - 骨接触面是前者的两倍。与富血小板血浆和 ABB 联合使用相比，BMP-7 与 ABB 联合使用效果更好（Roldán 等，2004）。此外，在上颌窦底提升中，BMP-7 作为一种生长因子添加在 ABB 中，与 ABB 单独使用相比较，产生了显著的优越性（Margolin 等，1998；Terheyden 等，1999）。

BMP-7 联合应用适当的基质已被证明在加速骨整合方面是有效的（Roldán 等，2004）。加入 BMP-7 的作用与其剂量相关，在放射学和组织学上，证明含 2.5mg/g 的胶原基质是诱导骨形成的最佳浓度（Margolin 等，1998）。

以 BIC（种植体接触面积）为参数，从组织形态学角度看，ABB + BMP-7 的最佳组合在 6 个月后得到了最好的结果。在不添加生长因子的情况下，ABB 单独使用 6 个月后 BIC 较前者少（Schlegel 等，2003）。

然而，在上颌窦底提升中对合适的剂量及载体仍存在争议。当 rhBMP-2 的使用剂量（1.8 ~ 3.4mg）显示新骨的数量不足，无法植入种植体时，建议增加剂量。

此外，一项在上颌窦底提升中使用 rhOP-1 的人体研究发现，其效果不稳定，不足以证明其在上颌窦底提升中的临床应用（Groeneveld 等，1999）。

另一项上颌窦底提升研究探讨了与自体骨移植相比，结合胶原载体 rhOP-1 的成骨潜力（van den Bergh 等，2000）。在 6 个月时，rhOP-1 组显示出散在的血管化良好的骨样组织。相反，在自体骨移植的上颌窦底提升中，组织学和临床观察到与正常上颌骨相似的骨外观；并且在上颌窦底提升术后 6 个月植入种植体是可预期的。

基于这些发现，在上颌窦底提升中，通过胶原载体传递 rhOP-1 的行为是无法充分预测的。需要进一步的调查来证明它的效率，用以代替其他骨替代材料。

近年来，骨形态发生蛋白被认为是促进上颌窦底提升骨愈合的安全有效的产品，在骨缺损的治疗中将越来越受到重视。

然而，结果的广泛差异可能导致在上颌窦底提升中更谨慎地使用骨形态发生蛋白。

#### 7.5.4.5　透明质酸

透明质酸（HyA）是一种天然高分子材料，具有良好的生物学特性，在临床上具有一定的优势（Lisignoli 等，2001；Manferdini 等，2010）。在最近的一项研究中 Stiller 等（2004）将 β- 磷酸三钙和透明质酸混合与单独使用 β- 磷酸三钙在上颌窦底骨增量中做比较。凝胶状透明质酸材料使 β- 磷酸三钙使用更方便。他们的结论是，在上颌窦底提升后的 6 个月，两种磷酸三钙植入材料都能促进骨形成和基质矿化。

与单纯磷酸三钙组相比，透明质酸联合磷酸三钙组的组织学定量分析和影像学结果在容积缩小、容积稳定性和骨形成方面有统计学差异。免疫组化成骨标志物在透明质酸联合磷酸三钙组也有较高的表达。

综上所述，辅助材料在提高骨移植成骨率和缩短愈合时间方面的作用尚未完全阐明。在上颌窦底提升中应用自体骨移植加入辅助材料的种植体存活率为 81.2%；自体骨混合同种异体骨加入辅助材料联合应用的种植体存活率为 95.3%；合成材料中加入辅助材料的种植体存活率为 95.1%；异种骨加入辅助材料的种植体存活率为 96%（Aghaloo 和 Moy，2007）。

## 7.6　使用骨替代材料后的骨重建

虽然迄今为止已经进行了大量的上颌窦底骨增量手术，但是只有少数对照试验涉及上颌窦底提升术后的愈合过程和组织改变。

移植物体积的稳定性是整个过程的关键。事实上，由于上颌窦的再气化压力和骨移植物的吸收，移植物区域在形状和体积上有很大的改变。早期只使用自体骨移植技术结果也类似（Del Fabbro 等，2004；Tong 等，1998）。而使用不同骨替代材料，使得进行评估体积变化时引入了另一个变量（Kirmeier 等，2008）。

自体骨移植再吸收性是众多上颌窦底提升研究（Zimmermann 和

Moghaddam，2011）证明的一个主要缺点，在 4.5～9 个月期间（Klijn
等，2010a，2010b），由于植入材料开始吸收和新生骨的稳定替换，骨容量显
著降低（Baumgarten，2010；Consolo 等，2007；Hallman 等，2002；Klijn 等，
2010a，2010b；Lundgren 等，1996；Pejrone 等，2002；Simunek 等，2008；
Szabó 等，2005；Zijderveld 等，2005）。

然而，Block 等（1998）的研究表明，在上颌窦底提升后随着时间的推移，
在维持垂直骨容量上自体骨移植物比自体骨和脱矿骨联合使用效果更好。

另一方面，与软骨成骨的自体骨相比，膜内成骨的自体骨具有更好的
抗吸收能力（Jensen 和 Sindet-Pedersen，1991；Kusiak 等，1985；Zins 和
Whitaker，1983），这是因为软骨成骨的自体骨移植再血管化需要的时间更
长（Kusiak 等，1985）。

在移植后的前 6 个月，软骨成骨的自体骨吸收率高达 55%（Johansson
等，1998），而 Reinert 等（2003）报道移植后第一年垂直骨吸收率为 7%，
12 个月后骨吸收量非常小。

然而，没有数据显示植骨材料的吸收对种植成功率有影响（Hallman 和
Nordin，2004；Kim 等，2009），也无法提示临床医生应该选择还是放弃自
体骨移植。

因此，在上颌窦底骨增量中，自体骨的吸收和窦腔的再气化是选择不可
吸收或缓慢吸收骨替代材料的原因。

从理论上来看，不可吸收的骨替代材料在植入后不能改建，在功能上无
法适应植入种植体后周围的骨的改变，这可能是一个不利的机械因素，因
为它可能会阻止新骨到达种植体的表面。尽管移植物的高度保持良好，但
无法在种植体表面形成很好的骨附着（图 7.3 和图 7.4）。

影像学研究（Hallman 等，2002；Hatano 等，2004）报道了上颌窦底
骨增量后 1～3 年内出现移植骨高度下降，但之后的变化很小。与同种异
体骨相比，口内取骨能更好地维持骨高度。最近有大量文献证明，不同的
骨替代材料（自体骨 + 无机牛骨，或同种异体骨移植 + 无机牛骨）的组合，
将会是促进骨形成和骨重建的合适解决方案（Hatano 等，2004）。

生物活性玻璃颗粒类似于复合移植物，需要较长的愈合期，才能使新
骨成熟和移植物完全吸收和替代（Lorenzetti 等，1998；Wallace 等，1996；
Wheeler 等，1996）。

在一项有关上颌窦的研究中，Cordioli 等（2001）证实了活检组织中存

在骨样组织，这表明在 9 ～ 12 个月的愈合期后新骨形成仍在发生。

简而言之，不同骨替代材料的吸收时间不同，部分植骨材料最终被新骨所替代的时间也存在广泛的差异，目前仍未完全了解，但这些植骨材料在临床实践中具有相关的作用。因此，在选择移植材料时应考虑种植体植入时间。此外，过长愈合期是有风险的，因为过长时间可能影响骨容量稳定。种植体负重也许可以减少骨吸收，而负重本身又导致种植体周围无法控制的骨丧失。根据大量的文献回顾，下面是一个关于愈合时间 / 负荷时间指南表（表 7.1）。

表 7.1　愈合时间 / 负荷时间指南表

| 移植材料 | 上颌窦底骨增量术后种植体最佳愈合时间 / 月 |
| --- | --- |
| 自体骨 | 4 ～ 5 |
| 同种异体骨 | 5 ～ 6 |
| 异种移植骨 | 7 ～ 10 |
| 人工合成物 | 6 ～ 12 |

## 7.7　使用不同植骨材料行上颌窦底提升术后种植体的存活率

系统回顾（Del Fabbro 等，2004）上颌窦底骨增量病例中 6913 个种植体，总体种植体存活率为 91.49%：单独使用自体骨移植时为 87.7%，骨替代材料与自体骨联合使用时为 94.88%，单独使用骨替代材料时为 95.98%。

大量的文献回顾表明，与自体骨移植相比，使用骨替代材料时种植体存活率相同或更高。

相比之下，最近系统性回顾（Aghaloo 和 Moy，2007）了关于不同骨替代材料行上颌窦底提升后种植体存活率的报道。总共 5128 颗种植体，2904 颗为自体骨 / 复合材料，种植体存活率为 92%；189 颗为同种异体骨 / 非自体骨复合材料，种植体存活率为 93.3%；443 颗为异种骨，种植体存活率为 95.6%；而人工骨单独（或）和异种骨混合移植种植体存活率仅为 81%。然而，当使用髂骨移植时，1845 颗种植体的存活率为 88%。这与合成材料相似，其中 190 颗种植体的存活率为 81%。对合成材料和同种异体移植物替代材料的研究差异非常大。

上颌窦底提升中种植体存活率的另一项系统综述包括来自 39 项研究的 2046 名患者，共植入 6913 颗种植体（Graziani 等，2004）。分析结果表明，总的种植体存活率为 91.49%，单独使用自体骨移植时种植体存活率为 87.7%，当与其他材料混合使用时种植体存活率为 94.88%，单独使用骨替代材料时种植体存活率为 95.98%。光滑表面种植体的存活率为 85.64%，而粗糙表面种植体的存活率为 95.98%。最后，延期植入的存活率为 92.93%，与植骨同期植入的存活率相似（92.17%）。

在最近的系统综述（Del Fabbro 等，2013）中，基于之前 9 个系统综述（Aghaloo 和 Moy，2007；Del Fabbro 等，2008；2004；Esposito 等，2010；Graziani 等，2004；Jensen 和 Terheyden，2009；Nkenke 和 Stelzle，2009；Pjetursson 等，2008；Wallace 和 Froum，2003），作者发现：在使用 100% 自体骨的组中，种植体存活率为 85.32%；而在使用复合材料（BS + AB）（BS 为羟基磷灰石）的组中，种植体存活率为 87.70%；使用 100% 骨替代材料组的种植体存活率为 96.25%。同样，使用 100% 自体骨移植时种植体总存活率明显低于使用 100% 骨替代材料。

另一个可能影响种植体存活率的变量是种植体表面结构。组织学和临床证据表明：在上颌窦底骨增量过程中，无论是使用自体骨、自体骨与骨替代材料混合还是单独使用骨替代材料，粗糙表面种植体都比机械表面的种植体效果更好。

综上所述，大量文献事实证明在上颌窦底骨增量过程中，无论使用何种骨替代材料，种植体植入植骨区的长期临床成功 / 存活率（> 5 年），与常规而不需要骨移植的情况相似或甚至更好。

## 7.8    上颌窦内骨愈合的特异性

上颌窦骨形成的机制仍有待研究。关于骨愈合的知识主要来自对骨折愈合和骨缺损的研究。上颌窦是独一无二的，因为它在骨结构外成骨，而不是在骨折或缺损中成骨（Lundgren 等，2008）。目前，在双侧上颌区，上颌窦底提升是最可靠的骨增量方法。然而，许多与上颌窦底提升愈合特异性相关的参数仍存在争议，包括：

- 良好的愈合是因为上颌窦骨壁的数目？
- 上颌窦体积的重要性如何？如颊腭向距离。

• 窦膜在加速骨愈合方面有真正的潜力吗？

上颌窦窦内骨缺损的愈合遵循引导骨再生（GBR）的原则，这显然是有利的，因为上颌窦腔四周被骨壁包绕。

然而，移植物的稳固需要充分的血管生成和成骨细胞的聚集、迁移和分化，而成骨细胞和骨重建有关。据推测，这些生物学行为在很大程度上取决于上颌窦腔的大小。如果上颌窦腔体积较大，或者在牙缺失后剩余牙槽骨高度有限，则可能出现延迟愈合或骨成熟不足。这些因素对上颌窦底提升预后的影响尚不清楚。一些作者指出了解剖因素的重要性。Avila 等（2010）评估了上颌窦外侧至内侧壁的距离（颊腭侧距离）对上颌窦底提升手术的影响。他们发现上颌窦底提升术后活体骨组织的比例与上颌窦的颊腭侧距离成反比。在选择最合适的骨替代材料和种植体植入的时机时，应该考虑到这一信息。

在一项人体上颌窦底提升研究中，Artzi 等（2008）评估了不同骨替代材料的骨引导作用。在 12 个月的愈合期后，无论何种骨替代材料，活体骨（VB）的比例从表面到内部都显著地增加。这些发现表明，骨壁缺失可能是阻碍骨形成的重要原因。事实上，成功的移植物稳固依赖于新形成的活体骨组织不断沉积，接着是功能性重建和活体组织逐步替代移植材料（Watzek 等，1998）。这一过程需要稳定的支架、充足的血管生成（血液供应）和成骨细胞的迁移。当上颌窦腔或侧壁开窗的尺寸过大时，这些活动可能受到阻碍。

有一系列的因素会影响骨的成熟和上颌窦底骨增量的结果：
• 上颌窦腔颊侧（外侧）至腭侧（内侧）壁的距离（BPD）。
• 上颌窦底剩余骨高度（RBH）。
• 上颌窦膜穿孔的发生率。
• 侧壁骨窗的大小。
• 上颌窦的总体积。
• 最后，我们应该强调针对每种临床情况选择最合适的骨移植材料的重要性，如当上颌窦腔较大时，这个时候骨诱导特性是必需的，那么此时选择自体骨或自体骨和骨替代材料的混合物是非常重要的。

**窦膜愈合的潜力**　窦膜是假复层纤毛柱状上皮，有丰富血管的固有层及骨膜样结缔组织层，与上颌骨的内表面接触。已有研究表明，窦膜具有成骨潜能，有助于上颌窦底骨增量技术的成功。

因此，几项研究表明，上颌窦底提升术中不植骨方法与常规的植入骨替代材料一样可以获得相同的结果。骨膜的提升将启动一个吸收过程，骨髓暴露，干细胞进入窦腔，这一系列活动在动物研究中得到了证实（Lundgren等，2000；Slotte 和 Lundgren，2002）。Gruber 等（2004）发现窦膜内含有间充质干细胞，而这些细胞可以分化为成骨细胞系，这正是上颌窦底提升过程中另一个骨形成作用的细胞来源。最近的一项研究表明，上颌骨骨膜中含有骨祖细胞（Cicconetti 等，2007）。研究还表明（Srouji 等，2009），来自人窦膜的细胞可以在培养基中生长，表达骨祖细胞标志物，可诱导分化成成骨细胞，并在体内进行移植，在移植部位有新的骨形成的组织学证据。作者认为，在上颌骨与窦膜交界的部位也有一层类似骨膜的膜，窦膜的提升导致了这层类似骨膜的膜也一起被提升。这可以解释上颌窦底提升在临床中的成骨反应。

研究表明，在植入上颌窦内的种植体周围有血凝块形成。植入后 6 ～ 12 个月的检查显示血凝块发生收缩和骨化，形成了新上颌窦底。

综上所述，这些观察结果表明，尽管骨重建仍在进行，但不植骨的情况下骨沉积是窦膜提升的结果，而骨替代材料的吸收过程主要发生在骨移植部位。组织再生领域已经确定了血凝块及其内源性生长因子对骨形成的重要性，由于无法适当维持空间，似乎血凝块的骨诱导作用是有限的（Dahlin 等，1989；Ellegaard 等，1997；Jensen 等，1995；Leghissa 等，1999；Lundgren 等，2004；Lynch 等，1989a；Smukler 等，1995；Tal 等，1996）。很多作者（Ellegaard 等，1997；Haas 等，2002；Lundgren 等，2003，2004；Winter 等，2003）观察到在不植骨的情况下，上颌窦底提升后有骨形成。Palma 等（2006）首先从组织学角度描述了这一现象，并评估了不同表面种植体在上颌窦部位的骨整合潜力。

上颌窦膜的提升与同期植入种植体可导致骨形成和骨整合。组织学上在上颌窦膜提升后，新生骨组织倾向于沉积在和窦膜接触的部位，证明了窦膜的骨诱导潜能。

综上所述，尽管有声明称无论是否进行骨移植，上颌窦底提升后新骨形成的量似乎没有差异，但这种方法应该只有在窦腔解剖结构良好（狭窄的骨缺损）且不需要大量骨增量情况下才考虑。

此外，在上颌窦底提升中，在不植骨的条件下表面处理过的种植体似乎比机械表面种植体的骨结合更好（Lundgren 等，2008）。

## 结论

迄今为止，有关上颌窦底提升生物学机制得到了更好的理解：

- 只有稳定的血凝块才能在窦膜下成骨，而这种血凝块的骨化是从上颌骨壁以同心圆方式开始的。

- 在窦膜下形成的空间中植入自体骨或骨替代材料对促进成骨不起主要作用。然而，骨替代材料可以在三维方向对抗窦内对血凝块的压力。

- 根据对上颌窦底提升的生物学理解和基于大量的文献，得出在上颌窦底提升中使用自体骨或骨替代材料结果相类似。

事实上，不同骨替代材料的作用是受到多因素影响的。最常见的是通过一个单一因素来评估种植体存活率（ISR）。事实上，在比较不同骨替代材料时，种植体存活率是一个较差的参数，因为无论使用何种骨替代材料，骨整合都始终存在。此外，尽管有一些循证医学的回顾与组织学相关研究，但这些研究关注的是在使用不同的骨替代材料时所形成活体骨的百分比；还没有建立起令人信服的数据，以确定种植体整合所需的最小活体骨组织量（Klijn 等，2010a）。虽然自体骨移植"总体骨容量"（TBV）高于骨替代材料，但必须强调的是，总体骨容量对种植体存活率的影响仍未阐明。

到目前为止，还需要更多的研究来弄清楚上颌窦底剩余骨高度，同期或延期植入，以及使用各种不同的骨替代材料后骨吸收对种植体存活率的影响。供区发病率、疾病传播和费用等方面也没有得到充分的探讨。

总之，就使用自体骨和骨替代材料之间的决策而言，目前的文献仅提供了一个低水平的证据。

目前，从组织学结果来看，自体骨和同种异体骨移植是可预期的。到目前为止，自体骨具有最大的成骨潜力，其次是同种异体骨移植，自体骨仍然是许多需要植骨情况下的最佳选择。但自体骨也有缺点，即相对较高的供区发病率和可以获得的骨数量有限，这最终导致其使用受限。同种异体骨移植则没有这些限制，但就脱矿骨基质而言，骨诱导特性变化大，可能会传播疾病。当有结构性骨缺损或者需要大量植骨时，同种异体骨是一个重要的植骨材料来源。对自体移植物和异体移植物相关问题的关注促使替代方法的探索。

对于局部骨缺失的处理，人工骨移植只能提供部分的解决方案。它们拥有理想的骨的机械性能和骨传导性，但是它们的成功很大程度上依赖于活的骨膜／骨组织。理想的人工骨应该在机械性能和成骨性能上与天然骨相似。复合骨替代材料和生物活性因子的出现使我们离这个目标更近了一步。

虽然大多数的骨替代材料与自体骨相比生物活性低，但考虑到受植区的并发症以及种植体存活率，现有的证据既不支持也不反对在上颌窦底骨增量中自体骨优于骨替代材料。种植体存活率除与上颌窦底骨增量中所应用的植骨材料有关之外，还可能受到其他因素的影响。

骨替代材料作为填充物，具有不同的骨整合作用和传导特性。为确保作为载体系统的有效活性，可能需要控制骨替代材料的吸收。控制吸收的目的在于：确保及时和可控地释放整合在骨替代材料内的生长因子，以及随后宿主骨对骨替代材料的完全替换。

新一代的骨替代材料设计的目的是：一旦植入，它们将帮助机体自我愈合。这些骨替代材料有一个令人满意的特征，即有骨重建的能力，也就是说它们能被破骨细胞吸收，并通过成骨细胞的活性被新形成的骨所替代。

考虑到骨的生物活性和生物相容性是生物整合的必要条件，对细胞与材料之间的相互作用有更全面的了解，有助于更好地理解骨愈合。最近，为改善骨质流失所做的大量努力，加深了对骨诱导蛋白和其他因子的认识，这些因子促进成骨细胞增殖、分化和调节成骨细胞功能。

骨组织工程的目的是利用骨替代材料的骨传导作用，联合骨诱导物质和骨祖细胞系，促进成骨过程。骨传导材料作为载体，可促进骨诱导蛋白定时释放和／或为骨形成提供材料支架。

由此产生的生物活性骨替代材料结构具有最大限度修复大范围骨缺损的潜力。

未来的人工骨移植将会越来越受关注，特别是在稳定性和材料处理方面将会有进一步的发展，目前这方面仍不是最理想的。未来的生物合成骨替代材料可能会替代自体骨移植。因此，为上颌窦底提升选择合适的骨替代材料取决于：

• 上颌窦底骨增量术后植入种植体所需的愈合期。

• 上颌窦体积。颊腭侧和近远中距离（较大的体积需要较高的骨传导 / 骨诱导性能）。

• 种植体周围再生骨容量的长期稳定性。

• 成本方面不容忽视。

上颌窦底骨增量理想的骨支架应具有以下特性：

• 生物相容性，促进细胞黏附和活性。

• 高引导性和潜在的诱导性，以促进和加速骨细胞的生长。

• 自发形成的诱导，不需要附加外源性生长因子。

• 骨吸收和修复速度匹配，便于将负载传递给新形成的骨。

• 可吸收性。特别是在上颌窦底骨增量中，部分可吸收性可能会更好，可以防止完全的骨重建和骨吸收，而这两者会导致种植体植入的延迟和影响修复体的长期稳定。

• 亲水，以促进血管长入。

• 与宿主骨建立一个稳定的界面，不会形成瘢痕组织。

• 在正常情况下易于操作和保存。

• 作为骨再生的三维模板。

• 和宿主骨相似的机械性能。

• 具有完整的结构，为宿主骨形成提供了支架，为调节局部骨反应的重要因子起到载体作用。

• 所产生的副产物应是无毒的，并易于机体排泄。

• 没有局部病原体或不会交叉感染，骨替代材料最好是人工合成的。

• 从宏观结构到微观结构，甚至纳米结构与天然骨小梁的物理结构相匹配，为新骨的生长提供支架。

总的来说，用作骨增量的骨替代材料应该具有良好的骨组织整合、骨诱导和长期稳定性。事实上，一直存在争议的是：在上颌窦底骨增量过程中，增加新骨形成的数量和减少骨替代材料（如采用自体或同种异体骨移植）是否优于增加不可吸收的骨替代材料和减少新生骨形成（如采用 ABB）。

理想的骨替代材料应该在愈合一段时间后（尽可能短），形成活体骨组织的比例和种植体存活率方面要优于自体骨移植或者两者相当。

然而，尽管进行了大量的研究工作，但这种单一组分的骨替代材料仍然不存在。

同时，"临时的解决方案"是使用一种复合骨移植材料，将两种不同的成分结合在一起，从而实现既快速又缓慢的骨重建特性，这样随着时间的推移可以维持骨容量的稳定。此外，这两种成分中至少应该有一种是具有成骨作用的（自体骨）、骨诱导性的（自体骨，同种异体骨），或者至少是具有高度骨传导性的。

寻找上颌窦底骨增量理想的骨替代材料仍在继续探索中。

# 参考文献

Abubaker OA (1999) Diagnosis and treatment of diseases and disorders of the maxillary sinus, applied anatomy of the maxillary sinus, oral maxillofac. Surg Clin N Am 11:1–13

Aghaloo TL, Moy PK (2007) Which hard tissue augmentation techniques are the most successful in furnishing bony support for implant placement? Int J Oral Maxillofac Implants 22(Suppl):49–70

Aghaloo TL, Moy PK, Freymiller EG (2004) Evaluation of platelet-rich plasma in combination with anorganic bovine bone in the rabbit cranium: a pilot study. Int J Oral Maxillofac Implants 19:59–65

Alanay A, Wang JC, Shamie AN, Napoli A, Chen C, Tsou P (2008) A novel application of high-dose (50 kGy) gamma irradiation for demineralized bone matrix: effects on fusion rate in a rat spinal fusion model. Spine J 8:789–795. doi:10.1016/j.spinee.2007.06.009

Albrektsson T, Johansson C (2001) Osteoinduction, osteoconduction and osseointegration. Eur Spine J 10:S96–S101. doi:10.1007/s005860100282

Artzi Z, Nemcovsky CE, Dayan D (2002) Bovine-HA spongiosa blocks and immediate implant placement in sinus augmentation procedures. Histopathological and histomorphometric observations on different histological stainings in 10 consecutive patients. Clin Oral Implants Res 13:420–427

Artzi Z, Kozlovsky A, Nemcovsky CE, Weinreb M (2005) The amount of newly formed bone in sinus grafting procedures depends on tissue depth as well as the type and residual amount of the grafted material. J Clin Periodontol 32:193–199. doi:10.1111/j.1600-051X.2005.00656.x

Artzi Z, Weinreb M, Carmeli G, Lev-Dor R, Dard M, Nemcovsky CE (2008) Histomorphometric assessment of bone formation in sinus augmentation utilizing a combination of autogenous and hydroxyapatite/biphasic tricalcium phosphate graft materials: at 6 and 9 months in humans. Clin Oral Implants Res 19:686–692. doi:10.1111/j.1600-0501.2008.01539.x

Asai S, Shimizu Y, Ooya K (2002) Maxillary sinus augmentation model in rabbits: effect of occluded nasal ostium on new bone formation. Clin Oral Implants Res 13:405–409

Avera SP, Stampley WA, McAllister BS (1997) Histologic and clinical observations of resorbable and nonresorbable barrier membranes used in maxillary sinus graft containment. Int J Oral Maxillofac Implants 12:88–94

Avila G, Wang H-L, Galindo-Moreno P, Misch CE, Bagramian RA, Rudek I, Benavides E, Moreno-Riestra I, Braun T, Neiva R (2010) The influence of the bucco-palatal distance on sinus augmentation outcomes. J Periodontol 81:1041–1050. doi:10.1902/jop.2010.090686

Bae HW, Zhao L, Kanim LEA, Wong P, Delamarter RB, Dawson EG (2006) Intervariability and intravariability of bone morphogenetic proteins in commercially available demineralized bone matrix products. Spine 31:1299–1306. doi:10.1097/01.brs.0000218581.92992.b7; discussion 1307–1308

Barriga A, Díaz-de-Rada P, Barroso JL, Alfonso M, Lamata M, Hernáez S, Beguiristáin JL, San-Julián M, Villas C (2004) Frozen cancellous bone allografts: positive cultures of implanted grafts in posterior fusions of the spine. Eur Spine J 13:152–156. doi:10.1007/s00586-003-0633-9

Baumgarten S (2010) Sinus grafting with mineralized allograft and staged implant placement. Quintessence Int 1985(41):197–202

Becker W, Schenk R, Higuchi K, Lekholm U, Becker BE (1995) Variations in bone regeneration adjacent to implants augmented with barrier membranes alone or with demineralized freeze-dried bone or autologous grafts: a study in dogs. Int J Oral Maxillofac Implants 10:143–154

Berger G, Gildenhaar R, Ploska U (1995) Rapid resorbable, glassy crystalline materials on the basis of calcium alkali orthophosphates. Biomaterials 16:1241–1248

Block MS, Kent JN (1997) Sinus augmentation for dental implants: the use of autogenous bone. J Oral Maxillofac Surg 55:1281–1286

Block MS, Kent JN, Kallukaran FU, Thunthy K, Weinberg R (1998) Bone maintenance 5 to 10 years after sinus grafting. J Oral Maxillofac Surg 56:706–714; discussion 714–715

Boyan BD, Ranly DM, Schwartz Z (2006) Use of growth factors to modify osteoinductivity of demineralized bone allografts: lessons for tissue engineering of bone. Dent Clin N Am 50:217–228, viii. doi:10.1016/j.cden.2005.11.007

Boyne PJ, James RA (1980) Grafting of the maxillary sinus floor with autogenous marrow and bone. J Oral Surg 1965(38):613–616

Boyne PJ, Kruger GO (1962) Fluorescence microscopy of alveolar bone repair. Oral Surg Oral Med Oral Pathol Oral Radiol Endod 15:265–281

Boyne PJ, Marx RE, Nevins M, Triplett G, Lazaro E, Lilly LC, Alder M, Nummikoski P (1997) A feasibility study evaluating rhBMP-2/absorbable collagen sponge for maxillary sinus floor augmentation. Int J Periodontics Restorative Dent 17:11–25

Boyne PJ, Nath R, Nakamura A (1998) Human recombinant BMP-2 in osseous reconstruction of simulated cleft palate defects. Br J Oral Maxillofac Surg 36:84–90

Browaeys H, Bouvry P, De Bruyn H (2007) A literature review on biomaterials in sinus augmentation procedures. Clin Implant Dent Relat Res 9:166–177. doi:10.1111/j.1708-8208.2007.00050.x

Buser D, Schenk RK, Steinemann S, Fiorellini JP, Fox CH, Stich H (1991) Influence of surface characteristics on bone integration of titanium implants. A histomorphometric study in miniature pigs. J Biomed Mater Res 25:889–902. doi:10.1002/jbm.820250708

Butz F, Bächle M, Ofer M, Marquardt K, Kohal RJ (2011) Sinus augmentation with bovine hydroxyapatite/synthetic peptide in a sodium hyaluronate carrier (PepGen P-15 Putty): a clinical investigation of different healing times. Int J Oral Maxillofac Implants 26:1317–1323

Byrd HS, Hobar PC, Shewmake K (1993) Augmentation of the craniofacial skeleton with porous hydroxyapatite granules. Plast Reconstr Surg 91:15–22; discussion 23–26

Camelo M, Nevins ML, Schenk RK, Lynch SE, Nevins M (2003) Periodontal regeneration in human Class II furcations using purified recombinant human platelet-derived growth factor-BB (rhPDGF-BB) with bone allograft. Int J Periodontics Restorative Dent 23:213–225

Cammack GV 2nd, Nevins M, Clem DS 3rd, Hatch JP, Mellonig JT (2005) Histologic evaluation of mineralized and demineralized freeze-dried bone allograft for ridge and sinus augmentations. Int J Periodontics Restorative Dent 25:231–237

Carson JS, Bostrom MPG (2007) Synthetic bone scaffolds and fracture repair. Injury 38(Suppl 1): S33–S37. doi:10.1016/j.injury.2007.02.008

Chappard D, Zhioua A, Grizon F, Basle MF, Rebel A (1993) Biomaterials for bone filling: comparisons between autograft, hydroxyapatite and one highly purified bovine xenograft. Bull Assoc Anat (Nancy) 77:59–65

Chiapasco M, Casentini P, Zaniboni M (2009) Bone augmentation procedures in implant dentistry. Int J Oral Maxillofac Implants 24(Suppl):237–259

Choukroun J, Diss A, Simonpieri A, Girard M-O, Schoeffler C, Dohan SL, Dohan AJJ, Mouhyi J, Dohan DM (2006) Platelet-rich fibrin (PRF): a second-generation platelet concentrate. Part V: histologic evaluations of PRF effects on bone allograft maturation in sinus lift. Oral Surg Oral Med Oral Pathol Oral Radiol Endod 101:299–303. doi:10.1016/j.tripleo.2005.07.012

Cicconetti A, Sacchetti B, Bartoli A, Michienzi S, Corsi A, Funari A, Robey PG, Bianco P, Riminucci M (2007) Human maxillary tuberosity and jaw periosteum as sources of osteoprogenitor cells for tissue engineering. Oral Surg Oral Med Oral Pathol Oral Radio Endod 104:618. e1–12. doi:10.1016/j.tripleo.2007.02.022

Cochran DL, Schenk RK, Lussi A, Higginbottom FL, Buser D (1998) Bone response to unloaded and loaded titanium implants with a sandblasted and acid-etched surface: a histometric study in the canine mandible. J Biomed Mater Res 40:1–11

Consolo U, Zaffe D, Bertoldi C, Ceccherelli G (2007) Platelet-rich plasma activity on maxillary sinus floor augmentation by autologous bone. Clin Oral Implants Res 18:252–262. doi:10.1111/j.1600-0501.2006.01330.x

Cordaro L, Bosshardt DD, Palattella P, Rao W, Serino G, Chiapasco M (2008) Maxillary sinus grafting with Bio-Oss or Straumann Bone Ceramic: histomorphometric results from a randomized controlled multicenter clinical trial. Clin Oral Implants Res 19:796–803. doi:10.1111/j.1600-0501.2008.01565.x

Cordioli G, Mazzocco C, Schepers E, Brugnolo E, Majzoub Z (2001) Maxillary sinus floor augmentation using bioactive glass granules and autogenous bone with simultaneous implant placement. Clinical and histological findings. Clin Oral Implants Res 12:270–278

Cosso MG, de Brito RB Jr, Piattelli A, Shibli JA, Zenóbio EG (2013) Volumetric dimensional changes of autogenous bone and the mixture of hydroxyapatite and autogenous bone graft in humans maxillary sinus augmentation. A multislice tomographic study. Clin Oral Implants Res. doi:10.1111/clr.12261

Covani U, Orlando B, Giacomelli L, Cornelini R, Barone A (2011) Implant survival after sinus elevation with Straumann(®) BoneCeramic in clinical practice: ad-interim results of a prospective study at a 15-month follow-up. Clin Oral Implants Res 22:481–484. doi:10.1111/j.1600-0501.2010.02042.x

Daculsi G (1998) Biphasic calcium phosphate concept applied to artificial bone, implant coating and injectable bone substitute. Biomaterials 19:1473–1478

Daculsi G, Hartmann DJ, Heughebaert M, Hamel L, Le Nihouannen JC (1988) In vivo cell interactions with calcium phosphate bioceramics. J Submicrosc Cytol Pathol 20:379–384

Daculsi G, LeGeros RZ, Heughebaert M, Barbieux I (1990) Formation of carbonate-apatite crystals after implantation of calcium phosphate ceramics. Calcif Tissue Int 46:20–27

Dahlin C, Sennerby L, Lekholm U, Linde A, Nyman S (1989) Generation of new bone around titanium implants using a membrane technique: an experimental study in rabbits. Int J Oral Maxillofac Implants 4:19–25

Del Fabbro M, Testori T, Francetti L, Weinstein R (2004) Systematic review of survival rates for implants placed in the grafted maxillary sinus. Int J Periodontics Restorative Dent 24:565–577

Del Fabbro M, Rosano G, Taschieri S (2008) Implant survival rates after maxillary sinus augmentation. Eur J Oral Sci 116:497–506. doi:10.1111/j.1600-0722.2008.00571.x

Del Fabbro M, Wallace SS, Testori T (2013) Long-term implant survival in the grafted maxillary sinus: a systematic review. Int J Periodontics Restorative Dent 33:773–783

Delloye C, Bannister GC (2004) Impaction bone grafting in revision arthroplasty, 1st edn. CRC Press, New York

Delloye C, Suratwala SJ, Cornu O, Lee FY (2004) Treatment of allograft nonunions with recombinant human bone morphogenetic proteins (rhBMP). Acta Orthop Belg 70:591–597

Dohan DM, Choukroun J, Diss A, Dohan SL, Dohan AJJ, Mouhyi J, Gogly B (2006) Platelet-rich fibrin (PRF): a second-generation platelet concentrate. Part III: leukocyte activation: a new feature for platelet concentrates? Oral Surg Oral Med Oral Pathol Oral Radiol Endod 101: e51–e55. doi:10.1016/j.tripleo.2005.07.010

Eggli PS, Müller W, Schenk RK (1998) Porous hydroxyapatite and tricalcium phosphate cylinders with two different pore size ranges implanted in the cancellous bone of rabbits. A comparative histomorphometric and histologic study of bony ingrowth and implant substitution. Clin Orthop 232:127–138

Ellegaard B, Kølsen-Petersen J, Baelum V (1997) Implant therapy involving maxillary sinus lift in periodontally compromised patients. Clin Oral Implants Res 8:305–315

Erbe EM, Marx JG, Clineff TD, Bellincampi LD (2001) Potential of an ultraporous beta-tricalcium phosphate synthetic cancellous bone void filler and bone marrow aspirate composite graft. Eur Spine J 10(Suppl 2):S141–S146. doi:10.1007/s005860100287

Esposito M, Grusovin MG, Coulthard P, Worthington HV (2006) The efficacy of various bone augmentation procedures for dental implants: a Cochrane systematic review of randomized controlled clinical trials. Int J Oral Maxillofac Implants 21:696–710

Esposito M, Grusovin MG, Rees J, Karasoulos D, Felice P, Alissa R, Worthington HV, Coulthard P (2010) Interventions for replacing missing teeth: augmentation procedures of the maxillary sinus. Cochrane Database Syst Rev (3):CD008397. doi:10.1002/14651858.CD008397

Ewers R, Goriwoda W, Schopper C, Moser D, Spassova E (2004) Histologic findings at augmented bone areas supplied with two different bone substitute materials combined with sinus floor lifting. Report of one case. Clin Oral ants Res 15:96–100

Fan H, Ikoma T, Tanaka J, Zhang X (2007) Surface structural biomimetics and the osteoinduction of calcium phosphate biomaterials. J Nanosci Nanotechnol 7:808–813

Fenner M, Vairaktaris E, Stockmann P, Schlegel KA, Neukam FW, Nkenke E (2009) Influence of residual alveolar bone height on implant stability in the maxilla: an experimental animal study. Clin Oral Implants Res 20:751–755. doi:10.1111/j.1600-0501.2008.01570.x

Frenken JWFH, Bouwman WF, Bravenboer N, Zijderveld SA, Schulten EAJM, ten Bruggenkate CM (2010) The use of Straumann Bone Ceramic in a maxillary sinus floor elevation procedure: a clinical, radiological, histological and histomorphometric evaluation with a 6-month healing period. Clin Oral Implants Res 21:201–208. doi:10.1111/j.1600-0501.2009.01821.x

Friedmann A, Dard M, Kleber B-M, Bernimoulin J-P, Bosshardt DD (2009) Ridge augmentation and maxillary sinus grafting with a biphasic calcium phosphate: histologic and histomorphometric observations. Clin Oral Implants Res 20:708–714. doi:10.1111/j.1600-0501.2009.01708.x

Frost DE, Fonseca RJ, Burkes EJ Jr (1982) Healing of interpositional allogeneic lyophilized bone grafts following total maxillary osteotomy. J Oral Maxillofac Surg 40:776–786

Froum SJ, Tarnow DP, Wallace SS, Rohrer MD, Cho SC (1998) Sinus floor elevation using anorganic bovine bone matrix (OsteoGraf/N) with and without autogenous bone: a clinical, histologic, radiographic, and histomorphometric analysis–Part 2 of an ongoing prospective study. Int J Periodontics Restorative Dent 18:528–543

Froum SJ, Wallace SS, Elian N, Cho SC, Tarnow DP (2006) Comparison of mineralized cancellous bone allograft (Puros) and anorganic bovine bone matrix (Bio-Oss) for sinus augmentation: histomorphometry at 26 to 32 weeks after grafting. Int J Periodontics Restorative Dent 26:543–551

Froum SJ, Wallace SS, Cho S-C, Elian N, Tarnow DP (2008) Histomorphometric comparison of a biphasic bone ceramic to anorganic bovine bone for sinus augmentation: 6- to 8-month postsurgical assessment of vital bone formation. A pilot study. Int J Periodontics Restorative Dent 28:273–281

Fuerst G, Tangl S, Gruber R, Gahleitner A, Sanroman F, Watzek G (2004) Bone formation following sinus grafting with autogenous bone-derived cells and bovine bone mineral in minipigs: preliminary findings. Clin Oral Implants Res 15:733–740. doi:10.1111/j.1600-0501.2004.01077.x

Galindo-Moreno P, Avila G, Fernández-Barbero JE, Aguilar M, Sánchez-Fernández E, Cutando A, Wang H-L (2007) Evaluation of sinus floor elevation using a composite bone graft mixture. Clin Oral Implants Res 18:376–382. doi:10.1111/j.1600-0501.2007.01337.x

Galindo-Moreno P, Avila G, Fernández-Barbero JE, Mesa F, O'Valle-Ravassa F, Wang H-L (2008) Clinical and histologic comparison of two different composite grafts for sinus augmentation: a pilot clinical trial. Clin Oral Implants Res 19:755–759. doi:10.1111/j.1600-0501.2008.01536.x

Gauthier O, Boix D, Grimandi G, Aguado E, Bouler JM, Weiss P, Daculsi G (1999) A new injectable calcium phosphate biomaterial for immediate bone filling of extraction sockets: a preliminary study in dogs. J Periodontol 70:375–383. doi:10.1902/jop.1999.70.4.375

Ghosh SK, Nandi SK, Kundu B, Datta S, De DK, Roy SK, Basu D (2008) *In vivo* response of porous hydroxyapatite and beta-tricalcium phosphate prepared by aqueous solution combustion method and comparison with bioglass scaffolds. J Biomed Mater Res B Appl Biomater 86:217–227. doi:10.1002/jbm.b.31009

Graziani F, Donos N, Needleman I, Gabriele M, Tonetti M (2004) Comparison of implant survival following sinus floor augmentation procedures with implants placed in pristine posterior maxillary bone: a systematic review. Clin Oral Implants Res 15:677–682. doi:10.1111/j.1600-0501.2004.01116.x

Groeneveld EH, van den Bergh JP, Holzmann P, ten Bruggenkate CM, Tuinzing DB, Burger EH (1999) Histomorphometrical analysis of bone formed in human maxillary sinus floor elevations grafted with OP-1 device, demineralized bone matrix or autogenous bone. Comparison with non-grafted sites in a series of case reports. Clin Oral Implants Res 10:499–509

Gross JS (1997) Bone grafting materials for dental applications: a practical guide. Compend Contin Educ Dent 18:1013–1018, 1020–1022, 1024, passim; quiz

Gross U, Brandes J, Strunz V, Bab I, Sela J (1981) The ultrastructure of the interface between a glass ceramic and bone. J Biomed Mater Res 15:291–305. doi:10.1002/jbm.820150302

Gruber R, Kandler B, Fuerst G, Fischer MB, Watzek G (2004) Porcine sinus mucosa holds cells that respond to bone morphogenetic protein (BMP)-6 and BMP-7 with increased osteogenic differentiation in vitro. Clin Oral Implants Res 15:575–580. doi:10.1111/j.1600-0501.2004.01062.x

Haas R, Donath K, Födinger M, Watzek G (1998a) Bovine hydroxyapatite for maxillary sinus grafting: comparative histomorphometric findings in sheep. Clin Oral Implants Res 9:107–116

Haas R, Mailath G, Dörtbudak O, Watzek G (1998b) Bovine hydroxyapatite for maxillary sinus augmentation: analysis of interfacial bond strength of dental implants using pull-out tests. Clin Oral Implants Res 9:117–122

Haas R, Baron M, Donath K, Zechner W, Watzek G (2002) Porous hydroxyapatite for grafting the maxillary sinus: a comparative histomorphometric study in sheep. Int J Oral Maxillofac Implants 17:337–346

Hak DJ (2007) The use of osteoconductive bone graft substitutes in orthopaedic trauma. J Am Acad Orthop Surg 15:525–536

Hallman M, Nordin T (2004) Sinus floor augmentation with bovine hydroxyapatite mixed with fibrin glue and later placement of nonsubmerged implants: a retrospective study in 50 patients. Int J Oral Maxillofac Implants 19:222–227

Hallman M, Cederlund A, Lindskog S, Lundgren S, Sennerby L (2001) A clinical histologic study of bovine hydroxyapatite in combination with autogenous bone and fibrin glue for maxillary sinus floor augmentation. Results after 6 to 8 months of healing. Clin Oral Implants Res 12:135–143

Hallman M, Sennerby L, Lundgren S (2002) A clinical and histologic evaluation of implant integration in the posterior maxilla after sinus floor augmentation with autogenous bone, bovine hydroxyapatite, or a 20:80 mixture. Int J Oral Maxillofac Implants 17:635–643

Hämmerle CH, Chiantella GC, Karring T, Lang NP (1998) The effect of a deproteinized bovine bone mineral on bone regeneration around titanium dental implants. Clin Oral Implants Res 9:151–162

Harrison P, Cramer EM (1993) Platelet alpha-granules. Blood Rev 7:52–62

Hatano N, Shimizu Y, Ooya K (2004) A clinical long-term radiographic evaluation of graft height changes after maxillary sinus floor augmentation with a 2:1 autogenous bone/xenograft mixture and simultaneous placement of dental implants. Clin Oral Implants Res 15:339–345. doi:10.1111/j.1600-0501.2004.00996.x

Hench LL, Wilson J (1984) Surface-active biomaterials. Science 226:630–636

Herold RW, Pashley DH, Cuenin MF, Niagro F, Hokett SD, Peacock ME, Mailhot J, Borke J (2002) The effects of varying degrees of allograft decalcification on cultured porcine osteoclast cells. J Periodontol 73:213–219. doi:10.1902/jop.2002.73.2.213

Hing KA, Best SM, Tanner KE, Bonfield W, Revell PA (2004) Mediation of bone ingrowth in porous hydroxyapatite bone graft substitutes. J Biomed Mater Res A 68:187–200. doi:10.1002/jbm.a.10050

Hing KA, Wilson LF, Buckland T (2007) Comparative performance of three ceramic bone graft substitutes. Spine J 7:475–490. doi:10.1016/j.spinee.2006.07.017

Hislop WS, Finlay PM, Moos KF (1993) A preliminary study into the uses of anorganic bone in oral and maxillofacial surgery. Br J Oral Maxillofac Surg 31:149–153

Hollinger JO, Battistone GC (1986) Biodegradable bone repair materials. Synthetic polymers and ceramics. Clin Orthop 207:290–305

Hollinger JO, Brekke J, Gruskin E, Lee D (1996) Role of bone substitutes. Clin Orthop 324:55–65

Howell TH, Fiorellini J, Jones A, Alder M, Nummikoski P, Lazaro M, Lilly L, Cochran D (1997a) A feasibility study evaluating rhBMP-2/absorbable collagen sponge device for local alveolar ridge preservation or augmentation. Int J Periodontics Restorative Dent 17:124–139

Howell TH, Fiorellini JP, Paquette DW, Offenbacher S, Giannobile WV, Lynch SE (1997b) A phase I/II clinical trial to evaluate a combination of recombinant human platelet-derived growth factor-BB and recombinant human insulin-like growth factor-I in patients with periodontal disease. J Periodontol 68:1186–1193. doi:10.1902/jop.1997.68.12.1186

Hürzeler MB, Quiñones CR, Kirsch A, Schüpbach P, Krausse A, Strub JR, Caffesse RG (1997) Maxillary sinus augmentation using different grafting materials and dental implants in monkeys. Part III Evaluation of autogenous bone combined with porous hydroxyapatite. Clin Oral Implants Res 8:401–411

Iezzi G, Degidi M, Scarano A, Petrone G, Piattelli A (2007) Anorganic bone matrix retrieved 14 years after a sinus augmentation procedure: a histologic and histomorphometric evaluation. J Periodontol 78:2057–2061. doi:10.1902/jop.2007.070062

Isaksson S (1992) Aspects of bone healing and bone substitute incorporation. An experimental study in rabbit skull bone defects. Swed Dent J Suppl 84:1–46

Iturriaga MTM, Ruiz CC (2004) Maxillary sinus reconstruction with calvarium bone grafts and endosseous implants. J Oral Maxillofac Surg 62:344–347

Jakse N, Tangl S, Gilli R, Berghold A, Lorenzoni M, Eskici A, Haas R, Pertl C (2003) Influence of PRP on autogenous sinus grafts. An experimental study on sheep. Clin Oral Implants Res 14:578–583

Jensen OT (2006) The sinus bone graft, 2nd edn. Quintessence Pub Co, Chicago

Jensen J, Sindet-Pedersen S (1991) Autogenous mandibular bone grafts and osseointegrated implants for reconstruction of the severely atrophied maxilla: a preliminary report. J Oral Maxillofac Surg 49:1277–1287

Jensen SS, Terheyden H (2009) Bone augmentation procedures in localized defects in the alveolar ridge: clinical results with different bone grafts and bone-substitute materials. Int J Oral Maxillofac Implants 24(Suppl):218–236

Jensen OT, Greer RO Jr, Johnson L, Kassebaum D (1995) Vertical guided bone-graft augmentation in a new canine mandibular model. Int J Oral Maxillofac Implants 10:335–344

Jensen OT, Shulman LB, Block MS, Iacono VJ (1998) Report of the sinus consensus conference of 1996. Int J Oral Maxillofac Implants 13(Suppl):11–45

Johansson B, Grepe A, Wannfors K (1998) CT- scan in assessing volumes of bone grafts to the heavily resorbed maxilla. Craniomaxillofac Surg 26:85

Jones CL, Witte DP, Feller MJ, Fugman DA, Dorn GW 2nd, Lieberman MA (1992) Response of a human megakaryocytic cell line to thrombin: increase in intracellular free calcium and mitogen release. Biochim Biophys Acta 1136:272–282

Julien M, Khairoun I, LeGeros RZ, Delplace S, Pilet P, Weiss P, Daculsi G, Bouler JM, Guicheux J (2007) Physico-chemical-mechanical and in vitro biological properties of calcium phosphate cements with doped amorphous calcium phosphates. Biomaterials 28:956–965. doi:10.1016/j.biomaterials.2006.10.018

Kaaden OR (1994) Unconventional disease agents–a danger for humans and animals? Berl Munch Tierarztl Wochenschr 107:44–48

Kalk WW, Raghoebar GM, Jansma J, Boering G (1996) Morbidity from iliac crest bone harvesting. J Oral Maxillofac Surg 54:1424–1429; discussion 1430

Kao ST, Scott DD (2007) A review of bone substitutes. Oral Maxillofac Surg Clin N Am 19:513–521, vi. doi:10.1016/j.coms.2007.06.002

Kao DWK, Kubota A, Nevins M, Fiorellini JP (2012) The negative effect of combining rhBMP-2 and Bio-Oss on bone formation for maxillary sinus augmentation. Int J Periodontics Restorative Dent 32:61–67

Kessler S, Mayr-Wohlfart U, Ignatius A, Puhl W, Claes L, Günther KP (2002) Histomorphological, histomorphometrical and biomechanical analysis of ceramic bone substitutes in a weight-bearing animal model. J Mater Sci Mater Med 13:191–195

Khang W, Feldman S, Hawley CE, Gunsolley J (2001) A multi-center study comparing dual acid-etched and machined-surfaced implants in various bone qualities. J Periodontol 72:1384–1390. doi:10.1902/jop.2001.72.10.1384

Kim Y-K, Yun P-Y, Kim S-G, Kim B-S, Ong JL (2009) Evaluation of sinus bone resorption and marginal bone loss after sinus bone grafting and implant placement. Oral Surg Oral Med Oral Pathol Oral Radiol Endod 107:e21–e28. doi:10.1016/j.tripleo.2008.09.033

Kirmeier R, Payer M, Wehrschuetz M, Jakse N, Platzer S, Lorenzoni M (2008) Evaluation of three-dimensional changes after sinus floor augmentation with different grafting materials. Clin Oral Implants Res 19:366–372. doi:10.1111/j.1600-0501.2007.01487.x

Klijn RJ, Meijer GJ, Bronkhorst EM, Jansen JA (2010a) A meta-analysis of histomorphometric results and graft healing time of various biomaterials compared to autologous bone used as sinus floor augmentation material in humans. Tissue Eng Part B Rev 16:493–507. doi:10.1089/ten.TEB.2010.0035

Klijn RJ, Meijer GJ, Bronkhorst EM, Jansen JA (2010b) Sinus floor augmentation surgery using autologous bone grafts from various donor sites: a meta-analysis of the total bone volume. Tissue Eng Part B Rev 16:295–303. doi:10.1089/ten.TEB.2009.0558

Knabe C, Koch C, Rack A, Stiller M (2008) Effect of beta-tricalcium phosphate particles with varying porosity on osteogenesis after sinus floor augmentation in humans. Biomaterials 29:2249–2258. doi:10.1016/j.biomaterials.2008.01.026

Kolerman R, Tal H, Moses O (2008) Histomorphometric analysis of newly formed bone after maxillary sinus floor augmentation using ground cortical bone allograft and internal collagen membrane. J Periodontol 79:2104–2111. doi:10.1902/jop.2008.080117

Kolerman R, Samorodnitzky-Naveh GR, Barnea E, Tal H (2012) Histomorphometric analysis of newly formed bone after bilateral maxillary sinus augmentation using two different osteoconductive materials and internal collagen membrane. Int J Periodontics Restorative Dent 32: e21–e28

Kübler N, Reuther J, Kirchner T, Priessnitz B, Sebald W (1993) Osteoinductive, morphologic, and biomechanical properties of autolyzed, antigen-extracted, allogeneic human bone. J Oral Maxillofac Surg 51:1346–1357

Kübler NR, Will C, Depprich R, Betz T, Reinhart E, Bill JS, Reuther JF (1999) Comparative studies of sinus floor elevation with autologous or allogeneic bone tissue. Mund- Kiefer-Gesichtschirurgie MKG 3(Suppl 1):S53–60

Kumar A, Jaffin RA, Berman C (2002) The effect of smoking on achieving osseointegration of surface-modified implants: a clinical report. Int J Oral Maxillofac Implants 17:816–819

Kusiak JF, Zins JE, Whitaker LA (1985) The early revascularization of membranous bone. Plast Reconstr Surg 76:510–516

Landesberg R, Moses M, Karpatkin M (1998) Risks of using platelet rich plasma gel. J Oral Maxillofac Surg 56:1116–1117

Lazzara RJ, Testori T, Trisi P, Porter SS, Weinstein RL (1999) A human histologic analysis of osseotite and machined surfaces using implants with 2 opposing surfaces. Int J Periodontics Restorative Dent 19:117–129

Leghissa GC, Zaffe D, Assenza B, Botticelli AR (1999) Guided bone regeneration using titanium grids: report of 10 cases. Clin Oral Implants Res 10:62–68

Linder BL, Chernoff A, Kaplan KL, Goodman DS (1979) Release of platelet-derived growth factor from human platelets by arachidonic acid. Proc Natl Acad Sci U S A 76:4107–4111

Lisignoli G, Zini N, Remiddi G, Piacentini A, Puggioli A, Trimarchi C, Fini M, Maraldi NM, Facchini A (2001) Basic fibroblast growth factor enhances in vitro mineralization of rat bone marrow stromal cells grown on non-woven hyaluronic acid based polymer scaffold. Biomaterials 22:2095–2105

Lorenzetti M, Mozzati M, Campanino PP, Valente G (1998) Bone augmentation of the inferior floor of the maxillary sinus with autogenous bone or composite bone grafts: a histologic-histomorphometric preliminary report. Int J Oral Maxillofac Implants 13:69–76

Lucarelli E, Fini M, Beccheroni A, Giavaresi G, Di Bella C, Aldini NN, Guzzardella G, Martini L, Cenacchi A, Di Maggio N, Sangiorgi L, Fornasari PM, Mercuri M, Giardino R, Donati D (2005) Stromal stem cells and platelet-rich plasma improve bone allograft integration. Clin Orthop 435:62–68

Lundgren S, Moy P, Johansson C, Nilsson H (1996) Augmentation of the maxillary sinus floor with particulated mandible: a histologic and histomorphometric study. Int J Oral Maxillofac Implants 11:760–766

Lundgren AK, Lundgren D, Hämmerle CH, Nyman S, Sennerby L (2000) Influence of decortication of the donor bone on guided bone augmentation. An experimental study in the rabbit skull bone. Clin Oral Implants Res 11:99–106

Lundgren S, Andersson S, Sennerby L (2003) Spontaneous bone formation in the maxillary sinus after removal of a cyst: coincidence or consequence? Clin Implant Dent Relat Res 5:78–81

Lundgren S, Andersson S, Gualini F, Sennerby L (2004) Bone reformation with sinus membrane elevation: a new surgical technique for maxillary sinus floor augmentation. Clin Implant Dent Relat Res 6:165–173

Lundgren S, Cricchio G, Palma VC, Salata LA, Sennerby L (2008) Sinus membrane elevation and simultaneous insertion of dental implants: a new surgical technique in maxillary sinus floor augmentation. Periodontol 2000(47):193–205. doi:10.1111/j.1600-0757.2008.00264.x

Lynch SE, Colvin RB, Antoniades HN (1989a) Growth factors in wound healing. Single and synergistic effects on partial thickness porcine skin wounds. J Clin Invest 84:640–646. doi:10.1172/JCI114210

Lynch SE, Williams RC, Polson AM, Howell TH, Reddy MS, Zappa UE, Antoniades HN (1989b) A combination of platelet-derived and insulin-like growth factors enhances periodontal regeneration. J Clin Periodontol 16:545–548

Manferdini C, Guarino V, Zini N, Raucci MG, Ferrari A, Grassi F, Gabusi E, Squarzoni S, Facchini A, Ambrosio L, Lisignoli G (2010) Mineralization behavior with mesenchymal stromal cells in a biomimetic hyaluronic acid-based scaffold. Biomaterials 31:3986–3996. doi:10.1016/j.biomaterials.2010.01.148

Margolin MD, Cogan AG, Taylor M, Buck D, McAllister TN, Toth C, McAllister BS (1998) Maxillary sinus augmentation in the non-human primate: a comparative radiographic and histologic study between recombinant human osteogenic protein-1 and natural bone mineral. J Periodontol 69:911–919. doi:10.1902/jop.1998.69.8.911

Marthy S, Richter M (1998) Human immunodeficiency virus activity in rib allografts. J Oral Maxillofac Surg 56:474–476

Marx RE, Carlson ER, Eichstaedt RM, Schimmele SR, Strauss JE, Georgeff KR (1998) Platelet-rich plasma: growth factor enhancement for bone grafts. Oral Surg Oral Med Oral Pathol Oral Radiol Endod 85:638–646

Mastrogiacomo M, Muraglia A, Komlev V, Peyrin F, Rustichelli F, Crovace A, Cancedda R (2005) Tissue engineering of bone: search for a better scaffold. Orthod Craniofac Res 8:277–284. doi:10.1111/j.1601-6343.2005.00350.x

Meijndert L, Raghoebar GM, Schüpbach P, Meijer HJA, Vissink A (2005) Bone quality at the implant site after reconstruction of a local defect of the maxillary anterior ridge with chin bone or deproteinised cancellous bovine bone. Int J Oral Maxillofac Surg 34:877–884. doi:10.1016/j.ijom.2005.04.017

Mellonig JT, Bowers GM, Cotton WR (1981) Comparison of bone graft materials. Part II New bone formation with autografts and allografts: a histological evaluation. J Periodontol 52:297–302. doi:10.1902/jop.1981.52.6.297

Merkx MAW, Maltha JC, Stoelinga PJW (2003) Assessment of the value of anorganic bone additives in sinus floor augmentation: a review of clinical reports. Int J Oral Maxillofac Surg 32:1–6. doi:10.1054/ijom.2002.0346

Minichetti JC, D'Amore JC, Hong AYJ, Cleveland DB (2004) Human histologic analysis of mineralized bone allograft (Puros) placement before implant surgery. J Oral Implant 30:74–82. doi:10.1563/0.693.1

Miyadera K, Sumizawa T, Haraguchi M, Yoshida H, Konstanty W, Yamada Y, Akiyama S (1995) Role of thymidine phosphorylase activity in the angiogenic effect of platelet derived endothelial cell growth factor/thymidine phosphorylase. Cancer Res 55:1687–1690

Möhle R, Green D, Moore MA, Nachman RL, Rafii S (1997) Constitutive production and thrombin-induced release of vascular endothelial growth factor by human megakaryocytes and platelets. Proc Natl Acad Sci U S A 94:663–668

Moore WR, Graves SE, Bain GI (2001) Synthetic bone graft substitutes. ANZ J Surg 71:354–361

Moy PK, Lundgren S, Holmes RE (1993) Maxillary sinus augmentation: histomorphometric analysis of graft materials for maxillary sinus floor augmentation. J Oral Maxillofac Surg 51:857–862

Naik B, Karunakar P, Jayadev M, Marshal VR (2013) Role of Platelet rich fibrin in wound healing: a critical review. J Conserv Dent 16:284–293. doi:10.4103/0972-0707.114344

Nevins M, Camelo M, Nevins ML, Schenk RK, Lynch SE (2003) Periodontal regeneration in humans using recombinant human platelet-derived growth factor-BB (rhPDGF-BB) and allogenic bone. J Periodontol 74:1282–1292. doi:10.1902/jop.2003.74.9.1282

Nevins M, Giannobile WV, McGuire MK, Kao RT, Mellonig JT, Hinrichs JE, McAllister BS, Murphy KS, McClain PK, Nevins ML, Paquette DW, Han TJ, Reddy MS, Lavin PT, Genco RJ, Lynch SE (2005) Platelet-derived growth factor stimulates bone fill and rate of attachment level gain: results of a large multicenter randomized controlled trial. J Periodontol 76:2205–2215. doi:10.1902/jop.2005.76.12.2205

Nevins M, Garber D, Hanratty JJ, McAllister BS, Nevins ML, Salama M, Schupbach P, Wallace S, Bernstein SM, Kim DM (2009) Human histologic evaluation of anorganic bovine bone mineral combined with recombinant human platelet-derived growth factor BB in maxillary sinus augmentation: case series study. Int J Periodontics Restorative Dent 29:583–591

Nkenke E, Stelzle F (2009) Clinical outcomes of sinus floor augmentation for implant placement using autogenous bone or bone substitutes: a systematic review. Clin Oral Implants Res 20(Suppl 4):124–133. doi:10.1111/j.1600-0501.2009.01776.x

Nkenke E, Schultze-Mosgau S, Radespiel-Tröger M, Kloss F, Neukam FW (2001) Morbidity of harvesting of chin grafts: a prospective study. Clin Oral Implants Res 12:495–502

Nkenke E, Radespiel-Tröger M, Wiltfang J, Schultze-Mosgau S, Winkler G, Neukam FW (2002) Morbidity of harvesting of retromolar bone grafts: a prospective study. Clin Oral Implants Res 13:514–521

Nkenke E, Weisbach V, Winckler E, Kessler P, Schultze-Mosgau S, Wiltfang J, Neukam FW (2004) Morbidity of harvesting of bone grafts from the iliac crest for preprosthetic augmentation procedures: a prospective study. Int J Oral Maxillofac Surg 33:157–163. doi:10.1054/ijom.2003.0465

Noshi T, Yoshikawa T, Ikeuchi M, Dohi Y, Ohgushi H, Horiuchi K, Sugimura M, Ichijima K, Yonemasu K (2000) Enhancement of the *in vivo* osteogenic potential of marrow/hydroxyapatite composites by bovine bone morphogenetic protein. J Biomed Mater Res 52:621–630

Noumbissi SS, Lozada JL, Boyne PJ, Rohrer MD, Clem D, Kim JS, Prasad H (2005) Clinical, histologic, and histomorphometric evaluation of mineralized solvent-dehydrated bone allograf (Puros) in human maxillary sinus grafts. J Oral Implantol 31:171–179. doi:10.1563/1548-1336(2005)31[171:CHAHEO]2.0.CO;2

Palma VC, Magro-Filho O, de Oliveria JA, Lundgren S, Salata LA, Sennerby L (2006) Bone reformation and implant integration following maxillary sinus membrane elevation: an experimental study in primates. Clin Implant Dent Relat Res 8:11–24. doi:10.2310/j.6480.2005.00026.x

Papa F, Cortese A, Maltarello MC, Sagliocco R, Felice P, Claudio PP (2005) Outcome of 50 consecutive sinus lift operations. Br J Oral Maxillofac Surg 43:309–313. doi:10.1016/j.bjoms.2004.08.027

Pappalardo S, Guarnieri R (2013) Efficacy of platelet-rich-plasma (PRP) and highly purified bovine xenograft (Laddec(®)) combination in bone regeneration after cyst enucleation: radiological and histological evaluation. J Oral Maxillofac Res 4:e3. doi:10.5037/jomr.2012.4303

Pejrone G, Lorenzetti M, Mozzati M, Valente G, Schierano GM (2002) Sinus floor augmentation with autogenous iliac bone block grafts: a histological and histomorphometrical report on the two-step surgical technique. Int J Oral Maxillofac Surg 31:383–388. doi:10.1054/ijom.2002.0286

Peleg M, Garg AK, Misch CM, Mazor Z (2004) Maxillary sinus and ridge augmentations using a surface-derived autogenous bone graft. J Oral Maxillofac Surg 62:1535–1544

Petrungaro PS, Amar S (2005) Localized ridge augmentation with allogenic block grafts prior to implant placement: case reports and histologic evaluations. Implant Dent 14:139–148

Piattelli A, Scarano A, Corigliano M, Piattelli M (1996a) Comparison of bone regeneration with the use of mineralized and demineralized freeze-dried bone allografts: a histological and histochemical study in man. Biomaterials 17:1127–1131

Piattelli A, Scarano A, Mangano C (1996b) Clinical and histologic aspects of biphasic calcium phosphate ceramic (BCP) used in connection with implant placement. Biomaterials 17:1767–1770

Piattelli M, Favero GA, Scarano A, Orsini G, Piattelli A (1999) Bone reactions to anorganic bovine bone (Bio-Oss) used in sinus augmentation procedures: a histologic long-term report of 20 cases in humans. Int J Oral Maxillofac Implants 14:835–840

Piccinini M, Rebaudi A, Sglavo VM, Bucciotti F, Pierfrancesco R (2013) A new HA/TTCP material for bone augmentation: an *in vivo* histological pilot study in primates sinus grafting. Implant Dent 22:83–90. doi:10.1097/ID.0b013e31827afc19

Pierce GF, Mustoe TA, Lingelbach J, Masakowski VR, Griffin GL, Senior RM, Deuel TF (1989) Platelet-derived growth factor and transforming growth factor-beta enhance tissue repair activities by unique mechanisms. J Cell Biol 109:429–440

Pjetursson BE, Tan WC, Zwahlen M, Lang NP (2008) A systematic review of the success of sinus floor elevation and survival of implants inserted in combination with sinus floor elevation. J Clin Periodontol 35:216–240. doi:10.1111/j.1600-051X.2008.01272.x

Poumarat G, Squire P (1993) Comparison of mechanical properties of human, bovine bone and a new processed bone xenograft. Biomaterials 14:337–340

Quattlebaum JB, Mellonig JT, Hensel NF (1988) Antigenicity of freeze-dried cortical bone allograft in human periodontal osseous defects. J Periodontol 59:394–397. doi:10.1902/jop.1988.59.6.394

Quiñones CR, Hürzeler MB, Schüpbach P, Kirsch A, Blum P, Caffesse RG, Strub JR (1997) Maxillary sinus augmentation using different grafting materials and osseointegrated dental implants in monkeys. Part II Evaluation of porous hydroxyapatite as a grafting material. Clin Oral Implants Res 8:487–496

Reinert S, König S, Bremerich A, Eufinger H, Krimmel M (2003) Stability of bone grafting and placement of implants in the severely atrophic maxilla. Br J Oral Maxillofac Surg 41:249–255

Rios HF, Avila G, Galindo P, Bratu E, Wang H-L (2009) The influence of remaining alveolar bone upon lateral window sinus augmentation implant survival. Implant Dent 18:402–412. doi:10.1097/ID.0b013e3181b4af93

Roldán JC, Jepsen S, Schmidt C, Knüppel H, Rueger DC, Açil Y, Terheyden H (2004) Sinus floor augmentation with simultaneous placement of dental implants in the presence of platelet-rich plasma or recombinant human bone morphogenetic protein-7. Clin Oral Implants Res 15:716–723. doi:10.1111/j.1600-0501.2004.01070.x

Sánchez AR, Sheridan PJ, Kupp LI (2003) Is platelet-rich plasma the perfect enhancement factor? A current review. Int J Oral Maxillofac Implants 18:93–103

Sartori S, Silvestri M, Forni F, Icaro Cornaglia A, Tesei P, Cattaneo V (2003) Ten-year follow-up in a maxillary sinus augmentation using anorganic bovine bone (Bio-Oss). A case report with histomorphometric evaluation. Clin Oral Implants Res 14:369–372

Scharf, H. (1990). Humane Tibialis-anterior-Sehnen als lösungsmittelkonserciertes Transplantat für den Kreuzbandersatz. Universität Ulm, 23-28.

Scharf KE, Lawson W, Shapiro JM, Gannon PJ (1995) Pressure measurements in the normal and occluded rabbit maxillary sinus. Laryngoscope 105:570–574. doi:10.1288/00005537-199506000-00002

Schecroun N, Delloye C (2004) In vitro growth and osteoblastic differentiation of human bone marrow stromal cells supported by autologous plasma. Bone 35:517–524. doi:10.1016/j.bone.2004.03.029

Schenk RK, Buser D, Hardwick WR, Dahlin C (1994) Healing pattern of bone regeneration in membrane-protected defects: a histologic study in the canine mandible. Int J Oral Maxillofac Implants 9:13–29

Schepers EJ, Ducheyne P (1997) Bioactive glass particles of narrow size range for the treatment of oral bone defects: a 1–24 month experiment with several materials and particle sizes and size ranges. J Oral Rehabil 24:171–181

Schilling AF, Linhart W, Filke S, Gebauer M, Schinke T, Rueger JM, Amling M (2004) Resorbability of bone substitute biomaterials by human osteoclasts. Biomaterials 25:3963–3972. doi:10.1016/j.biomaterials.2003.10.079

Schlegel AK (1996) Bio-Oss bone replacement material. Long-term results with Bio-Oss bone replacement material. Schweiz Monatsschrift Für Zahnmed 106:141–149

Schlegel AK, Donath K (1998) BIO-OSS–a resorbable bone substitute? J Long Term Eff Med Implants 8:201–209

Schlegel KA, Fichtner G, Schultze-Mosgau S, Wiltfang J (2003) Histologic findings in sinus augmentation with autogenous bone chips versus a bovine bone substitute. Int J Oral Maxillofac Implants 18:53–58

Schmitt JM, Hwang K, Winn SR, Hollinger JO (1999) Bone morphogenetic proteins: an update on basic biology and clinical relevance. J Orthop Res 17:269–278. doi:10.1002/jor.1100170217

Schmitt CM, Doering H, Schmidt T, Lutz R, Neukam FW, Schlegel KA (2013) Histological results after maxillary sinus augmentation with Straumann® BoneCeramic, Bio-Oss®, Puros®, and autologous bone. A randomized controlled clinical trial. Clin Oral Implants Res 24:576–585. doi:10.1111/j.1600-0501.2012.02431.x

Schmitt CM, Moest T, Lutz R, Neukam FW, Schlegel KA (2014) Anorganic bovine bone (ABB) vs. autologous bone (AB) plus ABB in maxillary sinus grafting. A prospective non-randomized clinical and histomorphometrical trial. Clin Oral Implants Res. doi:10.1111/clr.12396

Schwartz Z, Somers A, Mellonig JT, Carnes DL Jr, Wozney JM, Dean DD, Cochran DL, Boyan BD (1998) Addition of human recombinant bone morphogenetic protein-2 to inactive commercial human demineralized freeze-dried bone allograft makes an effective composite bone inductive implant material. J Periodontol 69:1337–1345. doi:10.1902/jop.1998.69.12.1337

Simunek A, Kopecka D, Somanathan RV, Pilathadka S, Brazda T (2008) Deproteinized bovine bone versus beta-tricalcium phosphate in sinus augmentation surgery: a comparative histologic and histomorphometric study. Int J Oral Maxillofac Implants 23:935–942

Skoglund A, Hising P, Young C (1997) A clinical and histologic examination in humans of the osseous response to implanted natural bone mineral. Int J Oral Maxillofac Implants 12:194–199

Slotte C, Lundgren D (2002) Impact of cortical perforations of contiguous donor bone in a guided bone augmentation procedure: an experimental study in the rabbit skull. Clin Implant Dent Relat Res 4:1–10

Smiler DG, Holmes RE (1987) Sinus lift procedure using porous hydroxyapatite: a preliminary clinical report. J Oral Implantol 13:239–253

Smukler H, Barboza EP, Burliss C (1995) A new approach to regeneration of surgically reduced alveolar ridges in dogs: a clinical and histologic study. Int J Oral Maxillofac Implants 10:537–551

Sogal A, Tofe AJ (1999) Risk assessment of bovine spongiform encephalopathy transmission through bone graft material derived from bovine bone used for dental applications. J Periodontol 70:1053–1063. doi:10.1902/jop.1999.70.9.1053

Srouji S, Kizhner T, Ben David D, Riminucci M, Bianco P, Livne E (2009) The Schneiderian membrane contains osteoprogenitor cells: in vivo and in vitro study. Calcif Tissue Int 84:138–145. doi:10.1007/s00223-008-9202-x

Stach RM, Kohles SS (2003) A meta-analysis examining the clinical survivability of machined-surfaced and osseotite implants in poor-quality bone. Implant Dent 12:87–96

Stiller M, Kluk E, Bohner M, Lopez-Heredia MA, Müller-Mai C, Knabe C (2014) Performance of β-tricalcium phosphate granules and putty, bone grafting materials after bilateral sinus floor augmentation in humans. Biomaterials 35:3154–3163. doi:10.1016/j. biomaterials. 2013.12. 068

Summers BN, Eisenstein SM (1989) Donor site pain from the ilium. A complication of lumbar spine fusion. J Bone Joint Surg (Br) 71:677–680

Szabó G, Huys L, Coulthard P, Maiorana C, Garagiola U, Barabás J, Németh Z, Hrabák K, Suba Z (2005) A prospective multicenter randomized clinical trial of autogenous bone versus beta-tricalcium phosphate graft alone for bilateral sinus elevation: histologic and histomorphometric evaluation. Int J Oral Maxillofac Implants 20:371–381

Tadjoedin ES, de Lange GL, Lyaruu DM, Kuiper L, Burger EH (2002) High concentrations of bioactive glass material (BioGran) vs. autogenous bone for sinus floor elevation. Clin Oral Implants Res 13:428–436

Tal H, Pitaru S, Moses O, Kozlovsky A (1996) Collagen gel and membrane in guided tissue regeneration in periodontal fenestration defects in dogs. J Clin Periodontol 23:1–6

Tapety FI, Amizuka N, Uoshima K, Nomura S, Maeda T (2004) A histological evaluation of the involvement of Bio-Oss in osteoblastic differentiation and matrix synthesis. Clin Oral Implants Res 15:315–324. doi:10.1111/j.1600-0501.2004.01012.x

Tatum H Jr (1986) Maxillary and sinus implant reconstructions. Dent Clin N Am 30:207–229

Terheyden H, Jepsen S, Möller B, Tucker MM, Rueger DC (1999) Sinus floor augmentation with simultaneous placement of dental implants using a combination of deproteinized bone xenografts and recombinant human osteogenic protein-1. A histometric study in miniature pigs. Clin Oral Implants Res 10:510–521

Thompson ID, Hench LL (1998) Mechanical properties of bioactive glasses, glass-ceramics and composites. Proc Inst Mech Eng H 212:127–136

Togawa D, Bauer TW, Lieberman IH, Sakai H (2004) Lumbar intervertebral body fusion cages: histological evaluation of clinically failed cages retrieved from humans. J Bone Joint Surg Am 86-A:70–79

Tong DC, Rioux K, Drangsholt M, Beirne OR (1998) A review of survival rates for implants placed in grafted maxillary sinuses using meta-analysis. Int J Oral Maxillofac Implants 13:175–182

Tosta M, Cortes ARG, Corrêa L, Pinto DDS Jr, Tumenas I, Katchburian E (2013) Histologic and histomorphometric evaluation of a synthetic bone substitute for maxillary sinus grafting in humans. Clin Oral Implants Res 24:866–870. doi:10.1111/j.1600-0501.2011.02384.x

Tuli SM, Singh AD (1978) The osteoninductive property of decalcified bone matrix. An experimental study. J Bone Joint Surg (Br) 60:116–123

Urist MR, Strates BS (1971) Bone morphogenetic protein. J Dent Res 50:1392–1406

Valentini P, Abensur D (1997) Maxillary sinus floor elevation for implant placement with demineralized freeze-dried bone and bovine bone (Bio-Oss): a clinical study of 20 patients. Int J Periodontics Restorative Dent 17:232–241

Valentini P, Abensur DJ (2003) Maxillary sinus grafting with anorganic bovine bone: a clinical report of long-term results. Int J Oral Maxillofac Implants 18:556–560

Valentini P, Abensur D, Densari D, Graziani JN, Hämmerle C (1998) Histological evaluation of Bio-Oss in a 2-stage sinus floor elevation and implantation procedure. A human case report. Clin Oral Implants Res 9:59–64

Van den Bergh JP, ten Bruggenkate CM, Groeneveld HH, Burger EH, Tuinzing DB (2000) Recombinant human bone morphogenetic protein-7 in maxillary sinus floor elevation surgery in 3 patients compared to autogenous bone grafts. A clinical pilot study. J Clin Periodontol 27:627–636

Wallace SS, Froum SJ (2003) Effect of maxillary sinus augmentation on the survival of endosseous dental implants. Ann Periodontol Am Acad Periodontol 8:328–343. doi:10.1902/annals.2003.8.1.328

Wallace SS, Froum SJ, Tarnow DP (1996) Histologic evaluation of a sinus elevation procedure: a clinical report. Int J Periodontics Restorative Dent 16:46–51

Wallace SS, Froum SJ, Cho S-C, Elian N, Monteiro D, Kim BS, Tarnow DP (2005) Sinus augmentation utilizing anorganic bovine bone (Bio-Oss) with absorbable and nonabsorbable membranes placed over the lateral window: histomorphometric and clinical analyses. Int J Periodontics Restorative Dent 25:551–559

Wang J, Chen W, Li Y, Fan S, Weng J, Zhang X (1998) Biological evaluation of biphasic calcium phosphate ceramic vertebral laminae. Biomaterials 19:1387–1392

Watzek G, Weber R, Bernhart T, Ulm C, Haas R (1998) Treatment of patients with extreme maxillary atrophy using sinus floor augmentation and implants: preliminary results. Int J Oral Maxillofac Surg 27:428–434

Weibrich G, Trettin R, Gnoth SH, Götz H, Duschner H, Wagner W (2000) Determining the size of the specific surface of bone substitutes with gas adsorption. Mund-Kiefer-Gesichtschirurgie MKG 4:148–152

Wetzel AC, Stich H, Caffesse RG (1995) Bone apposition onto oral implants in the sinus area filled with different grafting materials. A histological study in beagle dogs. Clin Oral Implants Res 6:155–163

Wheeler SL, Holmes RE, Calhoun CJ (1996) Six-year clinical and histologic study of sinus-lift grafts. Int J Oral Maxillofac Implants 11:26–34

Whittaker JM, James RA, Lozada J, Cordova C, GaRey DJ (1989) Histological response and clinical evaluation of heterograft and allograft materials in the elevation of the maxillary sinus for the preparation of endosteal dental implant sites. Simultaneous sinus elevation and root form implantation: an eight-month autopsy report. J Oral Implantol 15:141–144

Wildemann B, Kadow-Romacker A, Haas NP, Schmidmaier G (2007) Quantification of various growth factors in different demineralized bone matrix preparations. J Biomed Mater Res A 81:437–442. doi:10.1002/jbm.a.31085

Winter AA, Pollack AS, Odrich RB (2003) Sinus/alveolar crest tenting (SACT): a new technique for implant placement in atrophic maxillary ridges without bone grafts or membranes. Int J Periodontics Restorative Dent 23:557–565

Wood RM, Moore DL (1988) Grafting of the maxillary sinus with intraorally harvested autogenous bone prior to implant placement. Int J Oral Maxillofac Implants 3:209–214

Wozney JM, Rosen V, Celeste AJ, Mitsock LM, Whitters MJ, Kriz RW, Hewick RM, Wang EA (1988) Novel regulators of bone formation: molecular clones and activities. Science 242:1528–1534

Xu H, Shimizu Y, Asai S, Ooya K (2003) Experimental sinus grafting with the use of deproteinized bone particles of different sizes. Clin Oral Implants Res 14:548–555

Yamada S, Heymann D, Bouler JM, Daculsi G (1997) Osteoclastic resorption of biphasic calcium phosphate ceramic in vitro. J Biomed Mater Res 37:346–352

Yukna R, Salinas TJ, Carr RF (2002) Periodontal regeneration following use of ABM/P-1 5: a case report. Int J Periodontics Restorative Dent 22:146–155

Zerbo IR, Bronckers ALJJ, de Lange G, Burger EH (2005) Localisation of osteogenic and osteoclastic cells in porous beta-tricalcium phosphate particles used for human maxillary sinus floor elevation. Biomaterials 26:1445–1451. doi:10.1016/j.biomaterials.2004.05.003

Zijderveld SA, Zerbo IR, van den Bergh JPA, Schulten EAJM, ten Bruggenkate CM (2005) Maxillary sinus floor augmentation using a beta-tricalcium phosphate (Cerasorb) alone compared to autogenous bone grafts. Int J Oral Maxillofac Implants 20:432–440

Zimmermann G, Moghaddam A (2011) Allograft bone matrix versus synthetic bone graft substitutes. Injury 42(Suppl 2):S16–S21. doi:10.1016/j.injury.2011.06.199

Zins JE, Whitaker LA (1983) Membranous versus endochondral bone: implications for craniofacial reconstruction. Plast Reconstr Surg 72:778–785

# 8 上颌窦底骨增量并发症：预防和处理

Bahige Tourbah，Harry Maarek

## 8.1 引言

虽然现在认为上颌后牙区的上颌窦底骨增量是一种可靠和安全的技术，但它仍然存在窦内并发症。在某些情况下窦内并发症持续存在成为后遗症，可能危及种植治疗计划。以下内容阐述了围手术期和术后并发症以及对它们的恰当管理。

## 8.2 围手术期并发症

### 8.2.1 窦膜穿孔

在上颌窦底提升过程中，窦膜的提升是一个精细的手术过程。窦膜是保护窦腔的屏障。保持窦膜的完整性可以减少感染的风险，并有助于取得更理想的骨再生临床效果（Proussaefs 等，2004；Wiltfang 等，2000）。

窦膜穿孔是上颌窦底提升中主要的术中并发症（Proussaefs 等，2004；Schwartz- Arad 等，2004）。

#### 8.2.1.1 发生率

侧壁入路窦膜穿孔的发生率为 3.6% ～ 56%（Schwartz-Arad 等，2004；Wallace 等，2007；Toscano 等，2010）。由于所使用的手术技术和诊断窦膜穿孔的能力不同，不同报告之间的发病率存在明显差异。通过一个小窗口，视野是有限的，所以膜的完整性更难以评估。当使用自体骨块内翻去形成新的窦底时（或采用铰链活板门技术），很少考虑到膜穿孔，因此外科医生不太谨慎，所以穿孔发生更频繁。Wallace 等（2007）和 Toscano 等（2010）已经表明，使用超声骨刀后发生窦膜穿孔的概率较小。

考虑到各文献报道的发生率的悬殊性差异，也许可以认为主要差异在于有膜穿孔，但膜穿孔没有被探查到。

### 8.2.1.2　穿孔的诊断

发现（探查）穿孔最可靠的方法仍然是直视检查。

Valsalva 鼓气试验应慎重考虑，甚至应该避免使用。如果患者用力鼓气，它可以使原本非常薄的窦膜穿孔或使小的穿孔变大。这个方法并不可靠，因为有的时候即使有窦膜穿孔，它的检测也是阴性的。

外科医生提出的另一种方法是在患者用鼻子呼吸时观察提升后的窦膜运动。这种技术虽然是无害的，但并不总是精确的，因为有时即使是完整的膜，膜运动幅度也很小。

术后进行根尖片、全景片或 CBCT 影像检查有助于检查植骨材料是否泄漏或膜是否完整。泄漏就意味着膜穿孔，生物材料就会进入窦腔（图 8.1）。不建议使用器械探查穿孔，而是通过骨窗直视检查。如果上颌窦内形成血凝块影响窦内视野，可以使用湿纱布或特殊的吸引器头来清除血凝块。用生理盐水轻轻冲洗窦底，可以更好地进行检查，这时候观察进入上颌窦内液体的量是很重要的，有助于发现是否穿孔。内镜用于评估上颌窦底提升时窦膜有无穿孔是很有用的，可以准确确定任何穿孔；但这种技术具有侵入性且耗时，需要两名外科医生共同完成（Garbacea 等，2012）。重要的是要发现任何潜在的穿孔；即使是一个小的未被发现和未处理的穿孔也会造

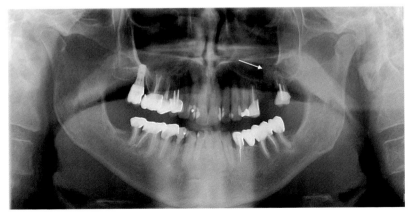

图 8.1　因为未发现窦膜穿孔，植骨材料泄漏进入上颌窦腔内

成术后风险。

> 直视法检查是发现穿孔的最佳方法。
> 当患者在呼吸时，分离后窦膜随着呼吸运动，从患者的呼吸，可以知道窦膜是否穿孔。
> 术后进行根尖片、全景片或 CBCT 检查有助于检查是否存在植骨材料的泄漏。

### 8.2.1.3　穿孔发生的时间

在手术过程中，任何一个阶段都可能出现穿孔。在骨钻开窗过程中，如果钻穿过骨到了膜，可能会造成膜穿孔或损伤。在接近窦膜时使用金刚砂钻可以减少这种风险。业已证明超声骨刀更安全（Wallace 等，2007），这是因为金刚砂涂层的工作尖不会损伤软组织。

骨切开后如果要取出骨窗，应注意在分离时不要撕裂膜。此外，穿孔可能与使用气动高速打磨设备相关。无论如何，不应该在手术中使用气动牙科涡轮机，因为它们容易导致皮下气肿。根据一些作者的观点，骨开窗过程中窦膜的穿孔比在窦膜分离过程中更常见（Vlassis 和 Fugazzotto，1999）。窦膜的分离仍然是上颌窦底提升中精细的步骤。器械施加在窦膜上的张力、窦腔的颊腭侧的深度、入口的方便性、膜的厚度，尤其是骨分隔的存在，都是使膜分离复杂化的因素。施加在窦膜上的力应是轻微的，应在没有膜阻力的情况下反复小幅度、缓慢进行分离。对于颊腭侧宽度较宽的上颌窦，进入内侧壁或腭侧壁是困难的，必须使用长柄剥离子，保持剥离子与骨壁紧密接触以防止窦膜撕裂。窦内侧壁膜不完全提升不利于骨的再血管化和重建。

开窗的大小是要考虑的一个因素。如果为了最大限度保留组织而开窗太小（图 8.2），对上颌窦的直视和器械进入上颌窦就会受到限制，剥离子转动也会受到限制，也很难识别窦膜的穿孔。骨分隔是窦膜穿孔的主要原因。全身麻醉下，气道处于正压，窦膜处于充盈状态，我们必须更小心，因为全麻下比局麻下窦膜更容易发生穿孔。

如果计划同期植入种植体，必须小心钻剩余的牙槽嵴，以免钻过窦底时穿孔。剥离子可以抬高窦膜，使窦膜远离钻头。

当骨替代材料植入上颌窦内时，尤其是当植骨材料的边缘尖锐时，有轻微撕裂窦膜的风险。当提升的膜的空间很小时，如果植骨材料在腔内的填充量很大，则施加在窦膜上的压力会使膜变得脆弱或撕裂。

　　如果计划同期植入种植体，在完成手术之前，首先在上颌窦腭侧植入部分骨替代材料，然后植入种植体（图8.3）。否则，在完全植入骨替代材料后，再植入种植体将有增加窦膜张力的风险，并导致术中或术后穿孔。

> 在开窗和提升过程中会发生窦膜穿孔。
> 保持器械与骨壁紧密接触，防止窦膜撕裂。

图 8.2　一个小的侧窗对周围骨壁保留是有益的，但使提升窦膜视野受限

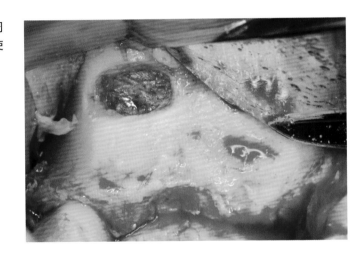

图 8.3　植入种植体前在腭侧先植骨

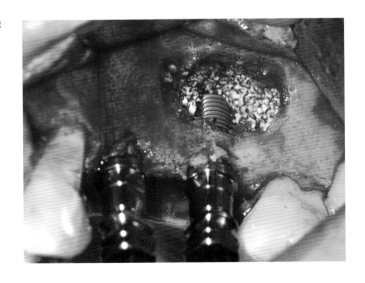

可能增加窦膜穿孔风险的因素有（Becker 等，2008）：

- 骨分隔。
- 薄的窦膜。
- 软组织粘连。
- 通过之前的开窗重新进入上颌窦。
- 囊肿 / 上颌窦病变。
- 操作者的错误。
- 过度充填骨替代材料。

### 8.2.1.4  骨分隔

上颌窦腔的解剖结构是多变的。在内侧壁，我们经常观察到与牙根相关的骨嵴，尖锐的角形凸起，或特殊的分隔，在上颌窦底提升过程中是一个真正的挑战。术前对解剖结构的彻底检查对于预防术中或术后上颌窦并发症是至关重要的。解剖学家 Arthur S. Underwood 于 1910 年首次对上颌窦分隔进行了分析和研究。几十年来，临床医生认为分隔是无关紧要的，但自从开始上颌窦底骨增量术以来，才引起对骨分隔足够的重视。Krennmair 等（1999）将骨分隔分为原发性和继发性。原发性骨分隔起源于上颌骨的发育和牙齿的萌出，是先天的；而继发性骨分隔是源于牙缺失后窦底不规则的气化，是后天形成的。继发性骨分隔可以认为是在两个不同吸收速率的区域之间的残留物。因此，可以说牙齿上的骨分隔是原发性的，无牙区牙槽嵴上的骨分隔是原发性的或继发性的。

与有牙区牙槽嵴相比，无牙区牙槽嵴的骨分隔患病率明显更高（Pommer 等，2012）。28.4% 的上颌窦至少有一个骨分隔。性别差异无统计学意义。骨分隔最常见的位置（54.6%）是上颌第一或第二磨牙区。一个完整的骨分隔将上颌窦完全分成两个独立的腔是非常罕见的（0.3%）。大部分骨分隔不完整，平均高度 7.5mm。

从临床角度来看，弄清楚骨分隔的方向是非常重要的，可以决定如何处理上颌窦底提升。骨分隔可以是横向的（颊腭侧），占 87.6%；也可以是纵向的（近远中侧），占 11.1%；或者水平向的（与窦底平行），占 1.3%（图 8.4）。

在进行上颌窦底提升术之前，应用二维影像进行上颌窦检查及骨分隔的诊断是不够的，会造成误读。全景片不能诊断纵向分隔。全景片对横向骨分隔的位置、倾斜角度和高度的显示也不准确（图 8.5）。为了对上颌窦的解剖有一个完整的认识，并减少与骨分隔相关的并发症，必须拍摄三维影

图 8.4　CT 扫描三维重建

两侧上颌窦俯视观。左上颌窦有两个横向（颊腭）分隔，右上颌窦有一个纵向分隔

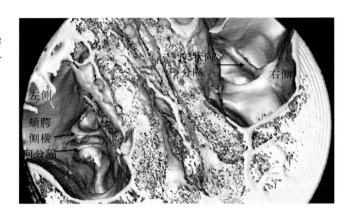

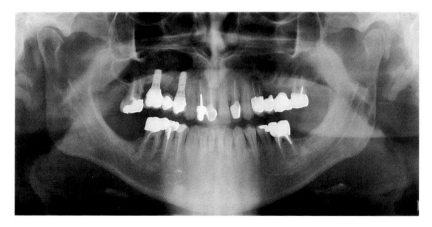

图 8.5　与图 8.4 相同的患者，在全景片上，右侧上颌窦看不见纵向分隔，可见左侧上颌窦颊腭分隔

像（图 8.4）。

　　精确地研究冠状面和三维重建影像可以使操作者正确地进行上颌窦底提升操作。

　　一旦确定了骨分隔的存在和形状，就可以设计手术入路。存在横向分隔的情况下，可修改颊侧开窗的设计：可开两扇窗（图 8.6），一扇在骨分隔前，一扇在骨分隔后，窦膜升高至骨分隔尖端，但在其顶部不需要提升。如果骨分隔较低，可以做一个 W 形窗，窦膜必须分离到骨分隔顶部。当骨分隔存在时，建议不要向内旋转颊侧骨板。骨窗向窦内移动并提升窦膜时，由于卡在不同骨壁之间容易撕裂窦膜。为了消除这个障碍，可以用骨凿或

超声骨刀切割骨分隔，然后用钳子取出，但在操作过程中，很可能会出现窦膜穿孔。

如果骨分隔高且呈矢状位，如同窦腔解剖是内部狭窄的一样，则只在上颌窦腔的外侧部分植骨（外侧壁到骨分隔），将是更安全的治疗方法，种植体将植入在偏颊侧。如果是短矢状隔，开一个大的窗将膜从两侧一起提升，即窦的外侧和内侧。跨越骨分隔顶端的窦膜是非常精细的。

有些骨分隔可能很难处理，所以我们必须考虑改变种植体植入的位置，避开某些部位，从而避免在这些部位行上颌窦底提升植骨（图 8.7 和图 8.8）。在某些情况下骨分隔的位置导致无法植骨，所以选择另外的方法替代上颌窦底骨增量。

图 8.6　在骨分隔存在的情况下，需要开两个侧窗

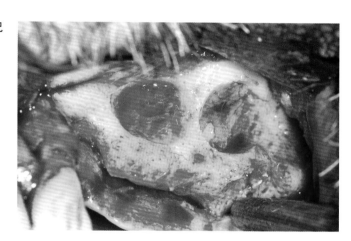

图 8.7　存在高的骨分隔

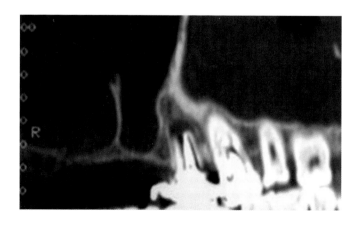

图 8.8　植骨材料植入上颌窦骨分隔的远端，种植体将植入到植骨部位（第一磨牙）和第一前磨牙部位，这两颗种植体支持一个三单元的固定桥。（箭头指的是计划植入种植体部位）

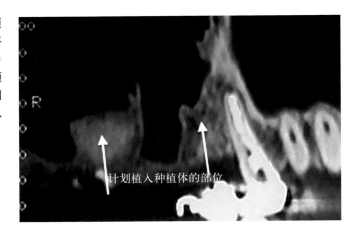

计划植入种植体的部位

当窦内分隔存在时，跨越骨分隔顶端困难，尤其是骨分隔上方的窦膜较薄，故窦膜穿孔风险较高。事实上，Binali 等（2013）发现骨分隔的存在与窦膜厚度呈负相关。

> 在三维影像上确定骨分隔的方向及形态，以了解如何处理。
> 当有横向、高的骨分隔时，开两个窗或 W 形窗口。
> 当骨分隔高且呈矢状位时，只在上颌窦腔的外侧部分植骨。
> 骨分隔上方的窦膜较薄。

### 8.2.1.5　膜的厚度

如果窦膜很薄，则最容易发生撕裂（Van der Bergh 等，2000）。当膜厚度小于 1.5mm 时，穿孔的发生概率较大。术前可以通过临床和影像学评估窦膜厚度（图 8.9 和图 8.10）。作者发现牙龈生物型与窦膜厚度呈正相关。厚牙龈生物型的窦膜可能也较厚（> 1.26 mm）。牙龈厚度是预测窦膜厚度的可靠参数。

窦膜厚度的变化是由于结缔组织层的厚薄不同。上皮内层由两层细胞组成，厚度均匀。研究发现，男性患者窦膜的厚度比女性患者高，而相同个体之间评估时只有轻微差异（Havas 等，1988）。

已经做过上颌窦手术的窦膜可能有一层与颊侧皮瓣内部粘连在一起（图 8.11 ～ 图 8.15）。由于有些部分含有残余植骨材料颗粒，在临床上窦膜可见变硬变厚（图 8.16）。由于窦膜和残余的植骨材料粘连在一起，移除植骨材料几乎是不可能的。用刀片分离颊黏膜，使窦膜与皮瓣的内侧分开，然后小心地将硬化的窦膜抬高。在这些病例中，对黏膜的操作似乎比较容易。

图 8.9    影像学观察增厚的窦膜

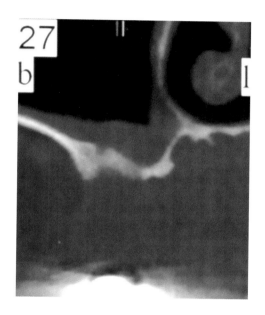

图 8.10    放射线显示薄的窦膜

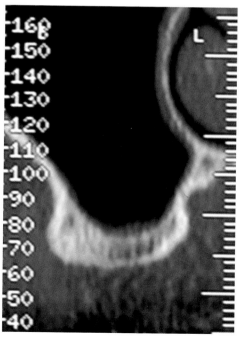

图 8.11    **窦膜和颊黏膜于上颌骨穿孔处融合**
这个穿孔的起源是以前的根尖周感染

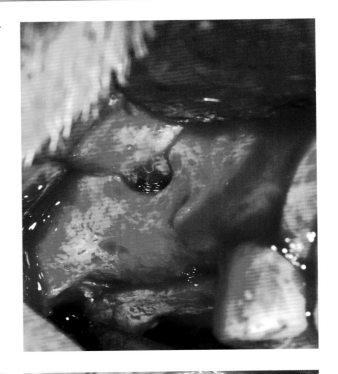

图 8.12    **用刀片分开融合处的颊黏膜**
注意不要割破窦膜

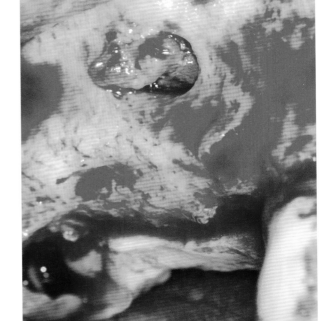

图 8.13 侧壁开窗从上颌骨穿孔
处开始

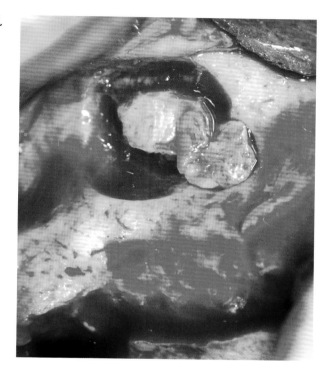

图 8.14 侧窗移除后，硬化的窦
膜提升完成

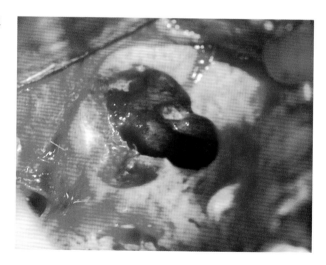

图 8.15　人工羟基磷灰石填充
窦底（Ingenios Zimmer Dental
Inc.，Carlsbad，USA）

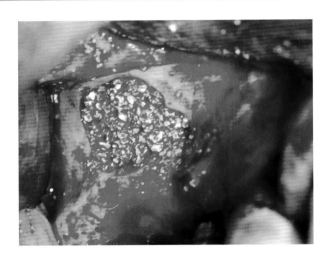

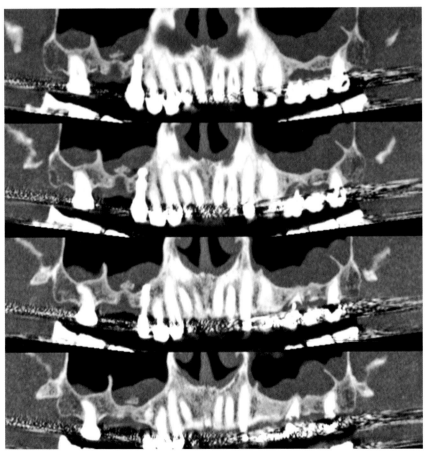

图 8.16　植骨失败后生物材料颗粒进入窦膜

### 8.2.1.6 穿孔的处理

Vlassis 和 Fugazzotto（1999）根据穿孔的大小和位置对其进行了分类，并于 2003 年根据修复难度发表了一份新分类报告。我们将阐述处理这些并发症最合适的方法。

当检查到穿孔时，评估骨窗的宽度是很重要的，必要时可以扩大开窗的范围，目的是从窦膜完整的部位开始提升。

用钝器械小心地剥开穿孔周围的膜。为了缓解穿孔区域软组织的张力，必须在离穿孔很远的部位进行提升。

对于小穿孔（小于 5mm），分离松解后窦膜会折叠覆盖在穿孔部位。完全提升后，将可吸收的胶原蛋白片敷料（Photo CollaTape，Zimmer Dental Inc.，Carlsbad，USA）敷于窦膜处作为加强。它的黏性使其易于处理和应用于窦膜的穿孔（图 8.17 ～图 8.20）。

富含血小板的纤维蛋白膜也可用于同样的适应证。然后可以继续植骨。有作者认为使用纤维蛋白的黏性来封闭小的穿孔的方法是有效的（Choi 等，2006）。

对于较大的穿孔（5 ～ 10mm），如果在窦膜抬高后穿孔仍然明显，我们可以在抬高的窦膜下放置可吸收的胶原膜，形成上方的屏障隔离植骨材料。

用 6/0 Vicryl 可吸收缝线（Ethicon，Norderstedt，Germany）缝合窦膜穿孔是一项非常困难的操作，因为针难以进入窦内，而且窦膜的衬里很薄难以承受机械力量，有被撕裂的倾向，用针去缝合反而会扩大已有的穿孔或产生新的穿孔（图 8.21）。

图 8.17 开窗过程中有一个小穿孔

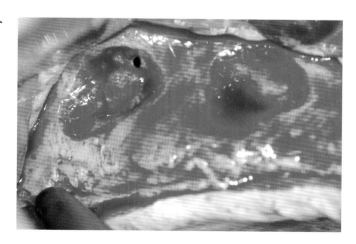

图 8.18  Colla Tape 创面敷
料（Zimmer Dental Inc.,
Carlsbad, USA）

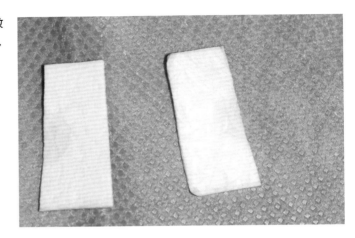

图 8.19  胶原敷料覆盖提
升后穿孔的膜

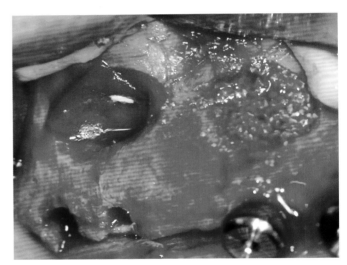

图 8.20  窦底充填植骨材
料并同时植入种植体

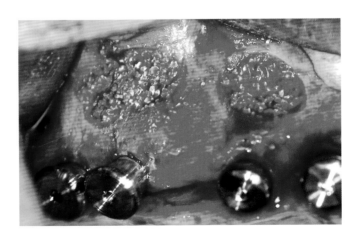

图 8.21　尝试缝合穿孔的膜

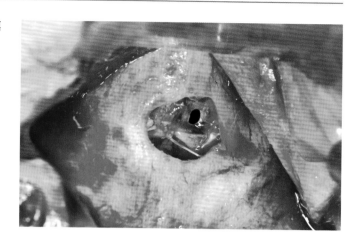

　　在发生更大的撕裂时，再次使用可吸收的胶原膜进行适当的修复。

　　方法是：先将胶原膜放置在上颌窦内腭侧壁，然后分别从开窗上方和下方折叠到骨开窗边缘，形成新的窦顶和底。这样形成的"袋"可以将植骨材料包绕起来并和周围分开（Proussaefs 和 Lozada，2003）。

　　有时需要使用固定钉或可吸收缝线将膜固定在周围的骨上。然而，使用"袋形"进行隔离的方法可能会对新生血管的形成和植骨材料的重建产生不利影响（图 8.22 ～图 8.25）。

　　不这样做的话，可从正中联合区或磨牙后区取块状骨，植入并固定好，形成植骨材料的顶部。主要不足之处在于需要额外手术时间，手术的部位也不是原来计划的部位，这也是患者所不希望的。带蒂颊脂垫也可用于修复窦膜缺损。切开骨膜迅速而细致地分离，可从颞下窝分离出颊脂垫。用弯头剪刀钝性解剖颊肌后，用血管钳将颊脂垫拉出并贴在窦膜上。颊脂垫使窦腔与其下的植骨材料隔离。

　　对于所有将要行上颌窦底提升植骨的患者，特别是那些曾经做过上颌窦穿孔修补的患者，术后的护理是非常重要的。术后两周内不能擤鼻涕和打喷嚏（不能潜水，不能飞行）。

　　最后，建议在穿孔难以修复的情况下，采用中断手术的方法。部分学者认为即使窦膜完全撕裂，也没有必要中止上颌窦底骨增量手术，并且正确修复窦膜穿孔不会导致种植失败。在某些情况下，为了使膜愈合，中止植骨和至少 6 周后再次手术反而更简单、安全。

图 8.22　与图 8.4 相同的患者，在两个矢状隔之间的窦膜提升时，膜发生了大的撕裂

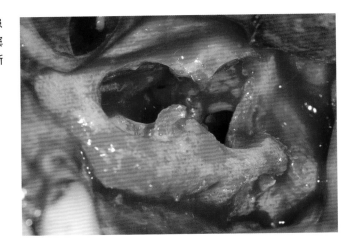

图 8.23　将一大块可吸收的胶原膜（Copios Pericardium 30 × 40 mm，Zimmer Dental Inc.，Carlsbad，USA）置于上颌窦内侧壁，折叠到外侧壁上缘，用固定钉固定

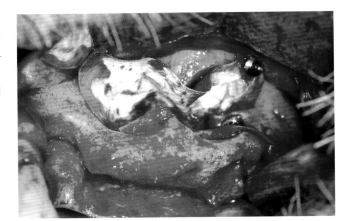

图 8.24　植骨材料填充在袋内

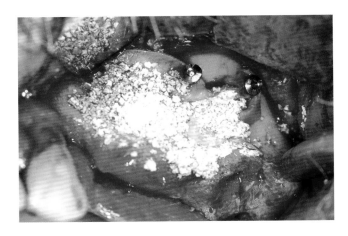

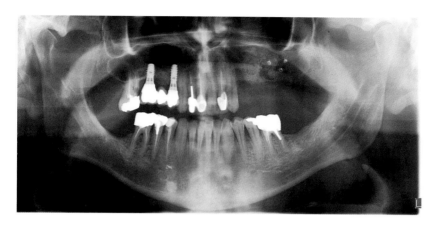

图 8.25　术后全景片示左侧上颌窦内植入的植骨材料

### 8.2.1.7　结果

穿孔是一种常见的并发症，发生率为 20%。因此，评估上颌窦膜穿孔后的植骨效果更为重要。

膜穿孔可能发生以下情况：

- 植骨材料进入上颌窦内。
- 窦口的堵塞。
- 上颌窦正常生理功能发生紊乱。
- 细菌入侵。
- 继发急性或慢性感染。
- 植骨吸收和 / 或失败。
- 干扰膜血管化，继而影响植骨材料新生血管的形成。

黏膜纤毛功能紊乱和黏膜穿孔导致的生物屏障丧失会增加窦内细菌的侵袭和感染。处理感染的第一步是引流和更换抗生素（改用克林霉素或普那霉素）。如果感染持续，必须进行感染骨和肉芽组织的外科清创术。

对于窦膜穿孔的临床意义存在争议。多项研究表明窦膜穿孔与急性上颌窦炎、植骨材料感染或植骨失败之间存在关联（Proussaefs 等，2004；Schwartz-Arad 等，2004；Jensen 等，1998；Khoury 等，1999），而其他研究表明窦膜完整性与感染或植骨失败之间没有联系（Bornstein 等，2008；Raghoebar 等，2001；Becker 等，2008；Jensen，1997）。修补后的穿孔通常能顺利愈合。由于术后急性感染，完全清除植骨材料和引流只在少数情况下是必要的。由于感染，可以观察到部分植骨材料丢失，但剩下的骨头足够植入种植体。也有患者报告植骨颗粒从鼻腔排出。

文献数据显示（Proussaefs 和 Lozada，2003；Khoury，1999），在窦膜穿孔的病例中，种植体的失败率明显更高，活体骨组织形成更低。与其他研究相反，这些研究表明（Schwartz-Arad 等，2004；Fugazzotto 和 Vlassis，2003；Nkenke 等，2002；Shlomi 等，2004）窦膜穿孔与种植体存活率之间没有相关性。然而，在处理穿孔时应非常谨慎，并应建立密切的随访，以便作出早期诊断。当修复困难或不可能时，应停止手术，以避免严重的术后并发症。

修补后的穿孔通常能顺利愈合。

处理穿孔应非常小心，术后就开始密切随访。如果没有办法修复，就应该停止手术。3 个月后再重新手术。

## 8.2.2　出血

在上颌窦底提升术中第二常见的并发症是出血。

这种出血可能源于上颌窦厚的外侧壁中的松质骨。在这种情况下，出血较少，不会产生任何不适。在手术开始时，这种出血会影响手术视野。一旦局部麻醉剂中的血管收缩剂起作用，手术就能顺利进行。

牙槽窦动脉出血可能对术者和患者来说既是一种并发症也是一种压力。

上牙槽后动脉（PSAA）主要负责上颌后牙区、后牙和邻近软组织的血供。它分为两个分支，外侧支供应软组织（牙龈黏膜动脉，MGA），走行在颊侧骨壁的骨膜下；内侧支（牙槽窦动脉，AAA）在上颌磨牙区穿行于颊侧骨壁中。牙槽窦动脉延伸至上颌骨前壁与眶下动脉（IOA）吻合（Solar 等，1999；Hur 等，2009；Yoshida 等，2010）。牙槽窦动脉是上颌窦侧壁的主要血供（Ella 等，2008）。牙槽窦动脉在所有的解剖标本上都可见到。

### 8.2.2.1　牙槽窦动脉走行

牙槽窦动脉有两种可能的行径。

① 在上颌窦的黏膜中，完全走行在上颌窦内。（图 8.26 和图 8.27）。

② 嵌入上颌窦外侧壁的骨板间，部分在骨内走行（图 8.28 和图 8.29）。

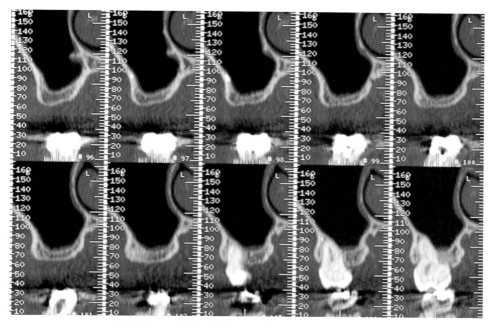

图 8.26　牙槽窦动脉位于黏膜内，CT 扫描看不见

图 8.27　牙槽窦动脉在黏膜内走行，在窦膜内走行的牙槽窦动脉和窦膜一起被安全地提升

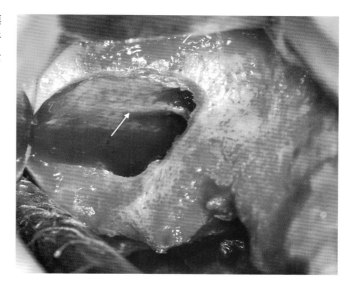

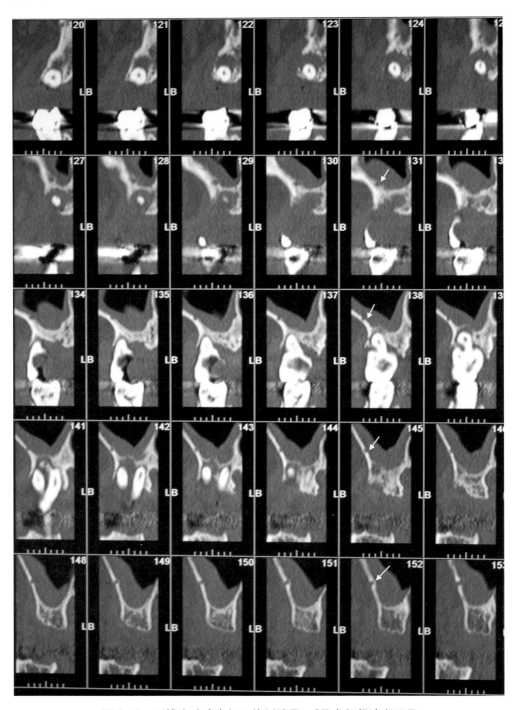

图 8.28　牙槽窦动脉走行于外侧壁骨，CT 上行径清晰可见

图 8.29 牙槽窦动脉在外侧骨壁中。修除牙槽窦动脉周围的骨组织，使之能自由提升窦膜

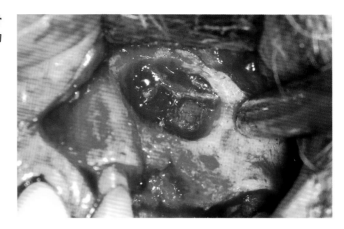

牙槽窦动脉走行对临床处置有直接影响。

① 如果牙槽窦动脉在窦膜中，则无法在三维影像上看到（图 8.26）[ 计算机断层扫描（CT）或锥形束计算机断层扫描（CBCT）]。由于它的位置在窦膜内，所以当抬高窦膜时，动脉也会抬高，而不会有切断它的危险。它在临床上和影像上没有被注意到，这意味着即使我们没有在 CBCT 上看到动脉，这条动脉也存在，但并不代表有出血的危险。在上颌窦底提升术中，当牙槽窦动脉完全位于黏膜内时，几乎不可能有被切断的风险（图 8.27）。

② 当其走行在外侧骨壁中或嵌入在骨壁时，可在 CT 或 CBCT 上看到动脉。可以在冠状面或横断面上追踪它的走行（图 8.28），尽管很少能看到从上颌结节到上颌骨前部的连续管壁（Ella 等，2008）。在做骨切开手术以进入窦腔时，有撕裂动脉壁的危险。切断动脉会导致明显的搏动性出血。

如果牙槽窦动脉在窦膜中，则在 CT 上看不到，提升窦膜无损伤动脉的风险。

如果牙槽窦动脉在外侧骨壁中或嵌入在骨壁，则可在 CT 上看到，在骨切开过程中有损伤动脉的危险。

### 8.2.2.2 动脉的垂直距离

尸体解剖和影像学文献研究了这条动脉的距离。与第一磨牙牙槽嵴顶

的距离（Elian 等，2005；Mardinger 等，2007）14.0 ～ 17.5mm。其他作者测量了牙槽窦动脉与窦底的距离。这两项检查直接受是否存在牙齿缺失、吸收速度和上颌窦的气化等因素的影响。牙缺失的时间越长，动脉与牙槽嵴距离越近。当长时间缺牙时，骨吸收和上颌窦气化导致该动脉更靠近牙槽嵴顶，这种情况下难以避开血管。牙槽嵴吸收越严重，在开窗时切断血管的风险就越高。在牙槽窦动脉行径中，最上端的位置在第一磨牙区，恰好与上颌骨颧突位置吻合。骨开窗通常就是在这个部位。同样的研究表明80% 的牙槽窦动脉位于距离牙槽嵴顶 15mm 以上的位置。骨开窗手术一般在 15mm 以下进行，减少了血管并发症的可能性。

### 8.2.2.3　动脉直径

对牙槽窦动脉走行的骨性管腔的直径也做了研究。

管腔中同样也包含神经，这意味着动脉的直径比管腔本身的直径要窄一点。动脉平均直径 0.9 ～ 1.3mm（Ella 等，2008；Solar 等，1999；Hur 等，2009）。动脉直径等于或大于 2.0mm 是相对罕见的，文献报道其发生率为4% ～ 7%（Mardinger 等，2007）。小动脉（小于 2.0mm）出血通常会自行凝固。较小直径动脉和血管的反应性收缩降低了血流量，出血逐渐停止。当直径超过 2.0mm 时，出血的风险更高，因为当动脉直径较大时，血管收缩本身是不足以止血的。这种出血不会危及生命,但会使外科医生感到恐惧和紧张，使手术难以进行。视野不清晰可导致窦膜穿孔，并可干扰植骨材料的植入。出血如不止住，会加重术后肿胀和形成血肿，形成出血性上颌窦，或将植骨材料冲出。

小动脉（＜ 2.0mm）出血会自行停止。
当动脉直径超过 2.0mm 时，出血的风险更高。

### 8.2.2.4　避免触碰和处理牙槽窦动脉的手术指南

最好的处理方法是避免碰到牙槽窦动脉。在制订治疗计划时，影像检查是关键的一步。从冠状面和横断面上，在上颌窦外侧壁查找该动脉。当找到了这条动脉，测量它的位置，以便尽可能在它下面行骨开窗。对血管直径的估计可用于评估出血量。如果动脉的直径很大（＞ 2mm），并且手术医生在口腔外科手术方面的经验有限，那就必须放弃手术，将患者转诊给有经验的口腔外科医生。在局部麻醉条件下，出现搏动性出血可能会使外科医生感到恐惧。当影像中看不到管壁时，可能是由于管壁非常细小，超出了设备的分辨率（Elian 等，2005；Mardinger 等，2007）或实际上，动脉完全黏附在窦膜上。在最后一种情况下，没有切断它的风险。因此，通常在手术前借助三维影像，可以预测出血的风险，并可采取措施来控制它。当血管走行在骨壁中，可用超声骨刀磨除动脉周围的骨壁，这样就可以在不损伤动脉壁的情况下将动脉从管壁中游离出来（图 8.29）。如果钻碰到动脉，就会划破动脉，造成大量出血。外科医生的第一反应一定是抬高头部和直接压迫。可以用氨甲环酸浸泡过的纱布进行压迫，也可以使用牙周探针插入管壁进行压迫，最后用骨蜡止血；在没有骨蜡的情况下，甚至可用移植材料的颗粒塞入管腔中止血。一旦出血得到控制，可以继续分离、提升窦膜，然后植骨。压迫 15min 后松开（Flanagan，2005）。通常，可以对植入材料施加足够的压力来保持动脉壁的密封。如果继续出血或对止血效果不确定，则需要进行另一操作以确保持久的止血，即通过电凝或直接结扎来止血。双极电凝直接在管内动脉上反复进行直到出血完全停止。如果还不行，只能在动脉断裂前，结扎动脉断端。先用小的钻在断端上、下磨除部分骨性管壁，暴露动脉，用吸收较慢的缝线绕过动脉结扎。一旦扎紧缝线，结扎就会止血；这种方法不太可靠，因为动脉周围都是骨壁。为了不撕裂窦膜处的结扎，只要有可能，在提升窦膜之后，就尽可能再用电凝止血。

作者认为，切断牙槽窦动脉不会导致危及生命的出血，这对经验丰富的口腔外科医生而言是容易处理的正常出血而已。主要的问题在于出血使视野变得不清晰。也有人设想动脉破裂可能会导致不完全的血管化和不充分的骨重建。如果不能很好地控制出血，术后延迟的继发性血管扩张将引起严重出血，导致血肿、出血性上颌窦，甚至冲出植骨材料。出血性上颌窦可能影响上颌窦黏膜的清除功能，从而引起上颌窦炎，最终影响植骨的效果。

在影像上显示牙槽窦动脉后，在它的走行下方行骨开窗。

在不可避免的情况下，对骨内动脉周围的骨进行修整，以便将动脉从管壁中游离出来。

如有出血，必须在 15min 内用氨甲环酸浸透的纱布压迫并抬高头位。

骨蜡或植骨材料塞入牙槽窦动脉骨性管腔，可以控制出血。

大出血时，电凝或直接结扎是有帮助的。

### 8.2.3　颊侧骨板骨折

行侧壁入路上颌窦底提升同期植入种植体时，侧壁开窗和种植窝的预备会削弱颊侧骨板的强度（图 8.3）。

种植体的植入可能引起剩余颊侧骨板的骨折。这些裂缝是垂直向的，通常没有移位。骨壁会裂开，但仍能保持稳定，不需要额外处理（图 8.30）。在某些情况下，骨折片移位，骨部分折裂，无法直接复位。在这种情况下，松动的颊侧骨板可能会吸收，使种植体表面暴露。建议用植骨材料和膜覆盖它，让它完全愈合。即便如此仍有可能失去种植体初期稳定性。这时需取出种植体等愈合后再植入。

有些患者，颊侧骨壁很薄。如果拉钩施加的压力过重就会导致侧壁被压碎。

图 8.30　**种植体植入后颊侧壁骨折，种植体、骨边缘稳定** 当计划同期植入种植体时，多螺纹结构的锥形种植体是更好的选择，因为可以增加初期稳定性（AdVent Implant，Zimmer Dental Inc.，Carlsbad，USA）

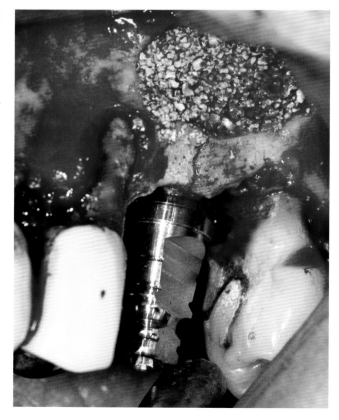

### 8.2.4  无法获得足够的初期稳定性

当上颌窦底剩余骨高度为 3 ～ 4mm 时，可以同期植入种植体，在文献中并没有发现更高的失败率（Wallace 和 Froum，2003 ；Del Fabbro 等，2004）。级差备洞的方式可以增强初期稳定性，特别是在密度较低的骨骼中。用挤压器挤压窝洞侧壁，可以增加骨密度，改善初期稳定性。

初期稳定性也受到种植体的形状、种植体表面和螺纹的影响。当同期植入种植体时，建议选用合适的种植体。如果不能获得足够的稳定性，不应该同期植入种植体，应在第二阶段的手术中完成种植体植入。初期稳定性差是种植体不能骨整合或种植体脱落到上颌窦的原因。

### 8.2.5  眶下神经损伤

眶下神经在距眼眶下缘下约 10mm 处出孔，位于上颌窦前面的骨壁上。它的神经支配区垂直向从下眼睑一直到上唇，横向从鼻翼一直到脸颊前部，矢状向从骨膜延伸到皮肤。神经分支分布于鼻唇沟。在尖牙区做松弛切口时，如果切口过高或者分离黏骨膜范围过大，暴露眶下孔，或者拉钩的牵拉都有可能无意中损伤眶下神经。在尖牙区域的松解切口不应该是垂直的，而应该是向前倾斜的，以避开这些分支。翻瓣的时候不需要触及眶下孔。梯形瓣能使手术部位有良好的视野。翻全层皮瓣，并将拉钩置于骨表面，可避免损伤软组织特别是神经纤维。

## 8.3  术后并发症

### 8.3.1  出血并发症

如窦膜穿孔或损伤牙槽窦动脉的直径大于 1.5 mm，术后可见上颌窦出血（Mardinger 等，2007）。这种上颌窦出血流入鼻腔，表现为鼻出血的时间长短不一，几小时到几天不等，很少会多到需要行鼻内清除血肿。只有先前有窦口鼻道复合体阻塞的病例，会因为上颌窦内出血而导致反复感染，才需要清除血肿。

### 8.3.2 植骨材料泄漏

#### 8.3.2.1 植骨材料泄露于窦内

这是由没有注意到窦膜穿孔（嵴顶植入），或修补不完全造成的。植骨材料被挤压进窦内取决于植骨材料的量，颗粒的大小和是否可以通过窦腔引流。

在大多数情况下，挤入植骨材料改变了黏膜的引流功能，导致反应性鼻窦炎。或者植骨材料沉积使窦口受堵导致局限性鼻窦炎。少数情况下，一些挤入上颌窦的植骨材料可能与窦膜接触，而不改变窦生理功能，故不需要去除（图 8.31）。

#### 8.3.2.2 前庭沟处植骨材料泄露

只有前庭沟处创口裂开才会导致植骨材料完全泄漏（发生率是 4%，Baccar 等，2005），这和植骨材料突出骨开窗处的皮瓣下有关。需要在口服抗生素的情况下进行局部护理（消毒冲洗），引导上皮长入，同时要排除是否有植骨材料早期感染（图 8.32）。应告知患者可能需要再次手术，来补足漏掉的植骨材料。

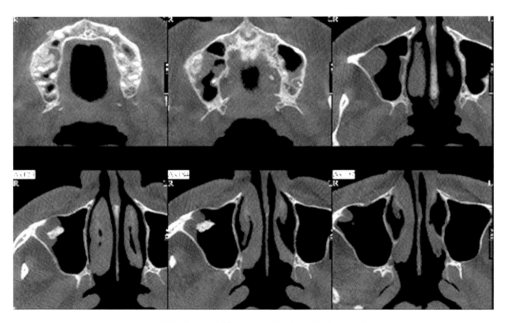

图 8.31　CT 横断面显示骨碎片的小穿孔

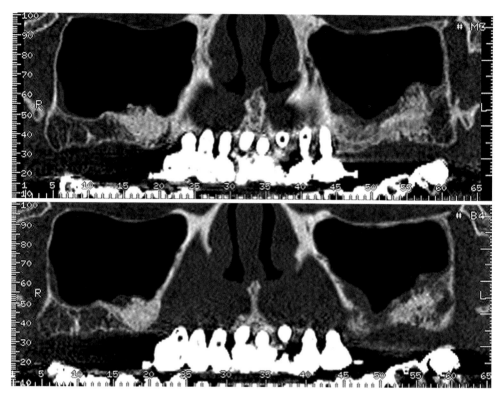

图 8.32　CT 扫描显示手术创口裂开后植骨材料丢失

### 8.3.3　伤口裂开

当没有同时行其他的骨增量手术时（嵴顶植骨或颊侧骨块的上置法移植），侧壁开窗窦底提升后的伤口裂开是少见的并发症。因为牙槽嵴的容积保持不变，皮瓣无张力，关闭无困难。良好的皮瓣设计、正确的缝合技术、无张力的皮瓣关闭、避免活动假牙压迫都是避免此类并发症的重要因素（Jovanovic 等，1992；Greenstein 等，2008）。如出现边缘裂开，应局部消毒和全身应用抗生素。如果伤口较大，闭合困难，应该考虑修整或去除骨头，以促进牙龈移行和上皮再生（Greenstein 等，2008）。

### 8.3.4　感染并发症

#### 8.3.4.1　早期急性鼻窦炎

在第 8 天出现急性鼻窦炎是最少见的，只要上颌窦生理功能正常，也是最快可解决的。急性鼻窦炎与围手术期厌氧菌污染有关，这是由血肿引流不畅容易导致反复感染，或抗生素应用不足而引起的。因此需要药物治疗，可以联合应用阿莫西林和克拉维酸，或协同菌素，1g/次，每天 2 次　连用 10 天。

预防的基础是严格的无菌条件，一些作者使用甲硝唑溶液浸泡的植骨材料（Bhattacharyya，1999），并在术前或术后立即开始合理使用抗生素。如确诊为鼻窦炎后，则需要在第 15 天通过鼻内镜检查确认感染的治愈，如有任何疑问可补拍鼻窦 CT。

### 8.3.4.2　慢性鼻窦炎

在早期没有发现感染的病例中，有 15% 的病例，会在第 3 周左右出现慢性的鼻窦炎症状，这将影响种植计划（Bhattacharyya，1999）。它与四种可能的发病机制有关，这四种机制均可导致局限性上颌窦炎，但由于引流口阻塞（窦口堵塞），脓性分泌物不能引流（图 8.33）。预防局限性鼻窦炎需要了解每种致病机制，接下来按其出现频率从高到低逐一阐述（Timmenga 等，1997）。

• 原发性病理性的窦口鼻道复合体功能障碍。

图 8.33　上颌窦底提升植骨后第 3 周发生上颌窦炎
由于窦口的阻塞，脓液从颊瘘口中溢出

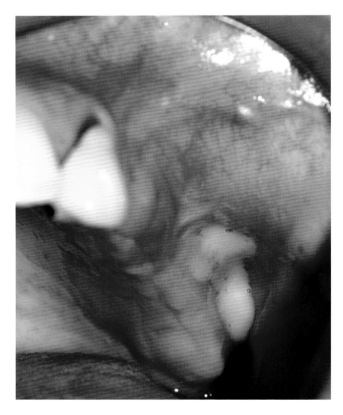

作者（Timmenga 等，1997）报道，在患有未知鼻窦疾病的患者中进行了侧壁入路上颌窦底提升术，术后发现局限性鼻窦炎的患病率为 40%。预防这一并发症需要口腔外科医生在进行病史采集时，及时发现有鼻窦病史的人，以便为他们提供种植前耳鼻喉科状况评估。

• 植骨材料堵塞窦口。

挤压入上颌窦内的植骨材料会改变上颌窦的正常引流功能，如果生物材料的颗粒直径小于 1.5mm，则会嵌顿在窦口（Hunter 等，2009）（图 8.34 ～图 8.36）。

预防的方法是对膜穿孔进行良好的修补，并禁止在窦膜广泛撕裂时进行填塞。

• 窦膜提升高度超过 16mm。

这种类型窦膜提升可能导致窦口的堵塞，原因在于原来的解剖情况下窦口到窦底的距离少于 20mm。预防的方法是植骨提升高度要小于 16mm，即使对于复杂的重建也是如此（图 8.37）。

• 息肉样黏膜增厚阻塞窦口。

预防包括术前影像要显示中鼻道位置，以确保在窦口和提升后的窦膜顶部之间有一个足够安全的高度。

图 8.34　冠状位 CT 扫描显示骨碎片进入窦腔内

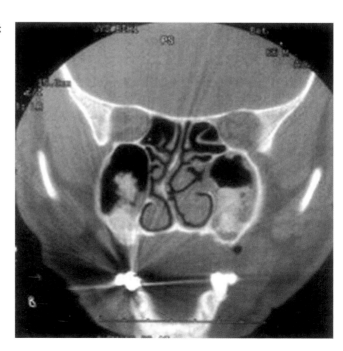

图 8.35　内镜观察到骨碎片
进入窦腔内

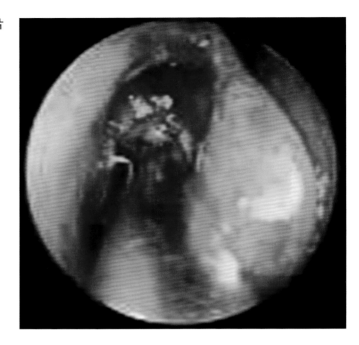

图 8.36　冠状位 CT 扫描显
示骨碎片进入上颌窦，引起
窦口堵塞

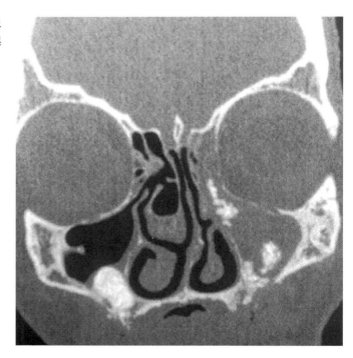

图 8.37　冠状位 CT 扫描显示上颌窦底提升的高度过高

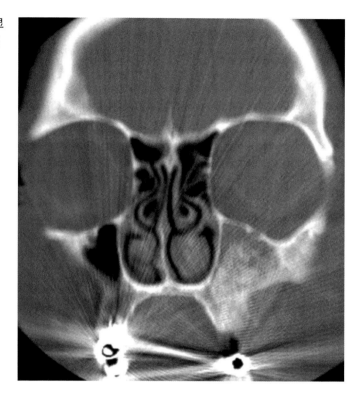

### 8.3.4.3　局限性鼻窦炎

当患者出现单侧腐败性、化脓性鼻分泌物，伴有面部疼痛、咳嗽以及不同程度的发热时，可怀疑有局限性鼻窦炎。在中鼻道细菌取样培养的基础上，采用双重抗生素治疗，以阿莫西林 / 克拉维酸（或者协同菌素）和左氧氟沙星联合使用 15 天，按 1mg/（kg·d）的剂量与皮质类固醇合用，联合使用 8 天，并进行鼻腔消毒。第 15 天进行鼻内镜检查，第 21 天进行系统的鼻窦 CT 检查。如果在内镜检查或 CT 检查中发现鼻窦炎未见好转，则有必要为患者实施手术（上颌窦造口术）以防止植骨材料感染（Zimbler 等，1998）。

上颌窦造口术必须符合鼻窦炎的发病机制。根据发病原因的不同，可以做简单的窦内容物引流（考虑到植骨材料由窦内黏膜保护）（图 8.38 和图8.39），或者必要的话将挤压入上颌窦内的植骨材料清除。

图 8.38　冠状位 CT 扫描显示
左上颌窦炎，无植骨材料感染

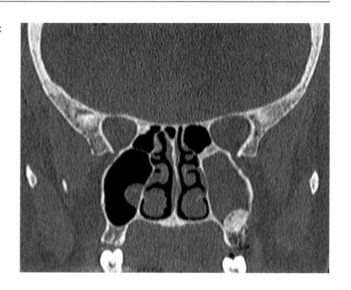

图 8.39　矢状位 CT 扫描显示
左上颌窦炎，无植骨材料感染

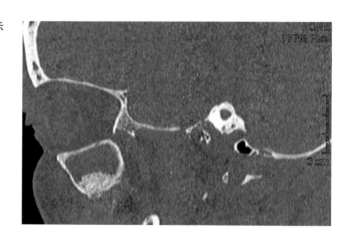

#### 8.3.4.4　移植后骨炎

这是一个非常严重的并发症。

•发现情况。

它以慢性鼻窦炎的形式出现，被不充分的药物治疗所掩盖或以更复杂的形式出现。随着上颌窦炎症的扩大累及面部其他副鼻窦，出现前组副鼻窦炎、上颌窦骨壁骨炎、前庭沟疝、嵴顶口鼻漏和植骨材料从瘘管中泄漏、种植体在植骨材料中移动（图 8.40 和图 8.41）。

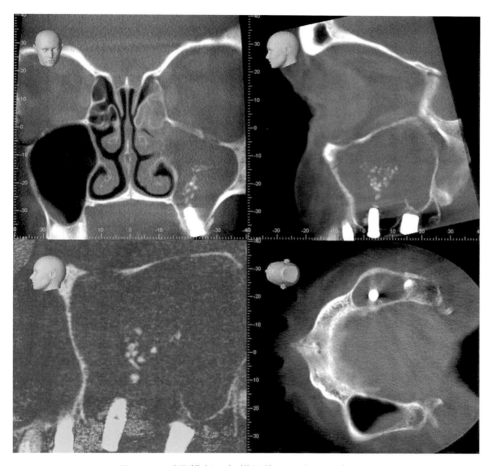

图 8.40　CT 横断面扫描影像显示上颌窦底骨炎

• 治疗处理。

临床治疗需要在细菌学样本培养的基础上，以静脉注射抗生素为主，辅以中鼻道造口术（通常联合 Caldwell-Luc 入路），包括彻底清除移植骨、刮除黏膜和取出种植体（Felisati 等，2008）。与一些作者的主张不同，我们不主张在同一手术过程中治疗口鼻瘘管。我们认为用皮瓣关闭瘘口应该在骨壁没有炎症的情况下进行，而中鼻道造口术联合感染区域根治通常会导致瘘管的自然闭合。

## 8.3.5　种植体进入上颌窦

在我们的个人经验中，尽管手术当时将种植体挤入上颌窦内很少，但并不是不可能的，但在阅读了许多作者的文章后发现这种情况尚未明确（Galindo-Moreno 等，2012）。在不紧急的情况下，进行影像学检查（CT 扫描），在内镜的引导下，通过中鼻道切开术（对于位于上颌窦中上 2/3 的种植体）取出种植体（图 8.42），如果位置较低需前庭处切开或下鼻道切开术取出种植体（图 8.43 ~ 图 8.46）。因为上颌窦原先植入植骨材料改变了解剖结构，使得取出种植体很困难。最简单的方法是可以直视或在内镜直视下取出，避免损伤眶底。

图 8.41　横断面 CT 扫描显示左上颌窦骨炎

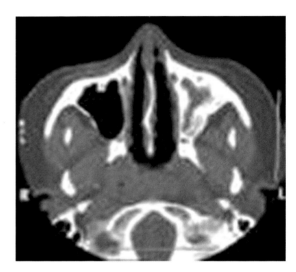

图 8.42　矢状位 CT 扫描显示种植体移位进入上颌窦内

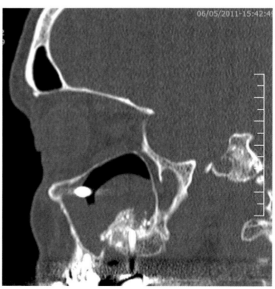

图 8.43 种植体突入左上颌窦

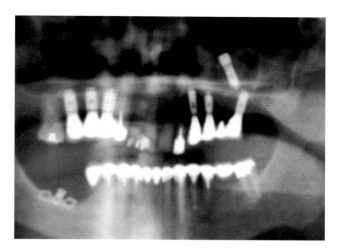

图 8.44 冠状位 CT 确定种植体在窦前下部

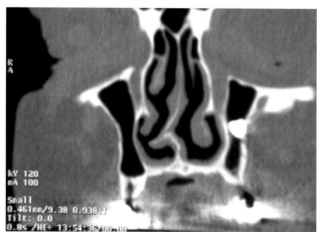

图 8.45 前庭沟切口

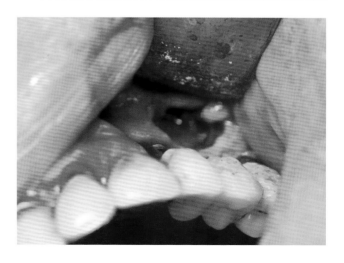

图 8.46　从上颌窦内取出
的种植体

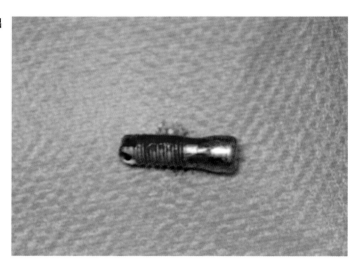

## 8.3.6　上颌窦黏膜的改变

骨填充后引起黏膜息肉样的增生改变，在文献中不恰当地称之为"黏液囊肿"。黏液囊肿是一种活跃的病变，其本身可引起骨壁破坏（图 8.47）；与黏液囊肿相反，息肉样增生继发于黏膜折叠，无进展性和非溶骨性，不需要任何治疗（图 8.48）。

正如在柯氏手术根治慢性上颌窦炎后多次报道的那样，长期病变过程中真正的"黏液囊肿"是不能通过单纯黏膜刮治而被真正消除的。

图 8.47　横断面 CT 扫描，
右上颌窦显示黏液囊肿

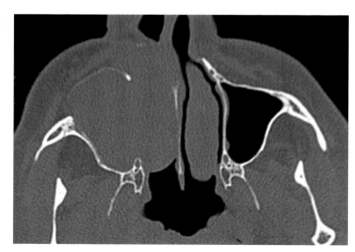

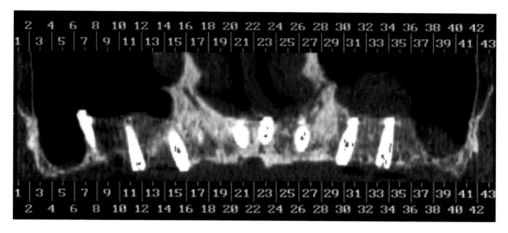

图 8.48　用 Dentascan 软件重建扫描影像，显示窦底提升后 6 个月左上颌窦出现假性息肉

## 结论

　　上颌窦内并发症的预防需要良好的外科技术和对上颌窦病理生理的充分了解。上颌窦内并发症的预防基于植入前对有鼻腔病史的患者进行筛检，精准的放射学检查，扎实的解剖学知识，以及对窦膜穿孔进行适当的修复。通过耳鼻喉科检查和 CT 扫描，早期发现感染事件并进行密切和长期的监测，有助于预防并发症导致的种植失败。

# 参考文献

Baccar MN, Laure B, Chabut A, Bonin B, Romieux G, Goga D (2005) Stabilité du greffon et des implants après greffe osseuse du sinus maxillaire: Étude rétrospective de 44 cas. Rev Stomatol Chir Maxillofac 106:153–156

Becker ST, Terheyden H, Steinriede A, Behrens E, Springer I, Wiltfang J (2008) Prospective observation of 41 perforations of the Schneiderian membrane during sinus floor elevation. Clin Oral Implants Res 19:1285–1289

Bhattacharyya N (1999) Bilateral chronic maxillary sinusitis after the sinus-lift procedure. Am J Otolaryngol 20:133–135

Binali C, Sumbulu MA, Durna D (2013) Relationship among Schneiderian membrane, Underwood's septa, and the maxillary sinus inferior border. Clin Implant Dent Relat Res 15:83–87

Bornstein MM, Chappuis V, von Arx T (2008) Performance of dental implants after staged sinus floor elevation procedures: 5-Year results of a prospective study in partially edentulous patients. Clin Oral Implants Res 19:1034–1041

Choi BH, Zhu SJ, Jung JH, Lee SH, Huh JY (2006) The use of autologous fibrin glue closing sinus membrane perforations during sinus lifts. Oral Surg Oral Med Oral Pathol Oral Radiol Endod 101:150–154

Del Fabbro M, Testori T, Francetti L, Weinstein R (2004) Systematic review of survival rates for implants placed in the grafted maxillary sinus. Int J Periodontics Restorative Dent 24:565–577

Elian N, Wallace S, Cho SC, Jalbout ZN, Froum S (2005) Distribution of the maxillary artery as it relates to sinus floor augmentation. Int J Oral Maxillofac Implants 20:784–787

Ella B, Sédarat C, Noble RDC, Normand E, Lauverjat Y, Siberchicot F, Caix P, Zwetyenga N (2008) Vascular connections of the lateral wall of the sinus: surgical effect in sinus augmentation. Int J Oral Maxillofac Implants 23:1047–1052

Felisati G, Borloni R, Maccari A, Mele V, Chiapasco M (2008) Endoscopic removal of alloplastic sinus graft material via a wide middle antrotomy. Int J Oral Maxillofac Surg 37:858–861

Flanagan D (2005) Arterial supply of maxillary sinus and potential for bleeding complication during lateral approach sinus elevation. Implant Dent 14:336–338

Fugazzotto PA, Vlassis J (2003) A simplified classification and repair system for sinus membrane perforations. J Periodontol 74:1534–1541

Galindo-Moreno P, Padial-Molina M, Avila G, Rios HF, Wang HL (2012) Complications associated with implant migration into the maxillary sinus cavity. Clin Oral Implants Res 23:1152–1160

Garbacea A, Lozada JL, Church CA, Al-Ardah AJ, Seiberling KA, Naylor WP, Chen JW (2012) The incidence of maxillary sinus membrane perforation during endoscopically assessed crestal sinus floor elevation: a pilot study. J Oral Implantol 38:345–359

Greenstein G, Cavallaro J, Romanos G, Tarnow D (2008) Clinical recommendations for avoiding and managing surgical complications associated with implant dentistry: A review. J Periodontol 79:1317–1329

Havas TE, Motbey JA, Gullane PJ (1988) Prevalence of incidental abnormalities on computed tomographic scans of the paranasal sinuses. Arch Otolaryngol Head Neck Surg 114:856–859

Hunter WL, Bradrick JP, Houser SM, Patel JB, Sawady J (2009) Maxillary sinusitis resulting from ostium plugging by dislodged bone graft: case report. J Oral Maxillofac Surg 67:1495–1498

Hur MS, Kim JK, Hu KS, Bae HE, Park HS, Kim HJ (2009) Clinical implications of the topography and distribution of the posterior superior alveolar artery. J Craniofac Surg 20:551–554

Jensen OT (1997) Maxillary sinus function after sinus lifts for the insertion of dental implants. J Oral Maxillofac Surg 55:940–945

Jensen OT, Shulman LB, Block MS (1998) Report of the sinus consensus conference of 1996. Int J Oral Maxillofac Implants 13:11–17

Jovanovic SA, Spiekermann H, Richter EJ (1992) Bone regeneration around titanium dental implants in dehisced defect sites: a clinical study. Int J Oral Maxillofac Implants 7:233–245

Khoury F (1999) Augmentation of the sinus floor with mandibular bone block and simultaneous implantation: A 6-year clinical investigation. Int J Oral Maxillofac Implants 14:557–564

Krennmair G, Ulm CW, Lugmayr H, Solar P (1999) The incidence, location, and height of maxillary sinus septa in the edentulous and dentate maxilla. J Oral Maxillofac Surg 57:667–671

Lee HW, Lin WS, Morton D (2013) A retrospective study of complications associated with 100 consecutive maxillary sinus augmentations via the lateral window approach. Int J Oral Maxillofac Implants 28:860–868

Mardinger O, Abba M, Hirshberg A, Schwartz-Arad D (2007) Prevalence, diameter and course of the maxillary intraosseous vascular canal with relation to sinus augmentation procedure: a radiographic study. Int J Oral Maxillofac Surg 36:735–738

Nkenke E, Schlegel A, Schultze-Mosgau S, Neukam FW, Wiltfang J (2002) The endoscopically controlled osteotome sinus floor elevation: a preliminary prospective study. Int J Oral Maxillofac Implants 17:557–566

Pikos MA (2008) Maxillary sinus membrane repair: update on technique for large and complete perforations. Implant Dent 17:24–31

Pommer B, Ulm C, Lorenzoni M, Palmer R, Watzek G, Zechner W (2012) Prevalence, location and morphology of maxillary sinus septa: systematic review and meta- analysis. J Clin Periodontol 39:769–773

Proussaefs P, Lozada J (2003) The "Loma Linda pouch": a technique for repairing the perforated sinus membrane. Int J Periodontics Restorative Dent 23:593–597

Proussaefs P, Lozada J, Kim J, Rohrer MD (2004) Repair of the perforated sinus membrane with a resorbable collagen membrane: a human study. Int J Oral Maxillofac Implants 19:413–420

Raghoebar GM, Timmenga NM, Reintsema H (2001) Maxillary bone grafting for insertion of endosseous implants: results after 12-124 months. Clin Oral Implants Res 12:279–284

Schwartz-Arad D, Herzberg R, Dolev E (2004) The prevalence of surgical complications of the sinus graft procedure and their impact on implant survival rate. J Periodontol 75:511–516

Shlomi B, Horowitz I, Kahn A, Dobriyan A, Chaushu G (2004) The effect of sinus membrane perforation and repair with Lambone on the outcome of maxillary sinus floor augmentation: a radiographic assessment. Int J Oral Maxillofac Implants 19:559–562

Solar P, Geyerhofer U, Traxler H, Windisch A, Ulm C, Watzek G (1999) Blood supply to the maxillary sinus relevant to sinus floor elevation procedures. Clin Oral Implants Res 10:34–44

Timmenga NM, Raghoebar GM, Boering G, Van Weissenbruch R (1997) Maxillary sinus function after sinus lifts for the insertion of dental implants. J Oral Maxillofac Surg 55:936–939

Toscano NJ, Holtzclaw D, Rosen PS (2010) The effect of piezoelectric use on open sinus lift perforation: a retrospective evaluation of 56 consecutively treated cases from private practices. J Periodontol 81:167–171

Underwood AS (1910) An inquiry into the anatomy and pathology of the maxillary sinus. J Anat Physiol 44:354–369

Van der Bergh JP, Ten Bruggenkate CM, Disch FJ, Tuinzing DB (2000) Anatomical aspects of sinus floor elevations. Clin Oral Implants Res 11:256–265

Vlassis JM, Fugazzotto PA (1999) A classification system for sinus membrane perforations during augmentation procedures with options for repair. J Periodontol 70:692–699

Wallace SS, Froum SJ (2003) Effect of maxillary sinus augmentation on the survival of endosseous dental implants. A systematic review. Ann Periodontol 8:328–343

Wallace SS, Mazor Z, Froum SJ, Cho SC, Tarnow DP (2007) Schneiderian membrane perforation rate during sinus elevation using piezosurgery: clinical results of 100 consecutive cases. Int J Periodontics Restorative Dent 27:413–419

Wiltfang J, Schultze-Mosgau S, Merten HA, Kessler P, Ludwig A, Engelke W (2000) Endoscopic and ultrasonographic evaluation of the maxillary sinus after combined sinus floor augmentation and implant insertion. Oral Surg Oral Med Oral Pathol Oral Radiol Endod 89:288–291

Yoshida S, Kawai T, Asaumi R, Miwa Y, Imura K, Koseki H, Sunohara M, Yosue T, Sato I (2010) Evaluation of the blood and nerve supply patterns in the molar region of the maxillary sinus in Japanese cadavers. Okajimas Folia Anat Jpn 87:129–133

Zimbler MS, Lbowitz RA, Glikman RA, Brecht LE, Jacobs JB (1998) Antral augmentation, osseo-integration and sinusitis: the otolaryngologist's perspective. Am J Rhinol 12:311–316

# 9 上颌窦底提升的现状、治疗方法和未来展望

Ronald Younes，Georges Khoury，Nabih Nader

目前，超过一半（54.2%）的上颌后部无牙区种植修复是采用种植体植入前行上颌窦底提升（Seong 等，2013）。

此外，上颌窦底提升已被证明是最可预测的上颌骨增量技术，用于增加骨缺损部位的骨容量以植入种植体（Del Fabbro 等，2013；Aghaloo 和 Moy，2007）。有趣的是，上颌窦植骨后植入的种植体存活率（ISR）似乎比上颌骨后段骨质较差但骨量足够的种植体存活率高（Tong 等，1998）。

多项循证医学综述表明，上颌窦底骨增量后植入种植体的整体存活率远远超过 90%（Wallace 和 Froum，2003；Del Fabbro 等，2004；Graziani 等，2004；Pjetursson 等，2008；Esposito 等，2010；Nkenke 和 Stelzle，2009；Jensen 等，1998a）。

当今临床医生面临的挑战不是能否成功地实施传统的上颌窦底提升手术，而是如何根据临床实际状况，选择最合适的上颌窦底骨增量方法。这是因为各种治疗方法是受多项参数影响的，其中包括该区域的解剖、上颌窦底剩余骨高度、窦底剩余骨宽度、剩余骨的质量以及一些其他的因素如无牙区的范围等（Tan 等，2008）。

现有的证据表明，侧壁入路和牙槽嵴顶入路上颌窦底提升技术是可预期的和安全的，与此同时在植骨技术和长期种植体存活率方面取得了成功（Esposito 等，2010，2014；Cannizzaro 等，2013）。

然而，经牙槽嵴顶入路上颌窦底提升比侧壁入路更保守，牙槽嵴顶入路的上颌窦底提升通常是盲视，因为不能直视上颌窦底（Tan 等，2008），增加了窦膜穿孔的风险，导致窦腔内植骨颗粒扩散，可能导致上颌窦底提升治疗失败。尽管存在这一局限性，但大量研究报告显示，与侧壁入路相比，

牙槽嵴顶入路术中窦膜穿孔的发生率较低（Del Fabbro 等，2012；Katranji 等，2008；Chanavaz，1990）。此外，一项内镜研究显示，窦膜在没有穿孔的条件下可以被提升 5mm（Engelke 和 Deckwer，1997）。这意味着，当所需的骨增量高度小于 5mm 时，得使用冲顶技术（Sendyk 和 Sendyk，2002）。正是因为这个原因，在牙槽嵴顶剩余骨高度＜ 4mm 的情况下，相对于侧壁入路上颌窦底提升，延期植入的冲顶式上颌窦底提升技术，取得了令人满意的结果。

然而，实际上，因为需要最小的牙槽嵴顶宽度为 6mm，才能植入常规直径的种植体，所以牙槽嵴顶入路的上颌窦底提升并不能满足所有病例，特别是在多颗牙缺失病例中。在宽度和高度均不足的情况下，应采用侧壁入路方法，联合应用上置法植骨或 GBR 法以增加牙槽嵴的宽度。

上颌窦底提升技术不应该只基于上颌窦底剩余骨高度，还应该与基于 Cawood 和 Howell 的分类（1988）的三维方向上颌窦骨缺失相关（1988）。事实上，上颌窦底剩余骨高度不足可能是由上颌窦气化或牙槽嵴垂直吸收，或两者共同引起的。

在第一种情况下，可能需要上颌窦底提升，而在第二种情况下（垂直方向萎缩），可能不需要上颌窦植骨。相反，垂直骨重建以恢复足够的颌间距离可能是治疗的选择。

此外，无牙颌的骨吸收可能导致上颌骨和下颌骨之间的水平向关系异常（上下颌反𬌗）。如果只进行上颌窦底提升，种植体植入的位置偏腭侧，修复效果不理想。

因此，对萎缩性上颌后牙区的评估和分类不仅要考虑上颌窦底剩余骨高度和宽度，而且要考虑上下颌骨的垂直和水平颌间关系。通过骨重建，恢复足够的骨容量和正常颌间关系，以便从功能和美学角度优化种植体的植入位点和达到最终的理想修复效果，上颌窦底提升只代表所需要的部分。

## 9.1  植骨材料

从文献分析来看，通常认为上颌窦底骨增量的"金标准"仍然是自体骨（Jensen 等，1998）；上颌窦底提升采用各种骨替代材料：同种异体骨、异种骨和人工骨移植材料或组合应用，总骨体积的组织学定量分析结果显示，与自体骨相比，显著下降（Klijn 等，2010）。然而，通过完善的手术技术、适当的患者选择和适当的术后护理，众多文献指出单独使用骨替代材料或联合自体骨的种植体存活率是相似的，并能为种植体提供足够的骨支持，从而降低植骨材料吸收的风险。据推测，随着骨替代材料生物活性和辅助材料（生长因子等）的最新发展和使用，在不久的将来，将有可能获得一些创新的高性能骨替代材料，专门用于骨重建，实现完全再生和移植骨的长期稳定。

## 9.2 技术选择的决定性标准

尽管上颌窦底提升被认为是一种获得高种植体存活率的、可预期的骨增量手术，但该技术的成功应该基于准确的放射影像和临床诊断，以便选择最适合各种不同临床情况的上颌窦底提升手术：

- 通过侧壁或牙槽嵴顶入路进入上颌窦。
- 决定同期还是延期植入种植体。

## 9.3 一阶段和二阶段上颌窦底提升术

根据现有数据，这两种技术具有可比性（Jang 等，2010；Felice 等，2014）。

二阶段上颌窦底提升是安全的和可预期的，并发症较少，可以成功地处理而不会对临床结果产生负面影响。然而，一阶段的方法也得出了类似的种植体存活率（Jensen 等，1998；Wallace 和 Froum 2003；Del Fabbro 等，2008；Chao 等，2010；Peleg 等，1998，1999），对于患者来说是省时且并发症较少的方法。

上颌窦底提升中采用同期或延期植入种植体应取决于以下几个参数：

- 上颌窦底剩余骨高度（RBH）是一个决定性的参数，因为它将决定种植体的初期稳定性（Peleg 等，1998，1999；Del Fabbro 等，2004，2008）。对于严重萎缩、上颌窦底剩余骨高度减少且无法保证种植体稳定性的病例，推荐采用两步法（Del Fabbro 等，2008；Kang，2008；Felice 等，2014）。

- 剩余骨质量是影响种植体稳定性的另一个重要参数。

## 9.4  侧壁入路和牙槽嵴顶入路上颌窦底提升方法

除上述因素外，决定采用侧壁或牙槽嵴顶方法还取决于以下几个其他因素。

• 剩余骨宽度。如果出现严重的水平向牙槽嵴萎缩，则同时采用上置法植骨（或 GBR 方法）。

• 缺失牙的范围。外科医生应该区分这两种情况（见表 9.2 和表 9.3）。一个大范围的无牙区适合侧壁开窗行上颌窦底提升技术。

• 骨分隔的存在。这是评估的基础，分隔被认为是重要障碍，会增大窦膜撕裂风险，因此需要避免（见表 9.2 和表 9.3）；而且，它们的准确位置在选择术式中起着决定性的作用。

• 窦内颊腭侧骨宽度。在上颌窦底剩余骨高度较低和上颌窦容积较大的病例中，更推荐侧壁入路的方法（Peleg 等，1998；Weingart 等，2005；Jang 等，2010）。

• 侧壁入路上颌窦底提升多用于磨牙区并且伴有上颌窦底剩余骨高度减小和上颌窦体积较大的情况，而牙槽嵴顶入路上颌窦底提升多用于前磨牙区（上颌窦底剩余骨高度较大和窦腔较窄）。

虽然术式选择取决于上述的几个参数，但也应根据外科医生的喜好选择侧壁或牙槽嵴顶入路的上颌窦底提升术。

## 9.5  分类

许多作者试图提出合适的分类，以便于医生在特定的临床情况下选择最合适的技术。这些分类基于若干参数，如上颌窦底剩余骨高度、牙槽嵴宽度、嵴顶与釉牙骨质界的距离等。

• Jensen（1994）、Misch 和 Judy（1987）根据上颌窦底剩余骨高度描述了第一种分类法。当时，侧壁入路上颌窦底提升是唯一的治疗方法。此外那时短种植体还没有得到应用。侧壁入路上颌窦底提升是在上颌窦底剩余骨高度为 10mm 情况下进行的，这在现在看来是不合适的。

• Zitzmann 和 Schär（1998）也是根据上颌窦底剩余骨高度来分类的，并首次引入了经牙槽嵴顶入路的方法。

• Misch 在他 1999 年的分类中，除了上颌窦底剩余骨高度，增加了窦腔宽度（嵴顶）。牙槽嵴上方窦腔骨宽度较窄与牙槽嵴宽度较宽（＞15mm）的相比，愈合期更短，骨形成更快。

　　• Simion（2004）将牙槽嵴顶与相邻牙齿的釉牙骨质界之间的距离作为一个新的参数（表9.1）。

　　• Fugazzotto（2003）提出了与上颌窦底提升相关的同期和延期植入治疗选择的分级法（表6.2）。

　　表9.1包括过去30年中为计划合适的上颌窦底提升术所建议的主要分类。

　　以上的分类排除了两个令人关注的参数，我们认为在制订上颌窦底提升治疗计划中这两个参数是有帮助的。

　　下述图表的目的是提出一种新的分类方法，根据术前缺损区剩余骨体积给出明确的手术方案，以矫正该区域的骨缺损。此外，这个分类的有趣之处是除了上颌窦底剩余骨高度之外，还引入了两个新的参数。

　　① 缺失牙范围。单颗或多颗牙缺失情况。单颗牙缺失优先考虑牙槽嵴顶入路主要有两个原因：首先是由于邻近牙根存在的情况下，两侧的牙根会干扰常规的侧壁骨开窗，使侧壁入路的方法难以实施。其次是因为嵴顶入路与骨愈合快有关，（由于两侧牙齿的存在）在近远中骨缺损呈"U形"，牙槽嵴顶入路更有利于骨愈合，可减小窦膜撕裂的风险。

　　② 骨分隔的存在和位置。分隔是另一个重要的决定性因素。分隔位于骨增量区域时（未来种植位点）经牙槽嵴顶入路由于无法控制膜撕裂的风险，将出现危险的情况。更合适的方法是采用侧壁入路在直视下进行。

　　相反，如果有水平向分隔在种植位点的侧方，将有利于增强骨愈合。行牙槽嵴顶入路时，骨分隔的额外骨壁将有助于更好地容纳颗粒状的骨替代材料和支撑窦膜的帐篷样作用，从而优化骨传导作用。

　　这个新的分类很简单，没有排除之前原有的分类。例如，牙槽嵴顶宽度这些参数可以参照之前的分类，如果要水平方向骨增量可以通过上置法植骨或引导骨再生技术（表9.2和表9.3）。

表 9.1　上颌窦底提升分类概述：基于不同参数的治疗方法选择

单位：mm

| | Jensen (1994) | Zitzamann (1998) | Misch (1999) | Fugazzotto (2003) | Simon 等 (2004) | Chiapasco 等 (2008) | Wang 和 Katranji (2008) | Stern 和 Green (2012) |
|---|---|---|---|---|---|---|---|---|
| 不需要窦底提升的即刻种植 | | $H \geqslant 6$ | SA-1<br>$H \geqslant 12$<br>$W > 5$ | cl.A<br>$H=10$ | cl.A<br>$H > 6$<br>BC-CEJ : 3 | | cl.A<br>$H \geqslant 10$<br>BC-CEJ $\leqslant 3$<br>$W \geqslant 5$ | $H > 8$(单颗) |
| 牙槽嵴顶入路上颌窦底提升 + 同期植入 | | | SA-2<br>$H : 10 \sim 12$<br>$W > 5$ | cl.B<br>$H : 7 \sim 9$ | | | cl.B<br>$H : 6 \sim 9$<br>BC-CEJ $\leqslant 3$<br>$W \geqslant 5$ | |
| 牙槽嵴顶入路上颌窦底提升 +/ - 引导骨再生 +/ - 同期植入 | | | | | | | cl.Bh<br>$H : 6 \sim 9$<br>BC-CEJ $\leqslant 3$<br>$W < 5$ | |
| 牙槽嵴顶入路上颌窦底提升 + 上置法植骨 +/ - 牙槽嵴扩张 + 同期植入 | | | SA-2-B<br>$H : 10 \sim 12$<br>$W : 2.5 \sim 5$ | | | | | |

续表

| | Jensen（1994） | Zitzamann（1998） | Misch（1999） | Fugazzotto（2003） | Simon 等（2004） | Chiapasco 等（2008） | Wang 和 Katranji（2008） | Stern 和 Green（2012） |
|---|---|---|---|---|---|---|---|---|
| 牙槽嵴顶入路上颌窦底提升+引导骨再生术+延期植入 | | | | | | | cl.Bv<br>$H$：6～9<br>BC-CEJ ＞ 3<br>$W \geqslant 5$ | |
| 牙槽嵴顶入路上颌窦底提升+引导骨再生/上置法植骨+延期植入 | | | | | | | cl.Bc<br>$H$：6～9<br>BC-CEJ ＞ 3<br>$W ＜ 5$ | |
| 侧壁入路上颌窦底提升+同期植入 | cl. A&B<br>$H$：7～10 | $H$：4～6 | | | | cl.A $H$ 4～8<br>$W ＞ 5$<br>BC-CEJ ++ | | $H$：5～10<br>$H ＞ 5$（单颗） |

注：$H$—牙槽嵴高度；$W$—牙槽嵴宽度；BC-CEJ—牙槽嵴顶距离釉牙骨质界距离。

表 9.2　单颗牙缺失的上颌窦底提升

| 参数 | 单颗牙缺失 | |
|---|---|---|
| 剩余牙槽骨高度 | ≥ 4mm | < 4mm |
| 无骨分隔 | 牙槽嵴顶入路 + 同期植入 | **牙槽嵴顶入路 + 延期植入** |
| | | 侧壁入路 + 延期种植 |
| 根端骨分隔 | **侧壁入路 + 同期植入** | 侧壁入路 + 延期植入 |
| | 短种植体 | |
| 侧壁骨分隔 | 牙槽嵴顶入路 + 同期植入 | **侧壁入路 + 延期植入** |
| | | 牙槽嵴顶入路 + 延期植入 |

注：1. 粗体是首选方案。

2. 根端骨分隔是指发生在需要上颌窦底提升部位的顶端处的骨分隔。

3. 骨侧壁骨分隔位于移植区域的外侧，它是个附加的骨壁，在上颌窦底提升中是一个附加的有利条件，遵循引导骨再生的原则。

表 9.3　多颗牙缺失的上颌窦底提升

| 参数 | 多颗牙缺失 | |
|---|---|---|
| 剩余牙槽骨高度 | ≥ 4mm | < 4mm |
| 无骨分隔 | **侧壁入路 ± 同期植入** | 侧壁入路 + 延期植入 |
| | 牙槽嵴顶入路 ± 同期植入 | |
| 根端骨分隔 | 侧壁入路 ± 同期植入 | 侧壁入路 + 延期植入 |
| 侧壁骨分隔 | 牙槽嵴顶入路 ± 同期植入 | **侧壁入路 + 延期植入** |
| | | 牙槽嵴顶入路 + 延期植入 |

注：1. 粗体是首选方案。

2. 根端骨分隔是指发生在需要上颌窦底提升部位的顶端处的骨分隔。

3. 骨侧壁骨分隔位于移植区域的外侧，它是个附加的骨壁，在上颌窦底提升中是一个附加的有利条件，遵循引导骨再生的原则。

## 9.6　未来展望

关于上颌窦底提升的长期预后仍有许多问题尚不清楚。此外，仍不确定哪些情况真的需要骨增量。

• 虽然它们的远期预后尚不清楚，但近期成功使用短种植体（4～6mm）可能会在不久的将来减少对上颌窦底提升的需求（Esposito 等，2014）。

• 短种植体的可预期性将促进不植骨方法的使用，因此不需要额外的骨替代材料；即使上颌窦底剩余骨高度不足，通过不植骨上颌窦底提升也可以增加 2mm 的上颌窦底骨高度。这是一种可行的方法，可以代替使用植骨材料来增加上颌窦底骨高度，而不影响种植体行使正常功能。

• 此外，与目前广泛使用的侧壁入路上颌窦底提升手术相比，越来越多的人倾向于创伤小的经牙槽嵴顶入路植入短种植体。

荟萃分析研究（Esposito 等，2010，2014）表明，与侧壁入路上颌窦底提升使用较长的种植体（10 ～ 12mm）相比，牙槽嵴顶入路上颌窦底提升使用短种植体方法并发症更少。

目前，对于牙槽嵴顶入路与侧壁入路上颌窦底提升的适应证以及采用延期还是同期植入仍存在争议。事实上，当种植体难以达到初期稳定性时，应当首选延期种植；或当外科医生在种植体植入当天未能获得足够的初期稳定性时，延期植入可作为备选方案。

实际上，术前对上颌窦底剩余骨高度的评估应始终与术前对剩余骨质量的评估相结合，以保证在同期植入种植体的情况下获得种植体的初期稳定性。

此外，牙槽嵴顶入路上颌窦底提升不再受最小上颌窦底剩余骨高度（> 5mm）的限制，而是扩展到骨吸收更严重的病例，侧壁入路上颌窦底提升也一样没有同期植入种植体的先决条件。

最后，很难提供明确的指向，关于是应该先采用牙槽嵴顶入路还是侧壁入路上颌窦底提升。根本上还是由外科医生根据他的经验和对临床情况的判断来决定，优先考虑更简单、侵入性更小、并发症风险更小的方法，并最终在最短的时间内达到目的。

# 参考文献

Aghaloo TL, Moy PK (2007) Which hard tissue augmentation techniques are the most successful in furnishing bony support for implant placement? Int J Oral Maxillofac Implants 22 Suppl:49–70

Berengo M, Sivolella S, Majzoub Z, Cordioli G (2004) Endoscopic evaluation of the bone-added osteotome sinus floor elevation procedure. Int J Oral Maxillofac Surg 33:189–194. doi:10.1054/ijom.2002.0459

Cannizzaro G, Felice P, Minciarelli AF, Leone M, Viola P, Esposito M (2013) Early implant loading in the artrophic posterior maxilla: 1-stage lateral versus crestal sinus lift and 8 mm Hydroxyapatite-Coated implants. A 5-year randomised controlled trial. European Journal of Oral Implantology. 6(1):13–25

Cawood JI, Howell RA (1988) A classification of the edentulous jaws. Int J Oral Maxillofac Surg 17:232–236

Chanavaz M (1990) Maxillary sinus: anatomy, physiology, surgery, and bone grafting related to implantology – eleven years of surgical experience (1979–1990). J Oral Implantol 16:199–209

Chao Y-L, Chen H-H, Mei C-C, Tu Y-K, Lu H-K (2010) Meta-regression analysis of the initial bone height for predicting implant survival rates of two sinus elevation procedures. J Clin Periodontol 37:456–465. doi:10.1111/j.1600-051X.2010.01555.x

Chiapasco M, Zaniboni M, Rimondini L (2008) Dental implants placed in grafted maxillary sinuses: a retrospective analysis of clinical outcome according to the initial clinical situation and a proposal of defect classification. Clinical Oral Implants Research 19(4):416–428. doi:10.1111/j.1600-0501.2007.01489.x

Del Fabbro M, Corbella S, Weinstein T, Ceresoli V, Taschieri S (2012) Implant survival rates after osteotome-mediated maxillary sinus augmentation: a systematic review. Clin Implant Dent Relat Res 14(Suppl 1):e159–e168. doi:10.1111/j.1708-8208.2011.00399.x

Del Fabbro M, Rosano G, Taschieri S (2008) Implant survival rates after maxillary sinus augmentation. Eur J Oral Sci 116:497–506. doi:10.1111/j.1600-0722.2008.00571.x

Del Fabbro M, Testori T, Francetti L, Weinstein R (2004) Systematic review of survival rates for implants placed in the grafted maxillary sinus. Int J Periodontics Restorative Dent 24:565–577

Del Fabbro M, Wallace SS, Testori T (2013) Long-term implant survival in the grafted maxillary sinus: a systematic review. Int J Periodontics Restorative Dent 33:773–783

Engelke W, Deckwer I (1997) Endoscopically controlled sinus floor augmentation. A preliminary report. Clin Oral Implants Res 8:527–531

Esposito M, Felice P, Worthington HV (2014) Interventions for replacing missing teeth: augmentation procedures of the maxillary sinus. Cochrane Database Syst Rev 13(5):CD008397. doi:10.1002/14651858.CD008397

Esposito M, Grusovin MG, Rees J, Karasoulos D, Felice P, Alissa R, Worthington HV, Coulthard P (2010) Interventions for replacing missing teeth: augmentation procedures of the maxillary sinus. Cochrane Database Syst Rev (3):CD008397. doi:10.1002/14651858.CD008397

Felice P, Pistilli R, Piattelli M, Soardi E, Barausse C, Esposito M (2014) 1-Stage versus 2-Stage lateral sinus lift procedures: 1-Year post-loading results of a multicentre randomised controlled trail. European Journal of Oral Implantology 7(1):65–75

Fugazzotto PA (2003) Augmentation of the posterior maxilla: a proposed hierarchy of treatment selection. Journal of Periodontology 74(11):1682–1691. doi:10.1902/jop.2003.74.11.1682

Graziani F, Donos N, Needleman I, Gabriele M, Tonetti M (2004) Comparison of implant survival following sinus floor augmentation procedures with implants placed in pristine posterior maxillary bone: a systematic review. Clin Oral Implants Res 15:677–682. doi:10.1111/j.1600-0501.2004.01116.x

Jang H-Y, Kim H-C, Lee S-C, Lee J-Y (2010) Choice of graft material in relation to maxillary sinus width in internal sinus floor augmentation. J Oral Maxillofac Surg 68:1859–1868. doi:10.1016/j.joms.2009.09.093

Jensen OT (1994) Guided bone graft augmentation. In: Buser D, Dahlin C, Schenk RK, eds. Guided bone regeneration in implant dentistry. 1st edition. Chicago: Quintessence Publishing Co. Inc; pp. 235–264

Jensen OT, Shulman LB, Block MS, Iacono VJ (1998) Report of the sinus consensus conference of 1996. Int J Oral Maxillofac Implants 13 Suppl:11–45

Kang T (2008) Sinus elevation using a staged osteotome technique for site development prior to implant placement in sites with less than 5 mm of native bone: a case report. Int J Periodontics Restorative Dent 28:73–81

Katranji A, Fotek P, Wang H-L (2008) Sinus augmentation complications: etiology and treatment. Implant Dent 17:339–349. doi:10.1097/ID.0b013e3181815660

Klijn RJ, Meijer GJ, Bronkhorst EM, Jansen JA (2010) A meta-analysis of histomorphometric results and graft healing time of various biomaterials compared to autologous bone used as sinus floor augmentation material in humans. Tissue Eng Part B Rev 16:493–507. doi:10.1089/ten.TEB.2010.0035

Misch, Carl E. (c. 1999). 2nd. ed., Contemporary Implant Dentistry. St. Louis: Mosby. pp. xviii, 684 p

Misch CE, Judy KW (1987) Classification of partially edentulous arches for implant dentistry. Int J Oral Implantol 4:7–13

Nkenke E, Schlegel A, Schultze-Mosgau S, Neukam FW, Wiltfang J (2002) The endoscopically controlled osteotome sinus floor elevation: a preliminary prospective study. Int J Oral Maxillofac Implants 17:557–566

Nkenke E, Stelzle F (2009) Clinical outcomes of sinus floor augmentation for implant placement using autogenous bone or bone substitutes: a systematic review. Clin Oral Implants Res 20(Suppl 4):124–133. doi:10.1111/j.1600-0501.2009.01776.x

Peleg M, Mazor Z, Chaushu G, Garg AK (1998) Sinus floor augmentation with simultaneous implant placement in the severely atrophic maxilla. J Periodontol 69:1397–1403. doi:10.1902/jop.1998.69.12.1397

Peleg M, Mazor Z, Garg AK (1999) Augmentation grafting of the maxillary sinus and simultaneous implant placement in patients with 3 to 5 mm of residual alveolar bone height. Int J Oral Maxillofac Implants 14:549–556

Pjetursson BE, Tan WC, Zwahlen M, Lang NP (2008) A systematic review of the success of sinus floor elevation and survival of implants inserted in combination with sinus floor elevation. J Clin Periodontol 35:216–240. doi:10.1111/j.1600-051X.2008.01272.x

Seong W-J, Barczak M, Jung J, Basu S, Olin PS, Conrad HJ (2013) Prevalence of sinus augmentation associated with maxillary posterior implants. J Oral Implantol 39:680–688. doi:10.1563/AAID-JOI-D-10-00122

Sendyk WR. Sendyk CL (2002) Reconstrução óssea por meio do levantamento do assoalho do seio maxilar. In: Gomes LA. Implantes osseointegrados – Técnica e Arte. São Paulo: Ed. Santos. p. 109–122

Simion M, Fontana F, Rasperini G, Maiorana C (2004) Long-term evaluation of osseointegrated implants placed in sites augmented with sinus floor elevation associated with vertical ridge augmentation: a retrospective study of 38 consecutive implants with 1- to 7-year follow-up. The International Journal of Periodontics and Restorative Dentistry 24(3):208–221

Stern A, Green J (2012) Sinus lift procedures: an overview of current techniques. Dental Clinics of North America 56(1):219–233, x. doi:10.1016/j.cden.2011.09.003

Tan WC, Lang NP, Zwahlen M, Pjetursson BE (2008) A systematic review of the success of sinus floor elevation and survival of implants inserted in combination with sinus floor elevation. Part II: transalveolar technique. J Clin Periodontol 35:241–254. doi:10.1111/j.1600-051X.2008.01273.x

Tong DC, Rioux K, Drangsholt M, Beirne OR (1998) A review of survival rates for implants placed in grafted maxillary sinuses using meta-analysis. Int J Oral Maxillofac Implants 13:175–182

Wallace SS, Froum SJ (2003) Effect of maxillary sinus augmentation on the survival of endosseous dental implants. A systematic review. Ann Periodontol Am Acad Periodontol 8:328–343. doi:10.1902/annals.2003.8.1.328

Wang HL, Katranji A (2008) ABC sinus augmentation classification. The International Journal of Periodontics and Restorative Dentistry 28(4):383–389

Weingart D, Bublitz R, Petrin G, Kälber J, Ingimarsson S (2005) Combined sinus lift procedure and lateral augmentation. A treatment concept for the surgical and prosthodontic rehabilitation of the extremely atrophic maxilla. Mund Kiefer Gesichtschir 9:317–323. doi:10.1007/s10006-005-0627-3

Zitzmann NU, Schärer P (1998) Sinus elevation procedures in the resorbed posterior maxilla. Comparison of the crestal and lateral approaches. Oral Surg Oral Med Oral Pathol Oral Radiol Endod 85:8–17